Klaus G. Weber, Michaela Wiese

Rückenschmerzen
verstehen, behandeln und vorbeugen

Rückenschmerzen verstehen, behandeln und vorbeugen

Klaus G. Weber
Michaela Wiese

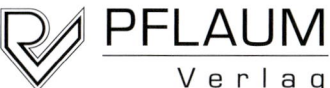

Autoren

Dr. Klaus Weber & Michaela Wiese
Deutsches Institut für Ortho-Bionomy®
Metzelplatz 5
72108 Rottenburg

E-Mail_info@ortho-bionomy.de
Telefon_0 74 72 - 10 21
Website_www.ortho-bionomy.de

Impressum

Warnhinweis_Bitte beachten Sie: Die medizinische Entwicklung schreitet permanent fort. Neue Erkenntnisse, was Medikation und Behandlung angeht, sind die Folge. Autoren und Verlag haben größte Mühe walten lassen, um alle Angaben dem Wissensstand zum Zeitpunkt der Veröffentlichung anzupassen. Dennoch ist der Leser aufgefordert, Dosierungen und Kontraindikationen aller verwendeten Präparate und medizinischen Behandlungsverfahren anhand etwaiger Beipackzettel und Bedienungsanleitungen eigenverantwortlich zu prüfen, um eventuelle Abweichungen festzustellen.

Die Deutsche Bibliothek – CIP-Einheitsaufnahme_Ein Titeldatensatz für diese Publikation ist bei der Deutschen Bibliothek erhältlich.

ISBN 978-3-7905-1010-2

Copyright_© 2014 by Richard Pflaum Verlag GmbH & Co. KG, München

Cover, Typografie und Layout, Satz, Fotomontagen_Science Communication – Dr. Petra Lutterbüse & Bettina Pfluger GbR, 79106 Freiburg

Fotos und Zeichnungen_Klaus Weber & Michaela Wiese

Druck und Bindung_fgb, freiburger graphische betriebe, 79108 Freiburg

Inhaltsverzeichnis

Vorwort

Wenn unsere Gesundheit, unser körperliches Wohlbefinden bedroht sind, geht es für uns »ums Ganze«. In der klinischen Medizin sucht man oft den einen, letztendlichen Auslöser von Beschwerden. Größere Zusammenhänge spielen weniger eine Rolle. Dieser Lösungsansatz steht ganz in der geistigen Nachfolge Rudolf Virchows: *»Finde die kranke Zelle, und du hast die Krankheit gefunden.«*

Die Behandlungsstrategie nach dieser Maxime ist von verlockender Einfachheit: *»Repariere das kleine Teilchen, und alles wird gut.«* Wenn wir unseren Körper bis in kleinste Untereinheiten analysieren, erfahren wir viel über das einzelne Zahnrädchen – wissen aber noch lange nicht, welchen Stellenwert dieses Teil für das Funktionieren des Ganzen besitzt.

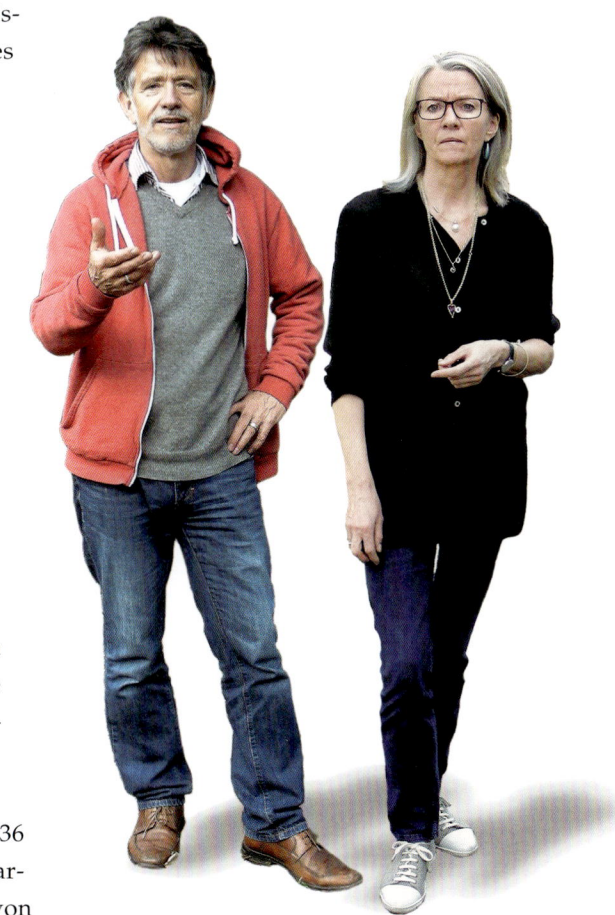

Es gab immer auch die Gegenposition zu Virchow. Nach ihr lässt sich die Wirklichkeit in ihrer Vielfältigkeit nicht auf wenige Daten reduzieren. Wegen der vielen Variablen erschließt sich dieser Ansatz dem forschenden Geist schwerer als Virchows Konzept.

Mit unserem Buch laden wir Sie ein, mit uns zu entdecken, welche Bedeutung einige Gesamtzusammenhänge für die Beurteilung der Einzelphänomene spielen. Pasteur schrieb: *»Die Mikrobe ist nichts, das Milieu ist alles!«* Ohne Keime gäbe es keine Infektion. Aber erst die Schwächung z.B. der Mandeln schafft das Milieu, das es Streptokokken möglich macht, sich unkontrolliert zu vermehren. Was für die Mikrobiologie gilt, gilt auch für die Behandlung parietaler Beschwerden.

Speransky, der Nachfolger Pawlows, kam schon 1936 experimentell zu dem Ergebnis, dass sich die Zellularpathologie Virchows besonders für die Erklärung von Spezialfällen eignet, vor allem für die Definition morphologischer Endzustände. Über Krankheitsursachen und die Dynamik einer Erkrankung vermag sie wenig Auskunft zu geben. »*Jeder Eingriff unsererseits hat nicht eine, sondern viele Folgen. Die Wirkung kann sowohl von der Gesamtheit aller Teile als auch von jedem Teil im Besonderen abhängen.*« (Speransky 1950).

Wir alle bewegen uns im Spannungsfeld zwischen Einzelbefunden und der Würdigung komplexer Funktionsaspekte. Rückenschmerzen zählen zu den häufigsten Beschwerden der Menschen in industrialisierten Ländern. Der Verlust an Lebensqualität, Mobilität und Lebensfreude spielt dabei eine große Rolle. Im Alltag fällt vieles schwerer. Die Freude an geliebten Sport- und Freizeitaktivitäten schwindet, und manche soziale Aktivitäten wie der Einkaufsbummel oder ein Ausstellungsbesuch werden fast unmöglich. Schlimmstenfalls droht langfristig die Arbeitsunfähigkeit (Herzig 2010).

Viele medizinische Einrichtungen und Forschungsinstitute setzen sich mit dem Thema Rückenschmerz auseinander. Unüberschaubar ist die Menge der Röntgen- und Kernspinbilder, unzählbar die Flut der Labor- und Funktionsuntersuchungen auf der Suche nach den Ursachen von Rückenschmerzen.

Treten wir einmal aus den gewohnten Gleisen der medizinischen Routine heraus. Dieser Blick von außen enthüllt eine »merk-würdige« Situation: Keine der technischen Untersuchungen – ob Röntgen, Ultraschall, Kernspin oder Labor – sagt etwas aus über die Zwangsläufigkeit und das Ausmaß der jeweiligen Beschwerden (Jensen 1994).

Umgekehrt finden sich bei bildgebenden Untersuchungen aus anderem Anlass rein zufällig Osteoporose, Arthrosen, kompensatorische spondylotische Randzackenbildungen der Wirbelkörper, Foramineneinengungen, Entzündungen, ein Wirbelgleiten oder eine Skoliose, ohne dass diese Patienten relevante Rückenbeschwerden hätten. Der neue »objektive« Befund beunruhigt aber. Er macht Angst. Mit den unerwünschten neuen »Informationen« fühlt sich der Patient, als ticke neben ihm eine Zeitbombe. Wann schlägt die vermeintliche »Krankheit« spürbar zu? Andere Patienten dagegen leiden trotz kaum feststellbarer organischer Veränderungen unter so starken Schmerzen, dass sie den Alltag nur mit Schmerzmitteln bewältigen können. Simulieren sie? Nein, sicher nicht.

Selbst wenn die technischen Untersuchungsergebnisse zum Beschwerdebild passen, ist gesunder Zweifel an einer vermeintlichen Ursache angesagt. Ein Befund ist eben nur ein Befund und keine Diagnose. Ein Bandscheibenvorfall kann ebenso beschwerdefrei bleiben wie ein Meniskusriss. Englung, Guermazi et al. (2008) haben in Kernspinreihenuntersuchungen bei annähernd 50 % der Menschen einer Kleinstadt im Alter von über 60 solche Risse gefunden, ohne dass diese Beschwerden hätten. Noch erstaunlicher: An 180 Patienten haben B. Moseley, K. O'Malley et al. 2002 gezeigt, dass nach zwei Jahren die Ergebnisse von Scheinoperationen am Meniskus genau so gut waren wie die Ergebnisse nach Operationen.

Was für den Meniskusriss gilt, gilt wahrscheinlich auch für die Operation bei Rückenschmerzen. Die Indikation ist immer noch mehr vom klinischen als vom bildgebenden Befund abhängig. Maier und Siems zitieren 2011 Experteneinschätzungen, wonach über 80 % der Bandscheibenoperationen überflüssig sein sollen. Nach einer über Jahre rückläufigen Indikationsstellung für Rückenoperationen ist laut einer 2012 durchgeführten Studie des Wissenschaftlichen Instituts der AOK innerhalb von drei Jahren die Zahl minimal invasiver Eingriffe an der Wirbelsäule um 30 % angestiegen. Nach Meinung des Instituts ist dieser Zuwachs weniger durch medizinische als vielmehr durch wirtschaftliche Notwendigkeiten zu erklären.

Vor über 200 Jahren hat sich Samuel Hahnemann die Frage gestellt: »Was ist das zu Heilende, was das zu Behandelnde?« Und heute? Heute stehen wir vor dem Problem zu entscheiden, ob der von uns erhobene objektivierbare Parameter relevant ist für das Befinden oder ob er nur einen Surrogatparameter darstellt. In der Pharmaforschung setzen sich die »Verbesserung der Lebensqualität« und die »Verlängerung der Lebenszeit« als einzig relevante Parameter durch. Röntgen und Labor werden nur noch sekundär gewertet (Arzneimitteltelegramm 3/2012: 26).

Wenden wir uns vor diesem Hintergrund der konservativen Therapie von Rückenschmerzen zu. Nach den deutschen Richtlinien zur Therapie des Rückenschmerzes gilt als gesichert, das, unabhängig von der jeweiligen körperlichen Veränderung, bei Rückenschmerzen achtsame und ausdauernde Bewegung bei der Mehrheit der Patienten die Beschwerden lindert und die Genesung unterstützt (Bundesärztekammer 2011a). Die hochspezifische Diagnostik mündet damit häufig in eine relativ unspezifische, dafür aber schonende und Erfolg versprechende konservative Therapiemaßnahme.

Wenn schon die einfache, unspezifische Bewegung nützlich ist, könnte es sich da lohnen, mehr als bisher das Ganze und weniger das Einzelne in den Vordergrund zu stellen? Sind großräumige Funktionsketten in der körperlichen Selbstorganisation vielleicht noch wichtiger für das rechte Verständnis der Genese von Rückenschmerzen und die anschließende Therapie als bisher gedacht?

Kann es sein, dass technische Untersuchungen eine große Hilfe sind für die Risikoeinschätzung, uns aber nur wenige Anhaltspunkte für eine erfolgreiche Behandlung geben? Ja, wir sind davon überzeugt, dass beides zutrifft!

Welche Schlüsse können wir ziehen?

1. Aus der Tatsache technisch nachweisbarer morphologischer Veränderungen der Wirbelsäule darf nicht selbstverständlich geschlossen werden, diese Veränderungen seien ursächlich für die Beschwerden unserer Patienten.

2. Ob objektive Veränderungen an der Wirbelsäule Einschränkungen und Beschwerden auslösen, hängt weniger von den beobachteten Veränderungen als vielmehr von zusätzlichen funktionellen Faktoren ab.

3. Unter der Würdigung funktioneller Ketten lösen sich vermeintliche Widersprüche weitgehend auf. Das einzelne Glied einer Kette und die Funktionseinheit stehen in untrennbarer Wechselwirkung miteinander. Wenn wir die häufigsten über die lokale Situation hinausgreifenden Belastungselemente berücksichtigen, können gezielte konservative Maßnahmen rasch eine große Vielfalt an Rückenbeschwerden lindern oder Schmerzfreiheit bewirken.

»Rückenschmerzen verstehen, behandeln und vorbeugen.« Uns geht es um ein vertieftes Verständnis regulativer Zusammenhänge in der Entstehung von Rückenschmerzen und um effektive Lösungsansätze für die Behandlung. Wenn das Ganze eines Funktionskomplexes gestärkt wird, erfahren die Einzelelemente Entlastung. Wird ein Teil des Ganzen unterstützt, nützt es der Gesamtfunktion. In beiden Fällen stärken wir die Ressourcen zur Heilung.

Unser Buch basiert auf den Erfahrungen unserer fachübergreifenden Gemeinschaftspraxis sowie auf den Rückmeldungen erfahrener Therapeutinnen und Therapeuten, die unsere Seminare besucht haben.

Zum Abschluss möchten wir uns noch ganz herzlich bedanken. Unser Dank gilt vor allem unserem aktiven und kooperativen Modell Sebastian Seidel, der sich immer wieder für uns Zeit genommen hat. Dank gebührt auch dem Verlag für seine Unterstützung, Frank Aschoff für sein anregendes Lektorat und allen anderen Menschen, die in der Herstellung, der Grafik, dem Korrektorat, der Druckerei, Buchbinderei und Organisation zu dem Gelingen dieses Buches beigetragen haben.

Rückenschmerzen verstehen

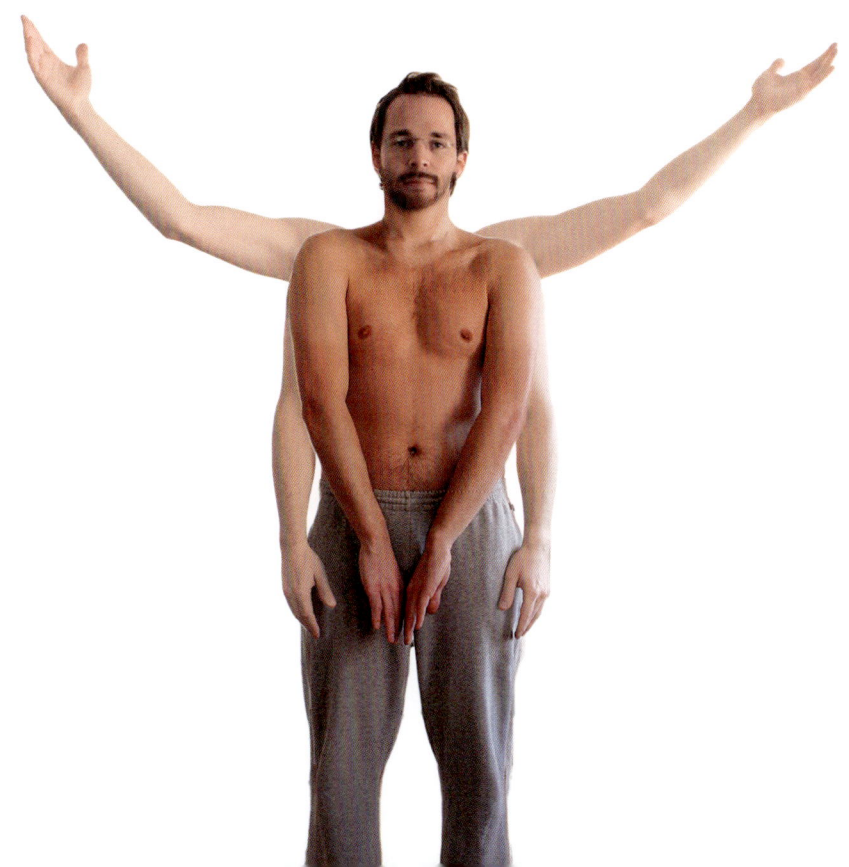

Ein erster Blick auf die Hauptfaktoren

Wenn wir Patienten mit Rückenschmerzen helfen wollen, lohnt es sich, sich einige vertraute und ein paar neue Erkenntnisse aus der Physiologie und der funktionellen Anatomie vor Augen zu führen. Es geht um Fragen der Biomechanik, der Muskelphysiologie, der Dynamik der Bindegewebe und Faszien, der segmentalreflektorischen Wechselwirkungen und der Auswirkungen des Gewebestoffwechsels auf die Schmerzwahrnehmung. Aktuelle Forschungen konzentrieren sich auf unsere Bindegewebe, die ohne Grenzen den ganzen Körper durchdringen und ihm seine Gestalt ermöglichen. Im Kontinuum dieses Bindegewebes treffen alle unten genannten Regelmechanismen und Funktionszusammenhänge aufeinander. Wenn das Zusammenspiel gelingt, fühlen wir uns wohl. Die Überlastung eines oder mehrerer Elemente schwächt unsere Koordination und Selbstorganisation, erhöht das Risiko, irgendwann unter Rückenschmerzen zu leiden.

Nach langjähriger eigener Erfahrung und der praktischen Erfahrung unserer Kursteilnehmer können wir die folgenden Faktoren als die häufigsten Auslöser von Rückenschmerzen benennen:

1.1 Veränderungen der Statik

Die Verkürzung der ventralen Thoraxmuskulatur

Die chronische Verkürzung der Muskeln der vorderen Rumpfwand führt dorsal zu einer kompensatorischen Muskelanspannung, vor allem im M. trapezius. Die Verkürzung der ventralen myofaszialen Strukturen wird getragen von der Kontraktion der Muskeln, ihrer mangelnden Dekontraktionsfähigkeit, die laut Brügger eine aktive Leistung darstellt, und faszialen Kontrakturen und Verklebungen. Die Folgen sind lokale myalgische Schmerzen und Triggersyndrome (siehe 4.4) dorsal mit Ausstrahlung in die Arme. Die ventralen myofaszialen Verkürzungen lösen keine gleichmäßige Gegenspannung des gesamten M. trapezius aus. Je nach biomechanischer Anforderung werden einzelne Partien des M. trapezius mehr Spannung aufbauen müssen als benachbarte Muskelanteile. Mögliche Tonusunterschiede beidseits am Ansatz an den Dornfortsätzen belasten über den Rotationszug funktionell einzelne Segmente der BWS und HWS. Das kann über das Arthron der beteiligten Wirbelsegmente und über Triggersyndrome pseudoradikuläre Schmerzen auslösen. In der HWS wird eine fixierte Hyperlordose, in der BWS eine Überkyphosierung angebahnt. Im thorakolumbalen Übergang finden wir fast immer Anzeichen für die Überlastung des Th12-Segments.

Die Kyphosierungsüberlastung und ihre Folgen

Die Kyphosierungsüberlastung der Segmente Th11/12 und Th12/L1 führt kompensatorisch zu einem chronisch erhöhten lokalen Muskeltonus der Rückenstrecker. Unser Körper versucht so, eine physiologische Aufrichtung anzubahnen. Diese anhaltende lokale Muskelanspnnung löst häufig Triggersyndrome mit Ausstrahlung in die Lumbosakralregion und die Glutei aus (siehe Kapitel B_4.4). Segmentale Irritationen projizieren sich in den zugeordneten Dermatomen der Lumbalregion und über dem lumbosakralen Übergang. Ein einseitig betonter Muskelhartspann löst häufig Beckenverwringungen und ISG-Schmerzen aus.

1.2
Überlastungen der dorsalen Faszien und der Lumbalaponeurose

Verbackungen, Verquellungen und Elastizitätsverlust der großen myofaszialen Strukturen im Lendenwirbelsäulenbereich – insbesondere der Lumbalaponeurose – schränken die Beweglichkeit der BWS und LWS ein, stören myofasziale Ketten, verursachen eine Beschwerdefortleitung bis in die Extremitäten und sind verbunden mit einer mechanisch sowie biochemisch begründeten verstärkten Schmerzwahrnehmung im Rücken (Langevin und Sherman 2007).

1.3
Einschränkungen der Atemkoordination

Beeinträchtigungen der Atemkoordination erschweren Stabilität, Beweglichkeit und Kraftentfaltung in der ganzen BWS und LWS. Nach Kapandji (1992) reduziert sich die auf die Wirbelsäule einwirkende Kraft beim

Bücken und Anheben von Gegenständen bei einer gelungenen Bauchpresse um 50%–60%. Als Vergleich bietet sich das Bild eines Schlauch-
bootes mit verstärktem Kiel (analog zur Wirbelsäule) und den Luftkammern (analog zum Brust- und Bauchraum) an. Wenn wir unser Boot
aufpumpen, bis die Kammerwände straff sind, so ist es viel stabiler und
tragfähiger als mit halb leeren Luftkammern und weichen Wänden. Die
Thorax- und Bauchmuskulatur bildet zusammen mit den Diaphragmen
das stabilisierende »Kammer«-Gerüst des menschlichen Körpers.

1.4
Bewegungsmangel

Anhaltender Bewegungsmangel mit eingeschränkter, verarmter Bewe-
gungsmöglichkeit und Propriozeption vermindern die Plastitzität und
Trophik der beteiligten Bindegewebe sowie die Vielfalt der unbewusst
trainierten und vorgebahnten Bewegungen der Wirbelsäule. Bewegungen,
die nicht geübt werden, können im Bedarfsfall überhaupt nicht, nicht
schnell genug oder nur mangelhaft koordiniert abgerufen werden. Mit
der Bewegungsverarmung werden wenige einzelne Segmente mechanisch oft im Übermaß in Anspruch genommen, während andere bewe-
gungsreduziert bzw. »blockiert« wirken. Die Verletzungsgefahr steigt,
und die nozizeptive Wahrnehmungsbereitschaft wird stimuliert.

1.5
Darmbelastungen

Verdauungsstörungen des Dickdarms wirken sich segmentalreflektorisch
negativ auf die Lumbalregion aus (Rauch 1998). Hier liegen die mit dem
Dickdarm gekoppelten Dermatome. Die konsensuelle Minderdurchblutung führt zu Veränderungen in den Schichten der Bindegewebe mit Verlust an Elastizität, Gleitverschieblichkeit und Festigkeit. In der amerikanischen Chiropraktik gilt eine Belastung der Ileozäkalklappe als Kontra-
indikation für Impulsmanipulationen an der Wirbelsäule. Nach Walther
ist unter dieser Voraussetzung das Risiko eines Bandscheibenvorfalls
durch eine Manipulation erhöht (Walther 1988).

Die reflektorisch veränderte Trophik der dorsalen Bindegewebe führt
zusätzlich zu einer allgemeinen Stoffwechselbelastung vor Ort. Verbunden mit der Dickdarmirritation ist nicht selten eine lokale Azidose mit
Senkung der lokalen Schmerzschwelle und Erhöhung der Entzündungsbereitschaft. Das biochemische Substrat für diese Reaktionslage ist die

Überlastung des Na^+/H^+-Antiportsystems in den Zellmembranen (Düsing, Rosskopf et al. 1994).

Neben den segmentalreflektorischen und biochemischen Folgen spielen Veränderungen der Statik infolge von Irritationen des Dick- und Dünndarms eine große Rolle. In der Diätetik nach F. X. Mayr werden spezifische Bauch- und damit Haltungsformen bei belasteter Funktion der Därme beschrieben (Rauch 1998). Starker Meteorismus erhöht den Druck auf Zwerchfell und Beckenboden und führt zwangsläufig zu einer Lordosierung der LWS.

1.6
Disstress

Als allgemeiner Faktor in der Genese von Rückenschmerzen darf anhaltender Stress nicht vergessen werden. Unter andauerndem Stress entwickeln wir eine sympathikotone Stoffwechsellage mit Einschränkung der Erholungs- und Regenerationsmöglichkeiten aller Gewebe. Unter andauerndem Stress wird die Verdauungsfunktion eingeschränkt. Die Minderperfusion der Verdauungsorgane bahnt wie erwähnt die lokale Azidose in den dorsalen Faszien und der Lumbalaponeurose.

Disstress hemmt die Pufferwirkung des retikulären Systems im Stammhirn. Dadurch werden afferente Reize vorwiegend nozizeptiv als Schmerz wahrgenommen (Upledger et al. 2005, Schünke et al. 2012).

Disstress führt reflektorisch zu Muskelanspannung und zur Verstärkung der sternosymphysalen Haltung mit ihren biomechanischen Folgen für den Rücken.

Disstress wirkt auf Bindegewebefasern wie eine physische Beschleunigung, was fasziale Verhärtungen und Spannungserhöhungen bahnt (Schleip et al. 2012). Im Zusammenspiel kommt es zu einem anhaltend erhöhten Muskeltonus. Der Verlust an Plastizität führt zusätzlich zu einer raschen strukturellen Überlastung der myofaszialen Strukturen mit nozizeptiver Überstimulation der lokalen Spannungsrezeptoren.

Im »Schmerzhexagramm der funktionellen Ursachen des Rückenschmerzes« (Abb. 1) finden Sie die Zusammenhänge noch einmal in einer grafischen Übersichtsdarstellung. Alle Faktoren hängen miteinander zusammen und können sich wechselseitig positiv wie negativ beeinflussen.

An drei Beispielen möchten wir das Zusammenspiel der einzelnen ätiologischen Komponenten verdeutlichen:

- Statische Belastungen durch eine fixierte sternosymphysale Haltung wirken sich auf die Spannung und Trophik der dorsalen myofaszialen Strukturen aus, beeinträchtigen Atem- und Verdauungsfunktionen, schränken die Beweglichkeit ein und reduzieren die Stresstoleranz.

- Stress erhöht den myofaszialen Tonus, macht die Bindegewebe starrer, reduziert die Beweglichkeit, macht den Atem eng und schränkt die Anpassungsfähigkeit in der Statik ein. Im Sympathikotonus lässt die Durchblutung des Darms und der parietalen Gewebe nach.

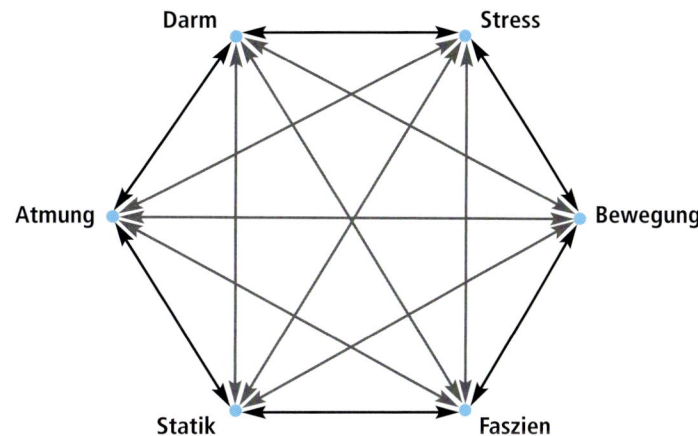

Abb. 1_Schmerzhexagramm funktioneller Ursachen des Rückensschmerzes

- Mit eingeschränkten Verdauungsfunktionen geht eine segmentale Irritation der Lumbalregion einher, nimmt die metabolische Azidose zu, wird die Atmung reflektorisch über das Zwerchfell und direkt über die Druckerhöhung im Bauchraum (Meteorismus) beeinträchtigt. Missempfindungen im Bauchraum erschweren die Rumpfstabilisierung über die Bauch- und Rückenmuskulatur.

**2   Das ganz große Ganze –
das Kontinuum der Bindegewebe**

Das ganz große Ganze – das Kontinuum der Bindegewebe

Van den Berg und Karbowniczek (2012) diskutierten in einer kritischen Übersicht in der »pt_Zeitschrift für Physiotherapeuten« Grenzen und Widersprüche der gängigsten Denkmodelle, die zur Erklärung erfolgreicher manueller und physiotherapeutischer Behandlungskonzepte herangezogen werden. Die Grenzen der einzelnen Erklärungsversuche waren für sie der Anlass, nach einem verbindenden Ganzen zu suchen, in dem sich die Vielfalt der Einzelphänomene ausdrückt und auswirkt.

Nach diesem verbindenden Ganzen wird in den letzten Jahren vermehrt geforscht. Wahrscheinlich finden wir es im unbegrenzten Kontinuum des Bindegewebes. In ihm finden wir die anatomische Struktur, in der sich die unterschiedlichen ätiologischen Faktoren auswirken, die dann letztlich zu Rückenschmerzen führen.

Mit seinen Makrostrukturen durchzieht das Bindegewebe den ganzen Körper. Mit seinen feinsten Fasern durchdringt es den gesamten Zwischenzellraum (Abb. 2). Hier bilden die mikroskopisch feinen Bindegewebsfasern das anatomische Traggerüst für einen hoch differenzierten Funktionskomplex, den wir heute Matrix nennen. Als Erster hat A. Pischinger die Anatomie, Physiologie und Biochemie des

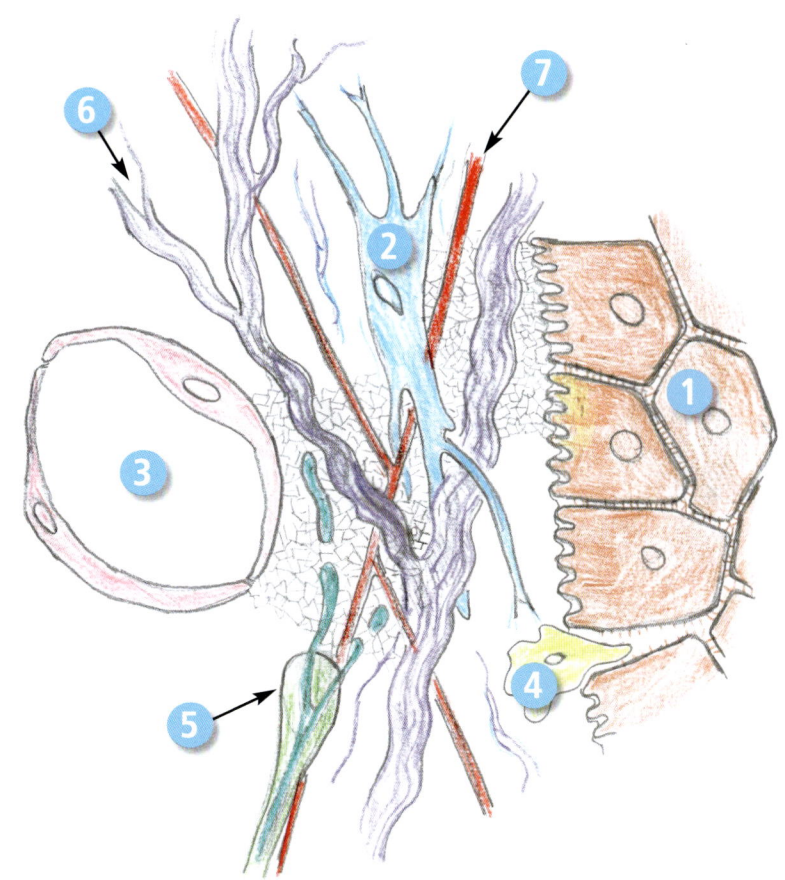

Abb. 2_Zwischenzellraum mit Parenchymzellen [1], Fibrozyt [2], Gefäß [3], Lymphozyt [4], freier vegetativer Nervenendigung [5], kollagenen [6] und elastischen Fasern [7]

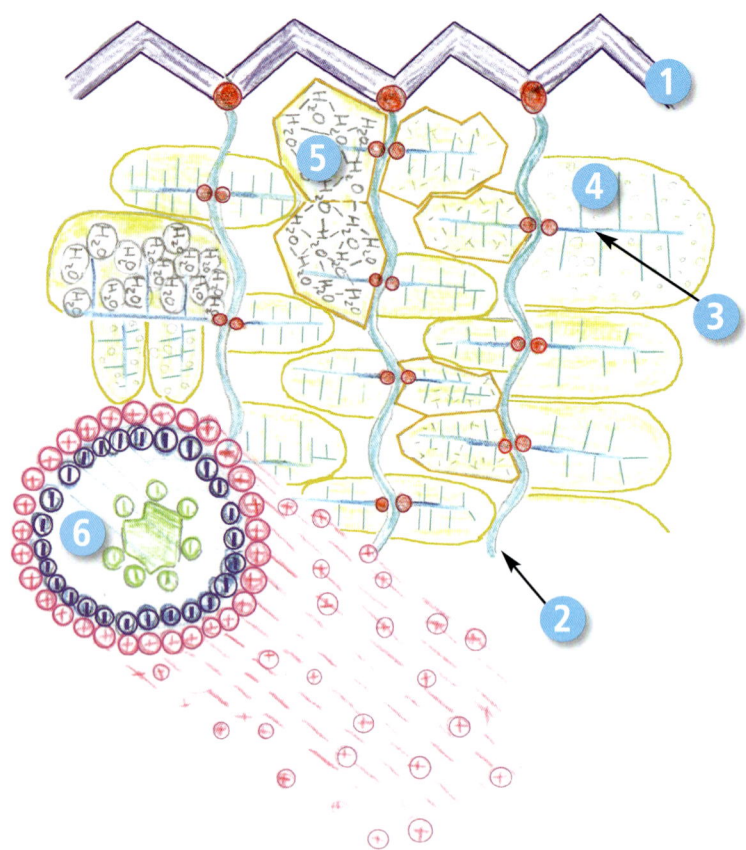

Abb. 3_Matrix – an kollagene Fasern [1] angelagerte Proteoglykan- [2] und Polysaccharidbäumchen [3], an denen Wasser in flüssiger [4] und halbkristalliner [5] Form andockt, sowie geladene Transporttunnel [6]

Zwischenzellraums als funktionelle Einheit verstanden. Pischinger (1985) wählte dafür die Bezeichnung »vegetatives Grundsystem« oder kürzer »Grundsystem«. Die Begriffe »Matrix« und »Grundsystem« sind Synonyma. Auf der Ebene der Matrix finden wir fließende Übergänge von den festen Strukturen der Fasern, Nervenendigungen und Kapillaren über zäh visköse, fließende Verbindungen, die optisch den Faserstrukturen ähneln, bis hin zu langkettigen Molekülen und sehr variablen Molekülagglomerationen, die sich biochemisch und biophysikalisch organisieren. Langkettige Moleküle hängen wie die Äste eines Tannenbaums an den feinsten Endfasern des Bindegewebes. Dazwischen lagern sich kurzkettige Moleküle und Wasser an (Abb. 3). Das Wasser liegt in der Matrix einmal als Flüssigkeit, dann aber auch als eine Art Flüssigkristall vor. In dieser Matrix findet u.a. der Stoffaustausch der Körperzellen statt. Für den geregelten Stoffaustausch bilden sich in der Matrix u.a. passagere elektrisch geladene Tunnelstrukturen, die durch ihre unterschiedliche Ladung (siehe Abb. 3) den Stofftransport ermöglichen, ohne dass sofort chemische Bindungsreaktionen einsetzen. Alle Körperzonen, alle Gewebe stehen über die Matrix untereinander in struktureller, funktioneller, neuronaler und biochemischer Beziehung (Bergsmann 1984). Das Bindegewebe und der Interzellularraum mit der Matrix, die diesen Raum ausfüllt, die grenzenlose Region zwischen den Zellen – sie bilden die anatomische Grundlage schrankenloser Verknüpfungen (Friedl 2004). Hier dürften sich viele der Regulationsphänomene realisieren, die wir mangels besserer Begriffe als »energetisch« bezeichnen. Dazu zählen die Akupunkturmeridiane, die Chakren und manche Somatotopien.

Im bindegewebigen Grundgerüst zwischen den Körperzellen enden die vegetativen Nervenfasern, die u.a. als Rezeptoren für die afferente Reizleitung in Richtung Gehirn agieren (Bhowmick 2009). Wir finden eine große Anzahl von Spannungs-, Druck- und Schädigungsrezeptoren in allen Strukturen des Bindegewebes (Andrecht 2008, 2010). Im Zwischenzellraum finden der Stoffaustausch von Nahrungssubstraten und Abbausubstanzen sowie vielfältige immunologische Vorgänge statt (Mense et al. 1996). Biochemische Reize z.B. an der Hand lösen mit kaum messbarer Zeitverzögerung Ladungsveränderungen in fern gelegenen Körperarealen, z.B. am Fuß, aus (Jodometrie von Pischinger, 1985). Die mechanische Reizung der im Bindegewebe liegenden Rezeptoren, biochemische und immunologische Belastungen sind die wichtigsten Auslöser für Schmerzwahrnehmungen in unserem Bewegungsapparat.

Zusammenfassend können wir über die Eigenschaften und Funktionen der Bindegewebe und Faszien Folgendes sagen:

- Die Fasern des Bindegewebes durchziehen kontinuierlich unseren ganzen Körper. Die anatomische Abgrenzung eines Muskels oder einer Sehne stellt eine didaktische und/oder theoretische Vereinfachung dar. Mithilfe von Präparationstechniken mit entsprechender Zielsetzung kann die jeweilige anatomische Struktur sehr unterschiedlich dargestellt werden. Tatsächlich verlaufen die Bindegewebsfasern ohne Unterbrechung vom Muskel über die Sehne ins Periost und von dort in das Bindegewebsgerüst eines Knochens usw. Auf diesen Wegen verzweigen sich die Fasern dreidimensional in alle denkbaren Richtungen.

- Das Bindegewebe bietet spezialisierten Organzellenn darunter auch den Muskelzellen, ein Formgerüst und prägt damit die Gestalt und die Funktion eines Organs (Fukanaga et al. 2002). Alle Organe sind mit Bindegeweben umgeben und von ihnen durchzogen.

- Lockeres Bindegewebe und Faserverdichtungen wie die Faszien bilden die Leitstrukturen für Nerven und Gefäße. Sie unterstützen den Fluss im Venen- und Lymphsystem.

- Lockeres Bindegewebe ermöglicht die Bewegungen zwischen aneinander angrenzenden Strukturen bzw. Organen. Das Bindegewebe dämpft dabei die Auswirkungen von Druck und Reibung (Schleip 2004).

- Faszien dienen der Abgrenzung von Funktionsräumen und ermöglichen dabei eine reibungsarme Verschiebung der benachbarten Gewebe zueinander.

- Das Bindegewebe bietet Ansatzflächen für die Muskulatur. In Form von Faszien und Bändern bildet es Haltestrukturen, Umlenkrollen und kontrolliert den Bewegungsablauf. Es überträgt statisch-dynamische Kräfte punktuell, flächig und dreidimensional.

- Bindegewebe kann sich elastisch zusammenziehen und dehnen. Unter hoher Beschleunigung wird es straff und hart – wie ein Sicherheitsgurt (Schleip und Klingler 2007, 2010). Bei langsamen Bewegungen reagiert es plastisch. Diese Fähigkeit dient dem Schutz des Gewebes. Kommt jemand mit einer schnellen, heftigen Bewegung auf meinen Körper zu, werde ich mich dicht machen, um mich vor Verletzungen zu schützen (Kursskript Basisseminar Ortho-Bionomy®, Teil 1, Januar 2014, Michaela Wiese, Klaus G. Weber, Deutsches Institut für Ortho-Bionomy®). Die Fähigkeit, einerseits hohe Stabilität mit straffem Halt realisieren zu können, andererseits unter anderen Bedingungen weich, verformbar und fließend reagieren zu können, bezeichnet man als Biplastizität (Paoletti 2001).

- Auf mikroskopischer, mehr noch auf molekularer Ebene ist Bindegewebe stark verformbar. Unter Krafteinwirkung von außen ändert sich die Mikrofaseranordnung und passt sich mit veränderten Faserausrichtungen und Kraftübertragungen den neuen räumlichen Anforderungen an (Schleip et al. 2012, Standley 2007). Eine sehr vereinfachte Form dieser Anpassungsfähigkeit kennen wir von architektonischen Tensegrity-Modellen, die sehr gut Schwingungsbelastungen kompensieren können.

- Das Bindegewebe ist reich an vegetativen Nervenendigungen, die frei im Zwischenzellgewebe enden. Viele dieser Nervenendigungen sind sensorisch; sie nehmen Informationen auf bezüglich Gewebespannung, Druck, Zug, chemischen und thermischen Belastungen. In der Matrix wird die jeweils sympathikotone oder parasympathische Stoffwechsellage realisiert.

- Gleichzeitig scheint die die Nervenendigungen umgebende Matrix die Fähigkeit zur Informations- bzw. Reaktionsspeicherung zu besitzen. Stressreize, egal, ob körperlich oder emotional, wirken sich auf das Bindegewebe aus und werden dort lokal gespeichert. Das physische Substrat dieser Speicherfähigkeit könnten u.a. zu Großkomplexen semi-kristallin konjugierte Wassermoleküle sein. Wir vermuten, dass die Grundlagen der wachgerufenen Erinnerung außerhalb des ZNS gespeichert sind, obwohl das Bewusstwerden der Erinnerungen natürlich nur über die Großhirnrinde möglich ist. Hierzu liegen einige wissenschaftliche Hinweise vor. Auf Lichtreize konditionierte Plattwürmer übertragen ihr Verhalten auf Artgenossen, wenn sie an diese verfüttert werden. Mehrfach wurde berichtet, dass die Empfänger von Organspenden neue Essgewohnheiten oder Interessen entwickelten, die denen der Spender entsprachen.

- Die im Grundsystem vorhandenen weißen Blutkörperchen sind Bestandteil des Immunsystems. Deswegen finden Entzündungsprozesse in hohem Maße in den Bindegeweben der Organe, ihren Hüllstrukturen und in den Faszien statt. Bindegewebe stellen dabei gleichzeitig sowohl Grenzbarrieren wie Leitbahnen für die Ausbreitung von Entzündungen dar.

Die Neurophysiologisch-Reflektorische Therapie

3.1
Definition der NRT

Die NRT (Neurophysiologisch-Reflektorische Therapie) vereint mehrere reflektorisch wirkende Techniken zu einem einheitlichen und umfassenden Therapiekonzept. Die NRT aktiviert und entlastet viszerale und parietale Strukturen – die inneren Organe und die Muskulatur. Lokaler Stress mit seinen mechanischen und biochemischen Folgen wird reduziert. Mit der Anbahnung einer parasympathischen Stoffwechsellage kann das Gewebe und damit auch der Patient sich wieder regenerieren. In der NRT arbeiten wir mit folgenden therapeutischen Ansätzen:

- Neurolymphatische Reflexpunkte für Muskulatur und innere Organe
- Muskelenergietechniken – Isometrie und Isotonie
- Dynamische Integration vorgebahnter Bewegungsmuster (Movement Patterns)
- Gang- und Haltungsarbeit
- Selbstbehandlungstechniken
- Atemtechniken

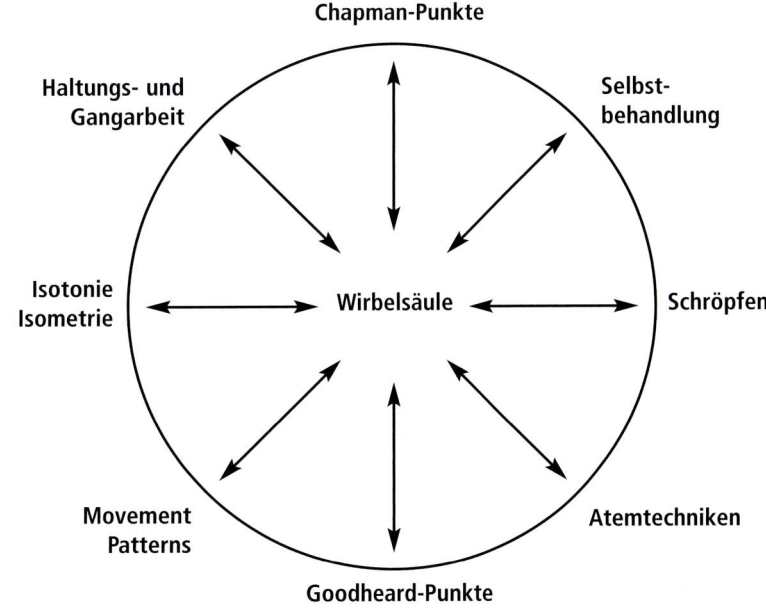

Abb. 4_Das Spektrum der NRT-Techniken für die Behandlung der Wirbelsäule

3.2
Physiologische Grundüberlegungen

Jede funktionelle Behandlung eines Patienten mit manuellen oder Bewegungstechniken beruht im Prinzip auf dem Wirkschema:
Reizsetzung ← Reizverarbeitung → Reizbeantwortung.

Für die Reizsetzung haben wir die Wahl zwischen zwei gegensätzlichen Optionen. Wir können Stressreize anbieten, um die Regelsysteme unseres Patienten sympathikoton anzuregen, oder wir arbeiten umgekehrt mit Entlastungsreizen.

Die meisten unserer Patienten leben unter hoher Belastung in engen Zeittakten. Disstress ist sozusagen unser Alltag. Stressinduzierende Techniken produzieren regulationsphysiologisch gesehen nur mehr vom Gleichem. Deshalb ist eine entlastende und ressourcenorientierte Therapie meist die wirksamere und deutlich angenehmere Wahl für unsere Patienten.

Die Reizsetzung muss in der Quantität wie in der Qualität auf den Einzelnen abgestimmt werden.

Zu viele unterschiedliche, zu oft wiederholte und zu intensive Reize führen reflektorisch entweder zu Abwehr- oder zu Ausblendungsreaktionen. Die eingesetzten Techniken werden dadurch ineffektiv und deshalb sinnlos. Unser therapeutisches Handeln kann bei einer Reizüberflutung vom Patienten weder bewusst nachvollzogen noch sinnvoll physiologisch integriert werden.

Für die bewusste Eigenwahrnehmung des Körpers ist das zentrale Nervensystem der dominierende, aber nicht ausschließliche Reizvermittler. Ein Beispiel ist die myofasziale Selbstorganisation von Muskelfunktionsketten, die extrapyramidal gesteuert, nicht bewusst wahrgenommen und auch nicht bewusst gespürt wird.

Alle in diesem Buch vorgestellten Techniken zur Behandlung der Wirbelsäule bzw. des Rückens zielen ab auf eine Informationsdosierung, die eine optimale Reizverarbeitung durch unsere Patienten ermöglicht. Dabei müssen wir stets die Grenzen der individuell möglichen physiologischen, kognitiven und gegebenenfalls auch emotionalen Verarbeitungskapazitäten beachten.

Zu viele, zu starke oder zu fremdartige Reize führen ebenso wie Disstressreize – Schmerzen oder eine andere nozizeptive Stimulation –, wenn nicht zu Abwehr- oder Ausblendreaktionen, dann doch zumindest zu einer sympathikusbetonten Regulationslage. Die Sympathikusstimulation ist eine Möglichkeit, physiologisch in Regelmechanismen einzugreifen. Sie hat aber den Nachteil, dass sie sich nur in einem recht engen Rahmen und nur bei gut belastbaren Patienten – und welcher Patient ist das schon – therapeutisch effektiv und sinnvoll einsetzen lässt. Wenn eine sympathische Reizqualität fein genug dosiert wird, kann man sie mit einem Weckimpuls für das Regelsystem vergleichen. Zu häufige Stressreize werden, wie schon ausgeführt, selbst bei technisch einwandfreier Anwendung zu Überlastungsreaktionen führen. Ein Beispiel hierfür sind die hypermobilen Segmente nach kurzfristig wiederholten Traktionsmanipulationen.

Die sympathische Regulationslage steht für Aktivität, Flucht, Angriff, Verteidigung. Eine parasympathische Regulation steht für Ruhe, Entlastung, Regeneration und Gewebeaufbau. In unserer Arbeit hat sich ein ressourcenorientiertes therapeutisches Angebot mit der Stimulation parasympathischer Reaktionsweisen sehr bewährt.

Aus diesem Grund sollen bei allen Techniken der NRT konsequent die folgenden Behandlungsprinzipien umgesetzt werden. Nur so ist ein ressourcenorientiertes Arbeiten mit der gezielten Aktivierung der Selbstregulation in parasympathischer Reaktionslage gewährleistet.

3.3
Prinzipien einer ressourcenorientierten Behandlung (z.B. NRT, Ortho-Bionomy®)

1. Tue wenig (präzise Reizsetzung), lass viel geschehen (Reaktionszeit lassen)
- Damit meinen wir, dass die Reizmenge angemessen sein muss. Zu viele Informationen überfordern die Patienten. Wenn jemand krank ist:
  - → Einfachheit: Die Behandlung erfolgt in überschaubaren, in für den Patienten nachvollziehbaren Schritten.
  - → Timing: Dem Patienten wird genug Zeit gelassen, die Abläufe in Ruhe zu realisieren.
  - → Dosis: Die Informationsmenge ist abgestimmt auf den Patienten.

2. Kein Griff, keine Lagerung darf unangenehm, beunruhigend oder schmerzhaft sein. Finde eine angenehme Lage oder Bewegung für den Patienten
- Schmerz, Angst, Missempfindungen lösen Stress aus.
  - → Stress aktiviert eine sympathikotone Regulation
  - → Daraus erfolgt eine Beeinträchtigung der Heilung.
- Entlastung und Entspannung
  - → fördern die Regeneration in einer eher parasympathischen Stoffwechsellage.

3. Gehe mit dem Organismus, und betone das vorgefundene Muster

- Das Betonen oder Überzeichnen eines Regulationsmusters macht dieses »bewusst«, stimuliert reflektorisch die Gegenregulation.
- Beispiele:

    Myofaszialer Hartspann → Annähern der Ansatzzonen

    Hinkmuster → Übertreiben des Hinkmusters

4. Das Behandlungsergebnis wird nicht vordefiniert

- Die Behandlung stellt immer nur ein Angebot dar.
- Wir werden nie versuchen, eine Spannung zu »lösen«, da der Hartspann die beste Form der Selbstorganisation darstellen könnte.
- Durch eine als positiv wahrgenommene Reaktion wie z.B. eine Entspannung finden wir das jeweilige Therapieangebot bestätigt. Anderenfalls ist das therapeutische Vorgehen zu überprüfen.

5. Respektiere die Wahrnehmung und Reaktion deiner Patienten

- Nur der Patient kann uns mitteilen, ob eine Bewegung oder Positionierung für ihn wirklich angenehm und entlastend ist.
- Die ernst gemeinte Frage »Ist diese Position angenehm, irritierend, langweilig, unangenehm?« schult rasch und effektiv die Selbstwahrnehmung der Patienten hinsichtlich der Nozizeption und der eigenen Ressourcen.

6. Die Behandler sorgen dafür, dass es ihnen bei der Arbeit körperlich und psychisch so gut wie möglich geht.

- Wir erwarten nicht, dass Sie Ihrer Arbeit nur dann nachgehen, wenn Sie sich vollkommen wohlfühlen.
- Es geht uns darum, Doppelbotschaften zu vermeiden.
- Wenn eine Technik uns körperlich anstrengt oder anderweitig belastet, wird der Patient sich nicht entspannt darauf einlassen können, wenn wir nicht offen und bewusst mit unseren Problemen umgehen. Ohne diese Voraussetzung wird der Patient als Selbstschutz unwillkürlich eine Kontrollspannung aufrechterhalten.
- Am Beispiel des Therapeuten, der dafür sorgt, dass es ihm gut geht, lernt der Patient besonders leicht, die oben genannten Prinzipien ernst zu nehmen.

Wir laden Sie ein, diese Behandlungsregeln, die wir im Anhang noch ausführlich begründen, auf alle von Ihnen gewählten Techniken zu übertragen. Je vertrauter Ihnen die Behandlungsprinzipien werden, desto leichter wird es Ihnen fallen, sie bei den Therapieverfahren umzusetzen, die Sie bereits gut beherrschen. Sie werden beobachten, dass Ihre Behandlungen unter Berücksichtigung der Behandlungsprinzipien effektiver und zugleich für Sie selbst und für Ihre Patienten angenehmer werden.

3.4
Die Techniken in Kurzdarstellung

Eine ausführliche Darstellung der Behandlungstechniken der NRT finden Sie im Anhang.

Neurolymphatische Reflexpunkte nach Goodheart für die Muskulatur

Goodheart beschrieb als Erster neurolymphatische Behandlungspunkte und Zonen auf der Oberflächenfaszie und auf dem Periost, die reflektorisch eine ausgewogene Spannung von Muskeln bzw. von ganzen Muskelgruppen anbahnen. Die Behandlung erfolgt immer über Annäherung der umgebenden Weichteile und sanfter Palpation bzw. Massage der Punkte und Zonen. Die Wirksamkeit der Goodheart-Punkte erklärt sich vor allem über Muskelfunktionsketten und das Zusammenspiel von Agonisten und Antagonisten.

Neurolymphatische Reflexpunkte nach Chapman für die inneren Organe

Mit den Chapman-Punkten besitzen wir ein präzises diagnostisches und therapeutisches Werkzeug zur Behandlung innerer Organe (Andrecht 2010, Weber und Bayerlein 2008). Die lokalen Veränderungen und die Wirkungen erklären sich überwiegend über segmentalreflektorische Wirkmechanismen. Im Zusammenhang dieses Buches spielen vor allem die Dickdarmzonen eine Rolle.

Isotonie in der NRT

Die Isotonie dient der neurophysiologischen Anbahnung und Unterstützung des muskulären Gleichgewichts. Eine isotonische Behandlung eines Muskels im Sinne der NRT wirkt über die isotonisch-exzentrische Aktivierung der jeweiligen Antagonisten. Dadurch wird die Muskelspannung der Agonisten reziprok gehemmt. Es gilt das Behandlungsprinzip, dass der Therapeut den Patienten langsam und achtsam in die für den Patienten angenehme Bewegungsrichtung führt, während der Patient die Bewegung abbremst. Die Bewegung soll möglichst gleichmäßig geführt werden, für beide Seiten zwar klar spürbar sein, aber nur mit gerade überschwellig wahrnehmbarem Krafteinsatz erfolgen. Der Therapeut kon- trolliert während des ganzen Ablaufs die Muskulatur palpatorisch auf eventuelle Anspannung. Falls der Patient zu viel Kraft ausübt, führt dies zu einer An- statt Entspannung. Arbeitet der Patient mit zu wenig Kraft, passiert am Muskel gar nichts.

Isometrie in der NRT

Mit der Isometrie werden Gelenkpartner in relativ freier Richtung zueinander mobilisiert. Aus praktischen Gründen empfiehlt es sich, die isometrische Anspannung in verschiedene Richtungen sanft zu prüfen und mit dem für den Patienten angenehmsten isometrischen Widerstand zu beginnen. Die Muskelspannung ist überschwellig, aber nicht stark. Sie wird zwei bis drei Atemzüge lang gehalten und zwei- bis dreimal wiederholt. Wieder geht es dabei um die Anregung einer neurophysiologischen Bahnung und nicht um ein Krafttraining oder ähnliches.

Movement Patterns – Therapie über Bewegungsmuster

Anhand der Movement Patterns, oder Bewegungsmuster überprüfen wir die Beweglichkeit eines Gelenks oder der Wirbelsäule in aktiver und passiver Bewegung. Wir beachten dabei das Bewegungsausmaß, den Bewegungsfluss, Bewegungseinschränkungen, Ausweichbewegungen, Asymmetrien.

Die Behandlung erfolgt auf drei Wegen:

1. Das Gelenk oder das Wirbelsäulensegment wird in die angenehmste Position geführt und dort, eventuell verbunden mit einem Entlastungsschub, kurz gehalten.
2. Der Körper wird einige Male achtsam und sehr bewusst durch das angenehmste Bewegungssegment geführt. Anschließend wird die Gesamtbewegung geprüft, wobei in der Prüfung jeder Widerstand respektiert wird.
3. Die vorgefundenen Bewegungsmuster werden im Einzelnen überzeichnet, und der körperlichen Reaktion auf die Betonung der Ausgangsmuster wird Raum gegeben.

Aktivierende Selbstbehandlung (aktive Technik)

Bei der aktivierenden Selbstbehandlung werden die Prinzipien der passiven Arbeit mit den Bewegungsmustern auf die aktive Eigenarbeit des Patienten übertragen. Besonders wichtig ist dabei die genaue und ausführliche Anleitung des Patienten. Er darf die Bewegungen nicht mit zu großer Kraft, nicht mit zu viel Schwung und nicht rein mechanisch ausführen, ohne auf seine eigene Körperwahrnehmung zu achten. Der Patient muss innerlich »dabei« sein.

Die Schulung der Selbstbehandlung bedeutet immer eine Schulung der Selbstwahrnehmung des Patienten, eine Schulung seiner Fähigkeit, sensorische Informationen zu verstehen und angemessen zu beantworten. Zu den Techniken der Selbstbehandlung gehören neben den aktiven Bewegungsübungen die isotonische Arbeit mit dem Thera-Band und die Eigenbehandlung neurolymphatischer Punkte.

Aktive Haltungsarbeit

Durch die Überzeichnung von Bewegungsmustern im Stand und beim Gehen wird den Patienten die eigene Koordination im Schwerkraftfeld deutlicher bewusst. Dieses Bewusstmachen stimuliert unwillkürlich die Autoregulation.

Dabei bleibt festzuhalten, dass es »den« korrekten Stand oder »die« korrekte Haltung nicht gibt. Stand und Haltung sind individuell angepasst. Beschwerdefreiheit und nicht ein ästhetisches Ideal ist das Ziel unserer Arbeit.

Rhythmische Integration – Rocking

Das rhythmische Schaukeln oder Rocking wird geleitet von der Frage: Wie kann sich eine Bewegung leichter, freier, entspannter, bewusster entfalten? Dazu bedarf es der Bereitschaft des Therapeuten, eine Haltung der absichtslosen Achtsamkeit einzunehmen, um sich ohne Korrekturabsicht auf den subjektiven, vom Patienten als angenehm empfundenen Rhythmus einlassen zu können. Ein geschulter Transsensus und die notwendige Empathie (siehe Kapitel B_7.4 »Atmung und Psychosomatik«) hilft eine wirklichkeitsnahe Wahrnehmung des Patienten zu erhalten. Schaukelnde Mobilisationen, die genau abgestimmt sind auf die körpereigenen Rhythmen der Patienten, prägen diesen Behandlungsansatz.

Rückenschmerzen behandeln

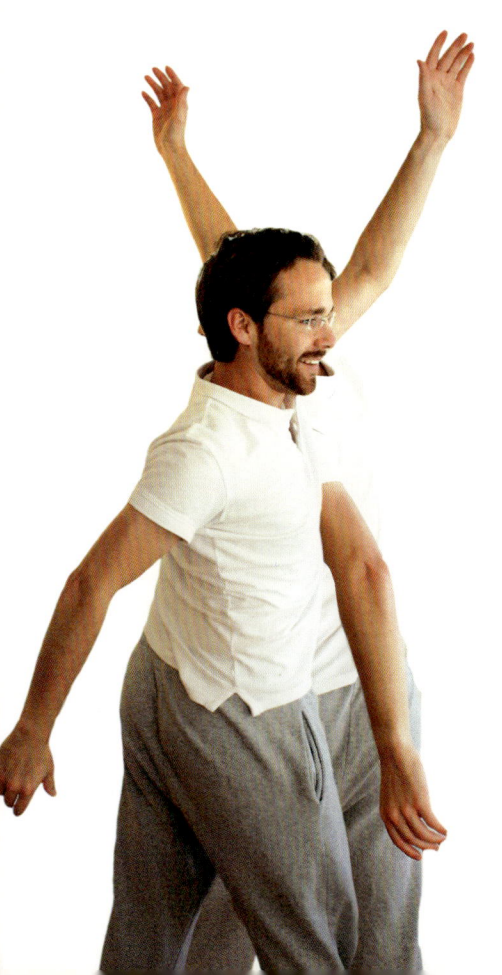

Anmerkungen zu Beginn

1.1
Zwei Sichtweisen

Im therapeutischen Kontext können wir den Rücken bzw. die Wirbelsäule mit recht unterschiedlichen Grundhaltungen analysieren.

Die erste mögliche Betrachtungsweise wäre die, unsere Patienten besonders unter dem Blickwinkel der Funktionseinheiten zu analysieren, wie z.B. der Wirbelsäule als Achsenorgan. Unser Fokus liegt dabei auf dem Achsenorgan als einer Einheit, als einer Summe von Teilen, die mehr ist und anderes vermag als eine einfache Aneinanderreihung der einzelnen Elemente für sich. Diese Einheit bezieht Muskeln, Faszien und gegebenenfalls auch die Dura mit ein. Andere Beispiele sind myofasziale Ketten, die Integration großer Bewegungsabläufe oder die sternosymphysale Belastungshaltung (siehe unten).

Im zweiten, entgegengesetzten Fall gilt unsere ganze Aufmerksamkeit den anatomischen Strukturen im Einzelnen: den Knochen, Knorpeln, Gelenkkapseln, Nerven.

Im Alltag werden die meisten von uns meist eine Zwischenposition einnehmen. Ausgehend vom vorliegenden Beschwerdebild, gilt unsere Aufmerksamkeit zunächst der lokalen Funktionseinheit auf segmentaler Ebene. Von dort aus lassen wir uns bei der Befundung zur Behandlung einzelner spezifischer Strukturen im Segment und/oder zu suprasegmentalen Aspekten leiten.

Alle diese Sichtweisen sind für die Praxis notwendig und gemeinsam auch zielführend. Sie ergänzen sich gegenseitig. Die Gesamtkoordination des Achsenorgans nimmt Einfluss auf die funktionelle Inanspruchnahme jedes einzelnen Wirbelsegments, des Arthrons mit den beteiligten Knochen, Kapseln, Bändern, Gefäßen, Nerven und Muskeln. Umgekehrt beeinträchtigen lokale Belastungen in einzelnen Segmenten die Gesamtfunktion. Bewegungsausmaße, Entspannung, Anspannung und die Elastizität im Ganzen wie in den einzelnen Wirbelsäulenabschnitten sind zugleich lokal objektive und in Relation relative Prüfparameter. Alle Befunde sind im intraindividuellen Vergleich zu beurteilen, z.B. beim Vergleich der Beweglichkeit mehrerer Wirbelsäulenabschnitte.

Wenn wir bei einem Patienten mit global hoher Muskelspannung eine muskuläre Entspannung im HWS-Bereich induzieren, erleben wir immer wieder, dass der Patient plötzlich über Beschwerden im Bereich der LWS klagt. Die ungewohnte Tonusreduktion im HWS-Bereich verändert das Spannungsgleichgewicht der Wirbelsäule bzw. des Rückens als Ganzes. Diese Spannungsunterschiede werden nach der Behandlung deutlicher wahrgenommen. Es kann sein, dass der Patient erst jetzt den Muskelhartspann im LWS-Bereich als Schmerz spürt. Natürlich kann die Entlastung eines Segments auch zu einer Tonusanpassung und muskulären Entspannung im ganzen Rücken führen. Nach unserer Erfahrung empfiehlt es sich, zum Abschluss einer Therapieeinheit kurz die Wirbelsäule als Einheit zu behandeln, um Folgebeschwerden zu verhindern. Eine gute Technik hierfür ist die isometrisch-isotonische Behandlung der Wirbelsäule als Achsenorgan (siehe dort).

Für die Behandlung von Rückenschmerzen hat sich ein Therapieeinstieg mit Techniken bewährt, die die Wirbelsäule zugleich als Ganzes und in ihren Einzelteilen ansprechen. Die NRT trägt beiden Seiten Rechnung, der Einheit und der Vielfalt.

1.2
»Keine Diagnose durch die Hose?« oder warum unsere Patienten bei der Behandlung meist bekleidet sind

Nur bei der Erstuntersuchung sind die Patienten in der Regel weitgehend unbekleidet, um einen genauen Befund erstellen zu können. Am Beispiel der Seitneigungsprüfung der BWS mit unserem Modell kann man gut sehen, wie die Seitunterschiede in der paravertebralen Muskulatur entkleidet deutlich sichtbar werden (siehe dort). Der Palpation und auch einer quantitativen und qualitativen Bewegungsprüfung steht eine leichte Bekleidung nicht im Wege. Während der Behandlung sind unsere Patienten in der Regel bekleidet, weil dadurch die Arbeit für beide Seiten leichter wird. Gleichzeitig erhöht sich die Wahrscheinlichkeit eines qualitativen therapeutischen Nutzens, da der Patient als Person mehr Raum erhält. Bevis Nathan (2001) schreibt: »*Angehörige der Gesundheitsberufe hingegen können die Körper ihrer Patienten sofort und auf jede erdenkliche Art und Weise berühren – sie verstoßen damit gegen sämtliche Rituale und Kodizes nicht therapeutischen Verhaltens. Diese offensichtliche Verkürzung des normalen Ablaufs, die gegen jeglichen Anstand verstößt, soll demonstrieren, wie un-innig diese Begegnung ist. […] Dem Selbst als sprituell-emotional-körperlicher Ein-*

heit wird die emotionale Komponente entlockt; übrig bleibt ein vom Gehäuse befreites Uhrwerk, das einer eingehenden Prüfung unterzogen werden soll.« Therapeut und Patient geben vor, sich als Objekte zu begegnen und nicht als Subjekte. Damit werden emotionale Faktoren der Interaktion bewusst ausgeblendet, obwohl klar ist, dass jede Einschränkung/Verletzung physische und psychische Folgen hat und Ursachen aus beiden Ebenen haben kann. Die Aufrechterhaltung der wie auch immer gearteten Objektivität bindet viel Kraft und Aufmerksamkeit.

Der Patient ist in aller Regel entspannter, wenn er in der von ihm gewählten Kleidung auf der Liege liegt. Seine persönlichen Intimitätsgrenzen werden gewahrt. Ausgezogen fühlt man sich rasch ausgeliefert. Manche Peinlichkeit kann durch Kleidung vermieden werden. Viele Menschen sind sehr selbstkritisch. Sie schämen sich für ihr Übergewicht, für Hautunreinheiten, Schweiß, Bindegewebsrisse der Haut, Venenzeichnungen, ihrer Meinung nach zu blasse Haut und für vieles andere mehr. In keinem dieser Fälle wäre das Behandlungsprinzip, dass der Patient sich wohlfühlen sollte, gewährleistet. Wenn der behandelnde Therapeut noch dazu schlank, beweglich und relativ trainiert wirkt, ist die gewünschte Entspannung des befangenen Patienten endgültig sehr infrage gestellt. Die subjektive Wohlfühltemperatur im Raum ist für beide Beteiligten besser zu erreichen, wenn beide nach eigener Wahl gekleidet sind. Nicht zuletzt spart die Behandlung am bekleideten Patienten einiges an Zeit. In unserer Praxis werden lediglich für Massagen und Schröpfkopfbehandlungen die entsprechenden Körperareale freigelegt.

Ventrale myofasziale Verkürzungen (Muskeln / Bindegewebe)

2.1
Sternosymphysale Belastung

Unter dem Begriff »sternosymphysale Belastung« hat der Schweizer Neurologe Alois Brügger (Brügger 1984, 2000) eine Körperhaltung beschrieben, die nach unserer Erfahrung zu einem der häufigsten Mitauslöser von Rückenschmerzen geworden ist. Das zusammengesetzte Kunstwort »sternosymphysal« weist bereits auf die Besonderheit dieser Haltung hin: Brustbein (Sternum) und Schambeinfuge (Symphyse) nähern sich einander an. Diese Haltung ist unproblematisch, wenn sie ohne Einschränkung durch andere Körperhaltungen abgelöst werden kann. Ein Beispiel: In Wien sieht man Fiakerkutscher, die sich während der Arbeitspausen in einer nach vorne zusammengesunkenen Haltung ausruhen. Das ist die sogenannte Kutscherhaltung. Sobald neue Kundschaft eine Fahrt ordert, gibt der Kutscher seine Entspannungshaltung auf und geht beschwerdefrei in aufrechter Körperhaltung seiner Tätigkeit nach. Zu einer Belastung für unsere Statomotorik wird die sternosymphysale Haltung erst, wenn es uns schwerfällt, diese Haltung aufzugeben. Das Risiko von Rückenschmerzen nimmt in dem Maße zu, wie die sternosymphysale Haltung sich als fixiert erweist.

Sie alle kennen Patienten mit einer sternosymphysalen Belastung, wie sie die Abbildung zeigt. Die Schultern des Patienten wirken deutlich ventralisiert, die Ellbogen sind leicht angewinkelt, die Handgelenke schweben über der Unterlage, wenn die Arme nicht außenrotiert liegen. Der Nacken ist überstreckt, und die Beine sind mit einem Streckdefizit leicht in den Knien flektiert. Patienten mit der sternosymphysalen Haltung wünschen sich regelmäßig eine Knierolle und ein Nackenkissen, um bequemer liegen zu können (Abb. 5).

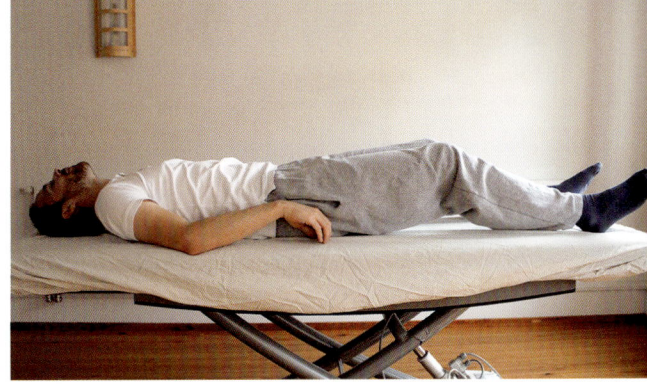

Abb. 5_Sternosymphysale Belastung: Blickdiagnose im Liegen (überzeichnet)

2.2
Funktionelle Entstehung der Kontrakturen in der ventralen Muskelkette

Zivilisationsbedingt überwiegt heute im Tagesablauf vieler Menschen eine sitzende Körperhaltung. Diese Haltung begleitet uns in der Schule, an Bildschirmarbeitsplätzen, während vieler beruflicher Fahrten und abends bei der Freizeitgestaltung vor dem Fernseher. Ob wir an einer Therapieliege stehen, an einem Montageband oder im Haushalt arbeiten: Immer kommt es zu einer ähnlichen, stereotypen Arbeitshaltung, bei der wir die Arme vor dem Körper bewegen und dabei zugleich die Schultern ventralisiert halten. Stark betroffen sind besonders junge Mütter, die ihr Kind auf dem einen Arm tragen, während sie mit dem anderen Haushaltstätigkeiten verrichten. Beobachten Sie einmal die vielen alltäglichen Arbeitsvorgänge im Haushalt: Fast immer werden die Schultern nach ventral gezogen und der Schultergürtel in dieser Position stabilisiert. Bei Kindern und Jugendlichen fördern Bewegungsmangel, dauernde Handynutzung und stundenlanges Spielen und Chatten am Computer die fixierte sternosymphysale Fehlhaltung.

Unser Körper hat das kluge Bestreben, seine Kräfte möglichst ökonomisch einzusetzen. Das aktive Nach-vorne-Ziehen der Schultern und Arme sowie die dabei notwendige Stabilisierung des Schultergürtels sind immer mit Energieaufwand verbunden. Diese aktive Arbeit kann durch ein Verkleben und eine reaktive Starre der myofaszialen Gewebe in der antrainierten Arbeitsausgangsposition (Rolf und Schwindt 1996, Brügger 1984a) reduziert werden. Damit stehen die Schultern bereits in der habituellen Haltungs- und Arbeitsposition, die jetzt nicht mehr aktiv eingenommen werden muss. In der Matrix der beteiligten anatomischen Strukturen dominieren im Laufe dieser Entwicklung zunehmend die Gel- über die Solzustände. Die aus der Haltung später folgende Überlastung der dorsalen Muskelgruppen führt dann zu einer Vielzahl an Beschwerden.

Verstärkt wird die Fehlhaltung durch psychische Faktoren, bei denen die Schultern als Schutz nach vorne gezogen werden. Wir kennen das als typische »Verantwortungsträgerhaltung« mit gebeugten Schultern, auf denen alle Last der Verantwortung zu ruhen scheint, als Haltung bei depressiven Verstimmungen oder persönlicher Unsicherheit.

Das hier beschriebene Muster der sternosymphysalen Belastungshaltung weist, unterschiedlich stark ausgeprägt, mittlerweile die Mehrzahl unserer Erwachsenen und zunehmend auch unserer jugendlichen und kindlichen Patienten auf.

2.3
Anatomie der ventralen myofaszialen Verkürzung

An dem Verkürzungsmuster der vorderen Rumpfwand sind praktisch alle Muskeln beteiligt, die ventral am Thorax ansetzen. Für die Behandlung der sternosymphysalen Haltung sind folgende Muskeln von besonderer Bedeutung:

M. pectoralis minor

Er zieht das Schulterblatt am Korakoid diagonal nach ventral-medial und stabilisiert das Schulterblatt am Rumpf. Zugleich ist er ein wichtiger Atemhilfsmuskel.

M. pectoralis major

Neben einer starken Adduktion des Oberarmes bewirkt der M. pectoralis major eine Innenrotation und Anteversion des Oberarmes und zieht die Schulterregion nach ventral. Bei fixiertem Schultergürtel wirkt er als Atemhilfsmuskel.

M. subclavius

Der M. subclavius zieht die Clavicula nach kaudal und medial. Diese Bewegung wirkt sich wegen der Fixierung der Clavicula im Sternoclaviculargelenk am stärksten auf den lateralen Anteil der Clavicula aus. Der Muskel stabilisiert dabei das Sternoclaviculargelenk und bewegt die Schulter nach kaudal und ventral. Trotz seiner geringen Größe ist er funktionell als tonischer Muskel und wegen seiner Nachbarschaft zu den Mm. scaleni bedeutsam.

M. serratus anterior

In der Praxis zeigt sich immer wieder, wie stark der Serratus anterior an der Ventralisierung der Schulterstellung beteiligt ist. Über seine Ansätze lateral-ventral an den Rippen und an der dem Thorax zugewandten Unterseite der Margo medialis des Schulterblattes vermag er das Schulterblatt nach vorne zu schieben und zu rotieren. Unter Anspannung aller Faseranteile verschiebt er das gesamte Schulterblatt kräftig nach ventral und trägt durch seine Kontraktur bzw. myofasziale Verkürzung ohne ausreichende Dekontraktionsfähigkeit wesentlich zur Ventralisierungshaltung im Schultergürtel bei. Gleichzeitig fördert er damit die zunehmende Verkürzung der anderen ventralisierend wirkenden myofaszialen Strukturen.

> **Die Behandlung des M. serratus anterior und des M. pectoralis minor ist bei einer ventralen myofaszialen Verkürzung besonders effektiv.**

Mm. scaleni

Die Mm. scaleni wirken als Rotatoren der HWS und je nach Ausgangs-haltung der HWS auch als Flexoren oder Extensoren. An der bei sterno-symphysaler Haltung häufig zu findenden Hyperlordose der HWS sind die Mm. scaleni, der M. sternocleidomastoideus und die mit ihnen eng verbundenen oberflächlichen Halsfaszien stark beteiligt.

M. rectus abdominis

Im Rahmen der habituellen Annäherung von Sternum und Symphyse verkürzt sich auch der Rectus abdominis. Bei der Palpation des Muskels in Rückenlage finden wir entgegen unserer Erwartung oft keinen erhöh-ten Muskeltonus. Das kann an der von vielen Patienten gewünschten Lagerungsentlastung mit Kopfkissen und Knierolle liegen. Andererseits ist eine andauernde myofasziale Verkürzung oder Dekontraktions-einschränkung, wie Brügger sie beschrieben hat, nicht mit erhöhtem Mus-keltonus gleichzusetzen. Die bindegewebigen Kontrakturen halten die Verkürzung ohne großen Muskeleinsatz. Fasziale Verklebungen, der mus-kuläre Umbau zugunsten einer Ausdauermuskulatur mit dünnen Mus-kelfasern und ein höherer Faseranteil wirken energiesparend.

Mm. obliqui und M. transversus abdominis

Die schräge Bauchmuskulatur unterstützt synergistisch die Annäherung von Schambein und Brustbein. Die schräge und die quere Bauchmusku-latur mit dem M. transversus abdominis sind für die Rumpfstabilisierung und damit auch für die Rückenstabilisierung von großer Bedeutung. Im Kapitel B_7.3 »Atmung, Statik und Kraftentfaltung« wird dieser Aspekt ausführlich besprochen.

Wie schon beim M. rectus abdominis beschrieben, wirken die verkürzten Muskeln der vorderen Thoraxwand optisch häufig nicht besonders kräf-tig ausgebildet. Auf den ersten Blick scheint das in Widerspruch zu der postulierten vermehrten Aktivierung der nach ventral gerichteten Bewe-gungsabläufe zu stehen. An dieser Stelle sollten wir uns an die Unter-schiede zwischen eher tonischer und eher dynamischer Muskulatur oder zwischen Ausdauermuskulatur und Muskeltypen, die besonders für kurze, hohe Kraftanstrengungen geeignet sind, erinnern. Die tonische Muskulatur, die vorwiegend der Aufrechthaltung dient, zeichnet sich durch eher geringe Muskelquerschnitte aus. Beispiele sind der M. tensor fasciae latae und die paravertebrale Erektorengruppe. Unter Dauerlast bilden sich eher schlanke, kern- und muskelfaserreiche Muskeln, wie wir es bei Langstreckenläufern mit ihrer sehnig ausgeprägten Muskulatur sehen. Sprinter weisen im Vergleich eine deutlich kräftiger ausgeprägte

Muskulatur und größere Muskelquerschnitte auf. Bei ihnen dominiert die dynamisch trainierte Muskulatur. Im Alltag sehen wir diesen Muskeltyp im Bizeps und in der Oberschenkelmuskulatur.

Die Pfeile in der Darstellung der ventral verkürzten Muskulatur zeigen die Kraftvektoren und Verkürzungslinien bei der sternosymphysalen Belastung (Abb. 6).

2.4
Folgen der ventralen myofaszialen Verkürzung

Veränderung der Haltungsstatik

Die ventrale Muskelkette vom M. pectoralis minor bis zum M. rectus abdominis wirkt in der Aufrichtung und Stabilisierung des Rumpfes antagonistisch zur sakrospinalen Gruppe bzw. den Erektoren. Wenn die chronische Verkürzung der ventralen Muskelkette anhaltend die spontane Aufrichtung behindert, muss das zur verstärkten Gegenspannung der dorsalen Muskelgruppen führen. Aus diesem Gegenspannungsgleichgewicht erklärt sich, warum einige Zonen mit gelotischem Hartspann in der Mitte und an den Ansätzen des M. rectus abdominis reflektorisch als Schlüsselregionen für die sakrospinale Gruppe wirken

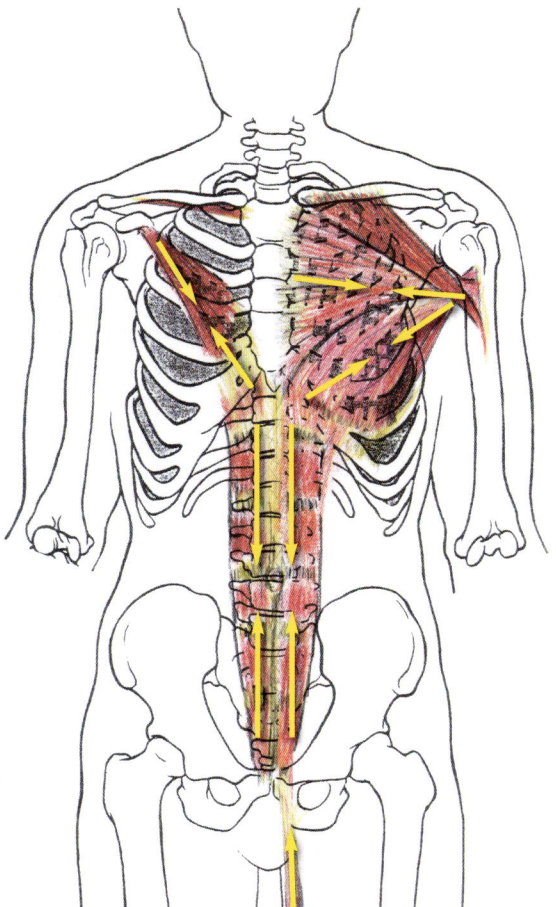

Abb. 6_ Spannungszüge der ventralen Muskelgruppe und neurolymphatische Zonen für die Mm. pectoralis major und minor, die sakrospinale Gruppe und den M. erector trunci

(siehe neurolymphatische Zonen und Punkte, Abb. 43, 44 und 106). Die biochemischen und mikroskopischen Veränderungen im Gewebe von Muskel- und Bindegewebsgelosen zeigen die trophischen Folgen eines anhaltenden muskulären Hartspanns. Gelosen in den Ansatzzonen des M. rectus abdominis und paraumbilical sind sichere Zeichen einer anhaltend erhöhten Anspannung, die ihrerseits die Zunahme des Tonus in der Erektorengruppe auslöst. Eine Entlastung der Gewebsgelosen ist in der Regel verbunden mit einer teilweisen Entspannung des M. rectus abdominis. Damit werden gleichzeitig die an der Körperaufrichtung antagonistisch beteiligten dorsalen Muskeln entlastet.

Belastung des Schultergürtels und der Nackenpartie

Die Mm. pectorales sind direkte Antagonisten des M. trapezius. Bei einer Verkürzung bzw. Kontraktionsunfähigkeit der Mm. pectorales major und minor einer Seite nimmt reflektorisch der Tonus des Trapezius der gleichen Seite zu, um die Aufrichtung in der BWS und eine physiologisch funktionelle Stellung des Schultergelenks sicherzustellen. Die Folge ist ein Muskelhartspan, besonders in den kranialen Anteilen des Trapezius, mit Myogelosen und Triggerschmerzen. Ein z.B. einseitig auf den Aufbau der Mm. pectoralis gerichtete Krafttraining verstärkt dieses Muster – mit negativen Konsequenzen für die Beweglichkeit der Wirbelsäule und der oberen Extremitäten. Neben den schmerzhaften Myogelosen im M. trapezius sind weitere Folgen Kopfschmerzen durch die Kompression des N. occipitalis major am nuchalen Trapeziusansatz und Bewegungseinschränkungen der HWS durch die Fixierung von Dornfortsätzen über Anteile des M. trapezius.

Einschränkung der Rotation und Seitneigung der HWS, BWS und LWS

Das Zusammenspiel der Mm. pectorales mit dem M. trapezius und dem M. latissimus dorsi ist bedeutsam für die Rotations- und Seitneigungsstabilität der Wirbelsäule. Der M. trapezius und der M. latissimus dorsi setzen fast über den gesamten Verlauf der Dornfortsatzreihe der Wirbelsäule an. Sie können über die gesamte Länge ihrer Insertionszonen an der Wirbelsäule Bewegungseinschränkungen und Schmerzen auslösen oder diese mit unterhalten (Abb. 7, Abb. 8).

Die in der Praxis häufig anzutreffenden unterschiedlichen HWS-Syndrome, Schulter-Arm-Syndrome, BWS-Beschwerden und Lumbalgien lassen sich in aller Regel nicht befriedigend und nicht mit anhaltender Besserung behandeln, ohne die Verkürzung der myofaszialen Strukturen an der vorderen Rumpfwand angemessen zu beachten.

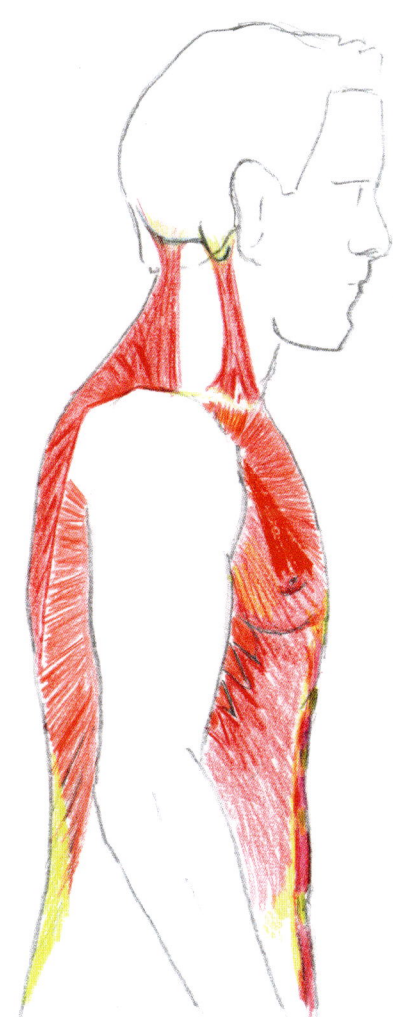

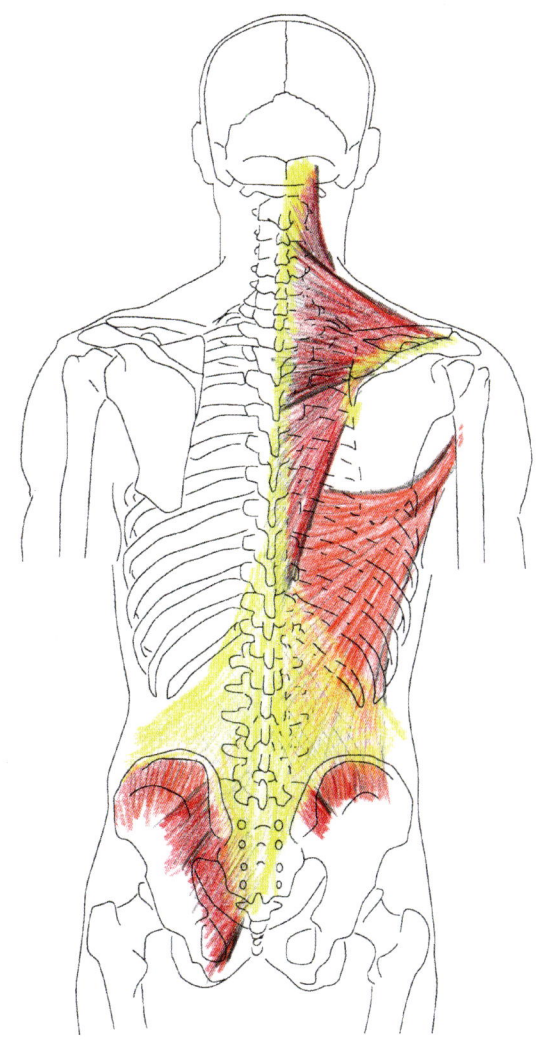

Abb. 7_Ventral-dorsale Kette, M. trapezius, M. latissimus dorsi auf der Rückseite und der M. sternocleidomastoideus und die Mm. pectorales auf der Vorderseite des Rumpfes – Seitenansicht

Abb. 8_Dorsale Kette, M. trapezius, M. latissimus dorsi – Rückenansicht

Segmentalreflektorische Irritationen

Reflektorische und funktionelle Belastungen sind häufiger die Ursache von Rückenschmerzen als strukturelle Veränderungen. Die infolge einer sternosymphysalen Haltung verstärkte Brustkyphose, manchmal kombiniert mit einer Abflachung der Lendenlordose, lässt sich mit Röntgenaufnahmen objektivieren. Über das Ausmaß des jeweiligen Beschwerdebildes oder der funktionellen Einschränkung sagen Röntgenbilder sehr wenig aus. Klinisch sind bildgebende Verfahren zur Beurteilung der Wirbelsäule natürlich zum Ausschluss schwerer und gefährlicher Erkrankungen nützlich. Für die Klärung reflektorisch ausgelöster Beschwerden sind sie, wie gesagt, weniger geeignet. Radiologisch nachweisbare degenerative Veränderungen sind nach Hopfer (1984, 1988) nicht selten nur »röntgenologische Denkmalsbefunde« bereits abgelaufener Prozesse, wie wir es vom Morbus Scheuermann kennen.

Funktionell führt die mangelnde Dekontraktionsfähigkeit der ventralen Rumpfmuskulatur zu einem erhöhten Druck an den ventralen Kanten der Wirbelkörper und zu Traktionsstress im dorsalen Bandapparat der Wirbelsäule. Dysbalancen im Arthron, dem Gelenk-Kapsel-Apparat der Facettengelenke und der Costovertebralgelenke, bahnten die Ausprägung segmentalreflektorisch ausgelöster Beschwerden.

Zusätzlich verstärkt die Periostreizung durch die übermäßige und anhaltende Kompression der Schlüsselbeine und der Rippen gegen das Brustbein lokale und segmentale Irritationen. Die Bedeutung und Zuordnung dieser segmentalreflektorischen Belastungen lassen sich unter anderem mithilfe der neurolymphatischen Punkte nach Goodheart und Chapman (siehe dort), durch Palpation und Funktionsprüfungen abklären.

Dass die chronische Reizung der Costosternalgelenke oder die mangelnde Dekontraktionsfähigkeit des M. pectoralis minor Ursache und Quelle ihrer Rückenbeschwerden sein könnten, wird von unseren Patienten meist nicht bewusst wahrgenommen. Die Schmerzen der sekundären Belastungsfolgen wie der kompensatorischen Verspannung der Nackenmuskulatur stehen im Vordergrund der Wahrnehmung.

Die auf den ersten Blick vermeintlich unauffällige ventrale Muskulatur zeigt sich zur Überraschung der Patienten unter der Palpation dann allerdings deutlich angespannt und reagiert sehr druckempfindlich.

Fortleitung nach kaudal

Über die im wahrsten Sinne des Wortes sehr weitreichenden Auswirkungen der Verkürzung der ventralen Thoraxmuskulatur kaudal des thorakolumbalen Übergangs informieren wir Sie im Kapitel B_3 »Die Th12-Region«.

2.5
Selbsterfahrung mit der Verkürzung der ventralen Thoraxmuskulatur

Die folgenden Übungen machen die Veränderung der Beweglichkeit und der Körperspannung bei aufrechter Sitzhaltung im Vergleich zu einer ausgeprägt sternosymphysalen Belastungshaltung erfahrbar. Diese Erfahrung erleichtert uns die Arbeit mit den Patienten. Die Patienten verstehen nach dieser Selbsterfahrung sofort, warum wir mit der Behandlung ihrer Nacken- und Rückenschmerzen an der Körpervorderseite beginnen.

Bitten Sie Ihren Patienten, sich in eine krumme Sitzhaltung zu begeben und dann langsam und bewusst den Arm anzuheben. Er soll genau hinspüren, wie weit er den Arm frei anheben kann und wann es beginnt, mühsamer oder schmerzhaft zu werden. Danach bitten Sie Ihren Patienten, sich aufrecht hinzusetzen, die Schultern zurückzunehmen und das Kinn leicht Richtung Brust zu führen. Dabei wird die HWS aufgerichtet. Aus dieser Haltung heraus soll der Patient den Arm erneut anheben. In der Regel ist die Elevation deutlich müheloser und führt weiter nach oben (Abb. 9, Abb. 10).

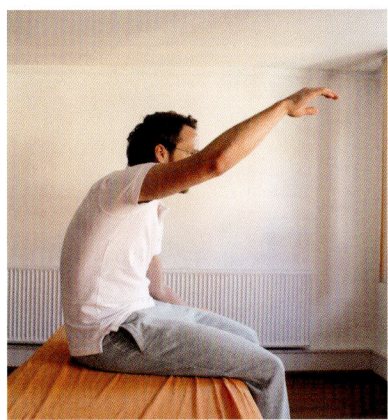 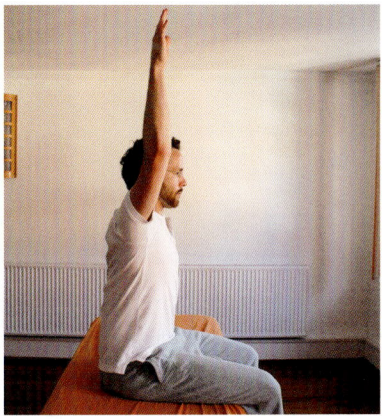

Abb. 9_Ventrale Elevation der Arme in sternosymphysaler Haltung

Abb. 10_Ventrale Elevation der Arme in aufrechter Haltung

Ebenfalls sehr interessant ist die Untersuchung der Trapezii in beiden Sitzpositionen. Die Patienten haben in der krummen Sitzhaltung deutlich härtere und schmerzhaftere Muskelstränge in den kranialen Anteilen des Trapezius als bei der oben beschriebenen aufgerichteten Haltung (Abb. 11, Abb. 12).

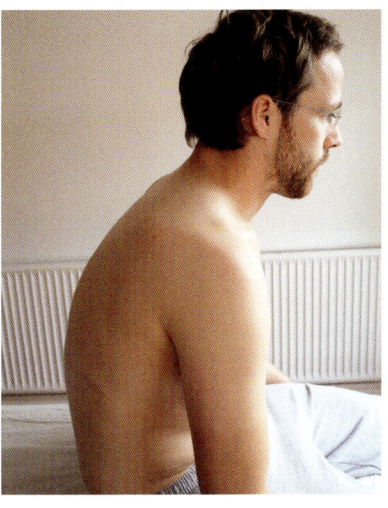 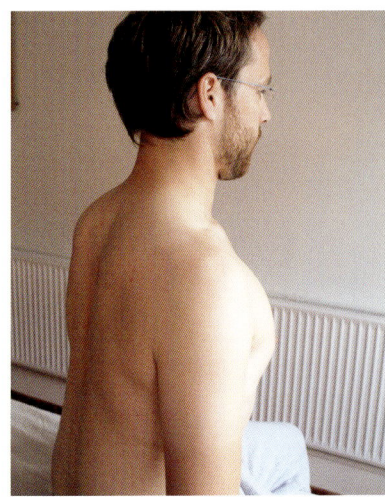

Abb. 11_Trapeziusspannung in sternosymphysaler Haltung

Abb. 12_Reduzierte Trapeziusspannung in aufrechter Haltung

Bei einem Patienten in Rückenlage können Sie die ventralisierte Schulter sanft in Richtung Liege drücken. Die Palpation des Muskelhartspanns im Trapezius der gleichen Seite löst vor dem Schulterschub deutlich mehr Schmerzen aus als unter dem Schub in Richtung Liege (Abb. 13, Abb. 14).

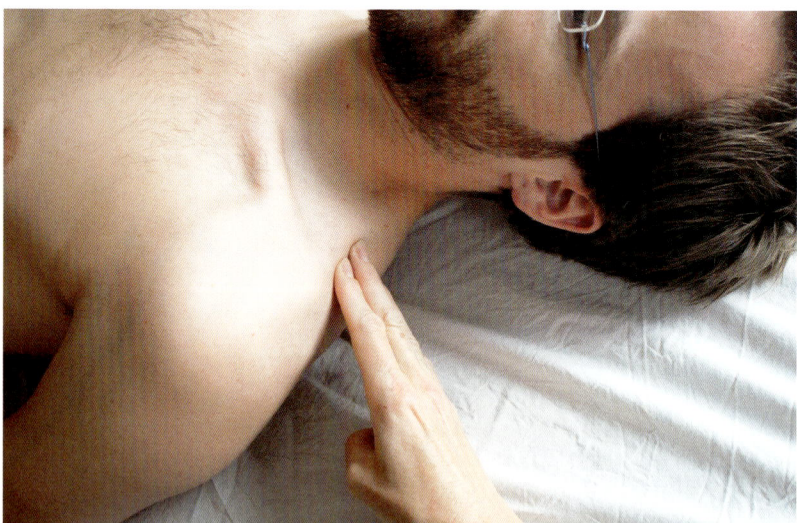

Abb. 13_Palpation Trapezius – Ausgangslage

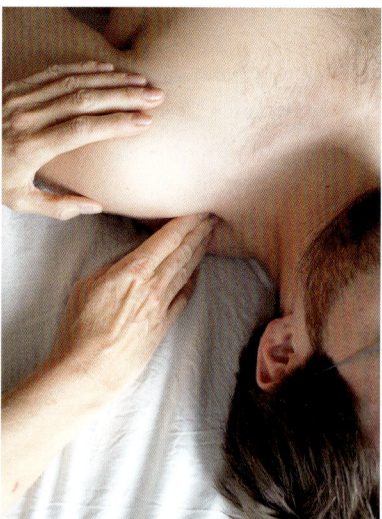

Abb. 14_Palpation Trapezius unter Schub der Schulter in Richtung Liege

Durch diese Eigenerfahrungen erleben die Patienten die immense Bedeutung der vorderen Brustmuskulatur für die Entstehung ihrer Rücken- und Nackenbeschwerden. Dieses Verständnis ist eine Voraussetzung für die spätere motivierte und konsequente Mitarbeit der Patienten zur Gesunderhaltung und Vorbeugung.

2.6
Klinische Bedeutung der ventralen myofaszialen Verkürzung

Bei Patienten mit ventral verkürzten myofaszialen Strukturen finden wir häufig folgende Symptome und Beschwerdebilder:

• Spannungskopfschmerzen durch Kompression des N. occipitalis major und Spannungsfortleitung auf den M. epicraneus
• Rotationseinschränkungen der HWS
• Nackenschmerzen

- HWS- und BWS-Blockierungen
- BWS-Schmerzen
- Hyper- und hypomobile Segmente
- Atembeschwerden
- Schulter-Arm-Syndrome
- Epicondylitis lateralis
- Mausdaumen
- Subclavian Steal Syndrom mit Minderdurchblutung des Armes, Ischämieschmerzen
- bei älteren Patienten Gangunsicherheit und »Schwindel«
- bei jungen Patienten eine Tendenz zu Reisekrankheit und Höhenangst

2.7
Isotonische Behandlung

Eine erfolgreiche isotonische Behandlung der verkürzten myofaszialen Strukturen ventral am Thorax ist nicht strikt an die hier gewählte Abfolge der einzelnen Behandlungsschritte gebunden. Eine Technik alleine wird keinen dauerhaften Erfolg bringen. Zusätzlich zur Behandlung durch den Therapeuten ist die regelmäßige selbstständige Eigenbehandlung durch den Patienten, z.B. mit einem Thera-Band, notwendig für eine anhaltende Besserung. Wir müssen unsere Patienten darüber aufklären, dass sie als Gegenregulation für ihre Alltagsbelastungen immer wieder kleine Ausgleichsimpulse benötigen. Die Herausforderung besteht sowohl in der korrekten Anleitung als auch in der erfolgreichen Motivierung unserer Patienten. Die besonderen Qualitäten der isotonischen Behandlung sind im Anhang unter »Methoden« ausführlich beschrieben. Für alle Übungen mit dem Thera-Band verwenden wir die weichen gelben Bänder, wobei ein Band von ca. 3 Meter Länge zu einer Schlaufe zusammengeknotet wird. Bitte achten Sie unbedingt darauf, dass Ihre Patienten zu Hause immer sehr weiche und sehr langhubige Gymnastikbänder benutzen. Es geht bei der isotonischen Behandlung immer um die Anbahnung einer reflektorischen Entlastung über die isotonisch-exzentrische Aktivierung der Antagonisten. Positive therapeutische Effekte werden Sie mit starken Bändern selten erreichen, da diese fast immer eine Mitaktivierung der Agonisten bewirken.

Behandlungserfahrungen
Eine Erfahrung vor mittlerweile mehr als 15 Jahren war mein großes Aha-Erlebnis. Aufgrund eines Staus und widriger Witterungsverhältnisse kam eine junge Ärztin verspätet und völlig abgehetzt zu einer Fortbildung. »Wissen Sie, Herr Weber, ich weiß nicht, ob

Aus der Praxis

ich teilnehmen kann. Ich bin völlig verspannt und habe rasende Kopfschmerzen. Außerdem stille ich noch – meine Mutter hat jetzt das Kind –, und ich fürchte, dass sich gerade eine Stillmastitis entwickelt. Können Sie da was machen?« Die Zeit drängte, ich musste ins Seminar, und hier stand eine junge Frau, die ventral und dorsal ernsthafte Beschwerden hatte. Nach kurzer Überlegung griff ich zu einer Spritze mit einem Lokalanästhetikum und infiltrierte mit einer feinen Nadel beidseits die Mm. pectorales minores. Schlagartig ließen die Schulterverspannung und der Kopfschmerz nach. Nach der Mittagspause strahlte die junge Frau: *»Meine Brüste schmerzen nicht mehr, und das Stillen ging problemlos.«* Seither nutzen wir im Team mit viel Freude und Erfolg die isotonische Behandlung der Mm. pectorales minores bei Schulter-Nacken-Beschwerden, Spannungskopfschmerzen und vermehrtem Spannungsgefühl in der Brust.

Isotonie M. pectoralis minor in Rückenlage

Anatomische Orientierung

Für die Palpation des M. pectoralis minor orientieren wir uns zuerst an der Lage des Coracoids. Von dort läuft der Muskel in Richtung des inneren oberen Quadranten der Brust zu seiner Ansatzzone an der 3. bis 5. Rippe (Abb. 15). Über dem M. pectoralis minor liegt der M. pectoralis major, dessen kaudale Fasern annähernd parallel zum M. pectoralis minor verlaufen, während die Fasern der Pars sternalis und der Pars clavicularis den M. pectoralis minor queren.

Die Palpation ist oft dadurch erschwert, dass der M. pectoralis minor unter Dauerkontraktionsarbeit zunehmend schlank und faserreich ausgebildet wird, so wie die Muskeln der Langstreckenläufer viel schlanker wirken als die Muskeln der Sprinter. Erwarten Sie deshalb nicht immer kräftige Gelosen oder einen voluminösen Hartspann. Im Tiefenkontakt zeigt sich der M. pectoralis minor manchmal – auch mit zeitlicher Verzögerung – als hochsensibler dünner Faserstrang (Abb. 16). Zur Palpationsbefundung eignet sich besonders der mittlere und kaudale Anteil des Muskels. Die isotonische Entlastung und Aktivierung des M. pectoralis minor erfolgt über eine antagonistische Muskelfunktionskette. Die Wirkung dieser Technik erstreckt sich auch auf Anteile des M. deltoideus und des M. pectoralis major.

Vorbereitung

Der Patient liegt auf dem Rücken und hebt den im Ellbogen, Handgelenk und den Fingern gestreckten Arm der Behandlungsseite in der Ventralebene (Flexion) so weit an, bis ventral die zunehmende Spannung im oberen Thoraxbereich oder in der Schulter die Bewegung begrenzt.

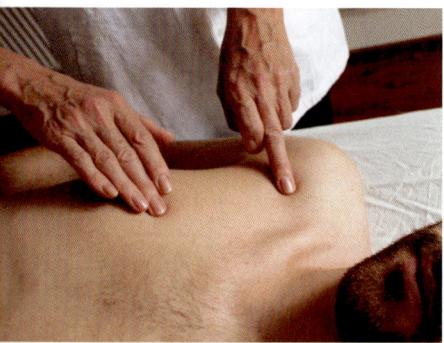

Abb. 15_Lage des M. pectoralis minor

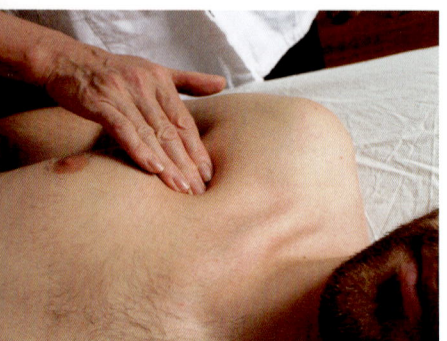

Abb. 16_Palpation über dem M. pectoralis minor

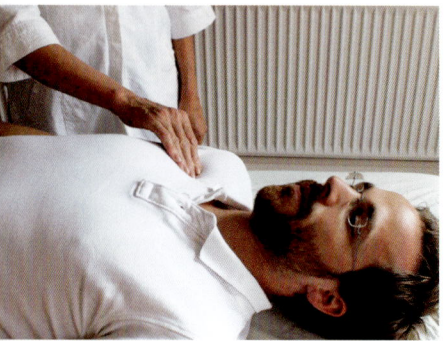

Abb. 17_Ausgangslage der isotonischen Entlastung des M. pectoralis minor

Als Therapeut stützt man jetzt mit einer Handfläche den Handrücken des Patienten und fängt damit das Gewicht des Armes etwas ab (Abb. 17). Mit der dem Oberkörper des Patienten zugewandten Hand palpiert man mit zwei oder drei Fingern die Spannung der Muskulatur.

Anleitung des Patienten

Wir empfehlen, den Patienten in der ersten Therapiesitzung vor der eigentlichen Behandlung passiv mit den möglichen Bewegungsabläufen in unterschiedlichen Abduktionswinkeln vertraut zu machen. In der Ausgangslage kann der nach oben gelegte gestreckte Arm in einer Winkelspannweite von dicht am Kopf des Patienten bis in maximal 30–45% Abduktion liegen. Von dieser Ausgangsposition aus wird der Arm des Patienten nacheinander parallel zur Körperachse nach ventral, dann von leicht lateral der Körperachse nach ventral-medial und schließlich von weiter lateral nahezu diagonal in Richtung der Gegenhüfte geführt. Auf diese Weise erreichen wir später optimal die verschiedenen Faseranteile der Muskulatur (Abb. 18).

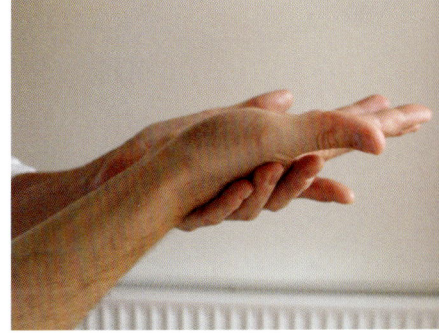

Abb. 18_Mögliche Bewegungsrichtungen der isotonischen Entlastung des M. pectoralis minor

Die Bewegungsrichtung der isotonisch-exzentrischen Bewegung, die die optimale Entspannung der palpierten Muskulatur erreicht, wird zwei- bis dreimal wiederholt.

Der Patient soll seinen Handrücken bewusst in unsere Handfläche schmiegen. Mit seinem Handrücken soll er uns sanft und gleichmäßig leicht abbremsen, sobald wir beginnen, den Arm anzuheben und in die Extension zu bewegen. Nutzen Sie unbedingt den Begriff »abbremsen«. Bei nahezu jeder anderen Wortwahl blockiert die Mehrheit der Patienten die Bewegung völlig oder wendet für den isotonischen Widerstand zu viel Kraft auf.

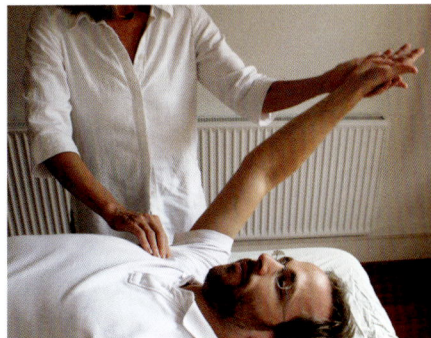

Abb. 19_Isotonie für den M. pectoralis minor – Ausgangsstellung

Durchführung

Noch in der Ausgangslage bitten Sie Ihren Patienten, mit langsam anschwellender Kraft seinen Handrücken in Ihre Hand zu schmiegen. Das rechte Kraftausmaß ist dann erreicht, wenn sich die Muskeln unter Ihren palpierenden Fingern etwas entspannen. Bei weiterer Steigerung des Krafteinsatzes tritt oft schon bald als Schutzreaktion ein erneuter Hartspann auf. Sollte in der Ausgangslage keine Entlastung unter der Tasthand spürbar werden, wählen Sie eine Ausgangslage mit einem anderen Flexionswinkel oder mit veränderter Abduktion.

Unter Palpationskontrolle führen Sie den Arm Ihres Patienten sehr bewusst und sehr langsam durch den gesamten Bewegungsablauf (Abb. 19, Abb. 20). Während der Behandlung müssen Sie darauf achten,

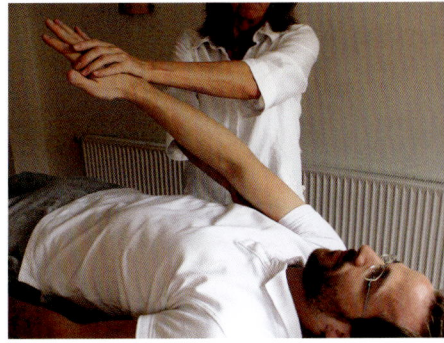

Abb. 20_Isotonie für den M. pectoralis minor – Ablauf

dass der Patient die Bewegung nicht mit einer Verriegelung in der Schulter bremst. Sie erkennen das daran, dass der Winkel im Schultergelenk sich nur gering ändert und das Schulterblatt des Patienten mitwandert und nicht mehr auf der Liege ruht. In diesem Fall lenken Sie die Aufmerksamkeit des Patienten betont auf den Handkontakt und das Abbremsen über den Handrücken.

Während der linear angesetzten bogenförmigen Bewegung der isotonischen Behandlung können Ausweichbewegungen auftreten, die wir begleiten.

Manchmal nimmt der Bremswiderstand in einzelnen Bewegungsabschnitten rasant zu oder bricht dort ein. In diesem Fall verlangsamen wir die Bewegung noch mehr und gehen noch einmal ein Stück zurück, um dem Patienten die Gelegenheit zu geben, in dem betreffenden Abschnitt ganz bewusst eine gleichmäßige Abbremskraft zu realisieren.

Der ganze Therapieablauf dient nicht einem wie auch immer gearteten Krafttraining, sondern dem Gewahrwerden der Bewegungsqualität und der neurophysiologischen Anbahnung eines physiologischen Bewegungsgleichgewichtes. Obwohl oder gerade weil der Krafteinsatz gering ist, sind viele Patienten nach jeweils drei bis vier Behandlungsdurchgängen auf beiden Seiten körperlich und/oder in Bezug auf ihr Konzentrationsvermögen deutlich erschöpft.

Isotonie M. pectoralis minor mit dem Thera-Band

Die isotonische Selbstbehandlung des M. pectoralis minor mit einem Gymnastikband erfolgt im Stehen. Wir erinnern hier noch einmal an die Notwendigkeit der Verwendung eines sehr weichen und langhubigen Bandes. Der Patient steht in einem leichten Grätschschritt. Mit einem Fuß steht er je nach Körpergröße in der Schlaufe des Thera-Bandes oder so auf dem Band, das es etwas kürzer oder länger eingesetzt werden kann (Abb. 21). Mit der Hand der Gegenseite untergreift unser Patient das Band so, dass es über den Rücken des 2., 3. und 4. Fingers läuft und sein Daumen und der Kleinfinger von außen an dem Band anliegen (Abb. 22).

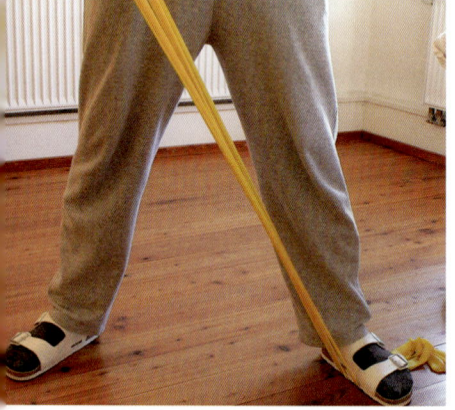

Abb. 21_Isotonie M. pectoralis minor mit Thera-Band – Grundstellung Fuß

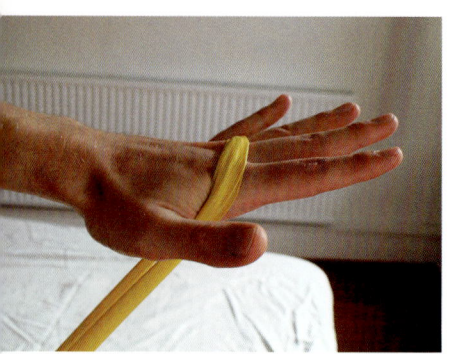

Abb. 22_Isotonie M. pectoralis minor mit Thera-Band – Grundstellung Hand

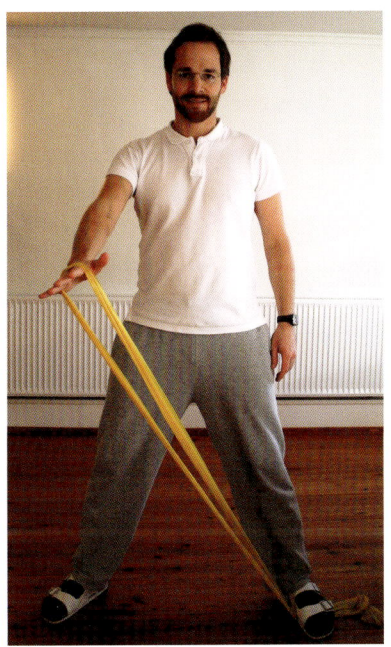

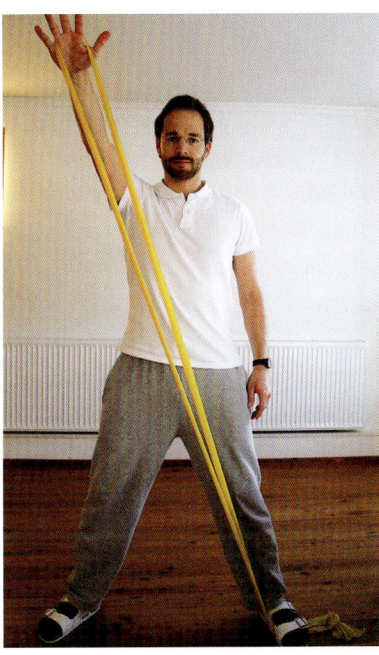

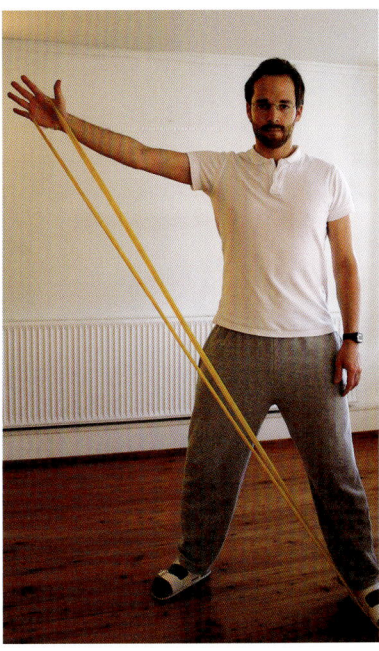

Abb.23_Isotonie M. pectoralis minor mit Thera-Band – Ausgangsstellung

Abb. 24_Isotonie M. pectoralis minor mit Thera-Band – in senkrechter Führung

Abb. 25_Isotonie M. pectoralis minor mit Thera-Band – in diagonaler Führung

Der Arm ist im Ellbogen gestreckt und im Handgelenk leicht überstreckt. Die Länge der Schlaufe wird so gewählt, dass der waagerecht ausgestreckte Arm des Patienten das Band in minimaler Vorspannung hält.

Analog zur Behandlung im Liegen hebt der Patient nun den gestreckten Arm der Befundseite in einer ventralen Elevationsbewegung an, bis er fast senkrecht nach oben zeigt. Der Zug des Bandes nach ventral-kaudal sowie leicht diagonal in Richtung des Fußes, der das Band am Boden fixiert, ersetzt den Bewegungsimpuls des Therapeuten (Abb. 23).

Je nachdem, in welcher Zugrichtung die ventrale Pectoralmuskulatur am besten entlastet wird, kann eine Armhaltung von parallel zur Körperachse bis diagonal in Verlängerung des gegrätschten Beines der Gegenseite gewählt werden (Abb. 24, Abb. 25). Für die Behandlung selbst führt der Patient seinen Arm in wechselnd exzentrischer und konzentrischer Arbeit langsam und achtsam zwei- bis viermal durch den gewählten Bogen.

Isotonie M. serratus anterior

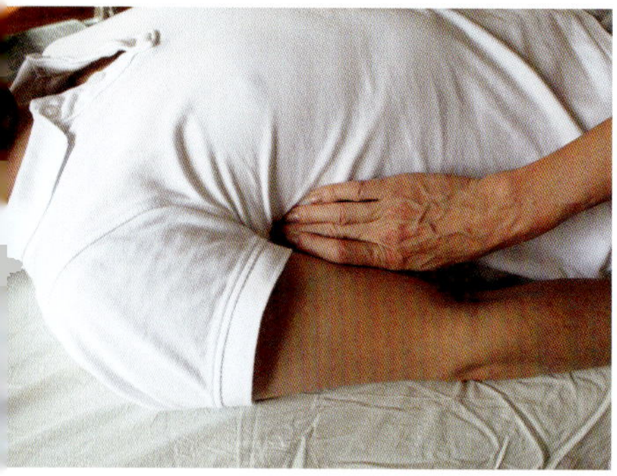

Anatomische Orientierung

Der M. serratus anterior zieht vom gesamten inneren Rand des Schulter-blattes, vom Angulus superior über die Margo medialis zum Angulus inferior, zu seinen Ansatzpunkten von der 1. bis zur 9. Rippe. Der Muskel schiebt das Schulterblatt kräftig nach medial-ventral und ist auch an der Rotation der Scapula beteiligt. Bei einem unter anhaltender Spannung stehenden Muskel sind die Ansatzzonen in der Axillarlinie ventral des M. latissimus dorsi hoch druckempfindlich (Abb. 26).

Vorbereitung

Der Therapeut steht an der Befundseite. Der Patient rückt mit dem Ober-körper bis an den Liegenrand. Sein Ellbogen zeigt direkt zur Decke, der Unterarm ist in der Ellenbeuge mit 90° angewinkelt und liegt quer zur Körperlängsachse. Der Behandler kann den Oberarm des Patienten mit seinem Rumpf abstützen und unterfasst den Unterarm.

Anleitung des Patienten

Im nächsten Schritt führt der Therapeut den Patienten einige Male passiv durch den Bewegungsablauf, wobei er zunächst das Schulterblatt über den Oberarm deutlich auf die Unterlage drückt und dann den Oberarm senkrecht in Richtung der Zimmerdecke zieht (Abb. 27).

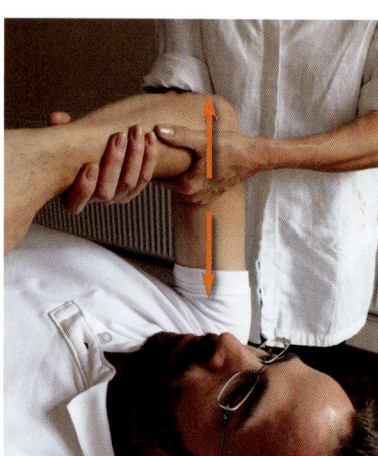

Abb. 26_Palpationszone für den M. serratus anterior

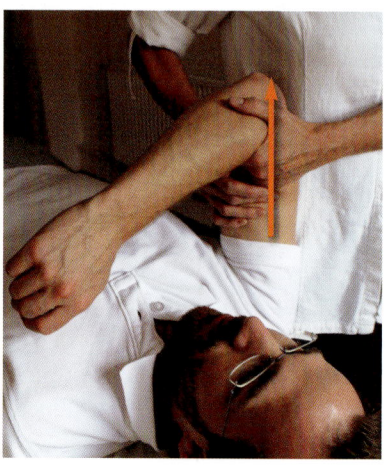

Abb. 27_Isotonie Serratus anterior passive Bewegungsführung

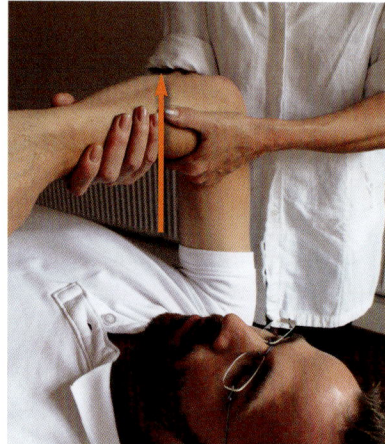

Abb. 28_Anheben des Armes mit Fixierung am Rumpf

Abb. 29_Anheben des Patientenar-mes mit den Händen

Durchführung

Die Behandlung kann mit und ohne Palpation des Muskels selbst erfolgen. Wir fordern den Patienten auf, zunächst selbst das Schulterblatt auf die Unterlage zu schmiegen und dann unseren zur Decke gerichteten Bewegungsimpuls abzubremsen. Als Therapeut fixiert man den Arm des Patienten, wobei man gegebenenfalls zur Stabilisierung und Kraftersparnis die eigenen Arme am Körper anlegt. Man kann den Oberarm des Patienten am Rumpf fixieren (Abb. 28). Dann stellen wir uns, während wir den Arm fixiert halten, langsam gegen den sanften Bremswiderstand des Patienten auf die Zehenspitzen. Bei entsprechenden Größenverhältnissen muss man als Therapeut den Arm des Patienten zusätzlich mit den Händen weiter anheben, um das gesamte mögliche Bewegungsausmaß zu nutzen (Abb. 29).

Isotonie M. serratus anterior mit dem Thera-Band

Behandlungserfahrungen

Beladen mit Befunden aus der Orthopädie, Neurologie und Radiologie der Uni Tübingen, betritt eine drahtige 38-Jährige in Begleitung ihres Mannes das Sprechzimmer. Seit eineinhalb Jahren leidet sie fast jeden Tag unter unangenehmen bis sehr starken Kopfschmerzen. Beruflich arbeitet sie als Verkäuferin, vor allem an der Kasse. Primär erscheint die Körperhaltung im Stehen wenig auffällig. Das Angebot der medizinischen Informationsflut macht es mir schwer, erst einmal den »einfachen Ursachen« nachzugehen. Tatsächlich stehen die Schultern im Liegen sehr weit ventral, die Mm. serrati anteriores bds. sind extrem druckdolent, mehr als die Mm. pectorales minores. Die Palpation am Ansatz der Mm. trapezii verstärkt den Kopfschmerz. Nachdem ich das Modell der ventralen Verkürzung erklärt habe, wirft ihr Mann eifrig ein, dass seine Frau Ausdauersportlerin sei und aus Trainingsgründen pro Tag zwischen 200 und 500 kurzhubige Sit-ups mache! Unter diesen Voraussetzungen weise ich meine Patientin in den Gebrauch des Thera-Bandes ein. »Das gibt es doch nicht! Mein Nacken und mein Kopf fühlen sich schon leichter an – und das nach eineinhalb Jahren Schmerzen!« Beim zweiten Kurztermin zur Einweisung in die Thera-Band-Übung für die Mm. pectorales minores äußert sie jedoch enttäuscht, dass die erste Übung zu Hause eigentlich nichts gebracht habe. Sie machte die Übung auf meine Bitte hin relativ korrekt vor. Wo lag des Rätsels Lösung? Sie hatte zu Hause entgegen ihrer Erwartung nur ein sehr kräftiges und kurzhubiges Band gefunden und damit nach dem Motto »Viel hilft viel« eifrig trainiert. Der hohe Dehnungswiderstand aktiviert immer auch die Agonisten und verhindert damit den Behandlungserfolg. Mit dem neu erworbenen weichen gelben Thera-Band trat schließlich der gewünschte Behandlungserfolg ein.

Aus der Praxis

Zur isotonischen Selbstbehandlung des M. serratus anterior nutzen wir deshalb wie immer das weiche gelbe Thera-Band von 3 Metern Länge oder ein Band gleicher Qualität einer anderen Marke. Es kann zu einer Schlaufe zusammengeknotet sein oder bei Nutzung eines kürzeren Bandes an beiden Enden eine Schlaufe aufweisen. Ein Ende wird an einer Türklinke oder an einem Fenstergriff eingehängt. Das andere Ende untergreift der Patient. Für eine effektive Behandlung spielen die Handhaltung, die Armausrichtung, die Ellbogenstreckung und die Schulterstellung eine Rolle.

Handhaltung

Für den optimalen Behandlungserfolg hat es sich als günstig erwiesen, dass der Patient unter der Schlaufe des Thera-Bandes hindurchgreift und die Schlaufe von beiden Seiten mit den natürlich in eine leichte Greifposition fallenden Daumen, Klein- und Rinfingern von außen hält (Abb 30).

Das Fixieren der Schlaufe durch einen aktiven Faustschluss aktiviert stark die Unterarmmuskulatur und lenkt den Fokus des Patienten primär auf den Greifvorgang und weniger auf die Isotonie für den M. serratus anterior (Abb. 31).

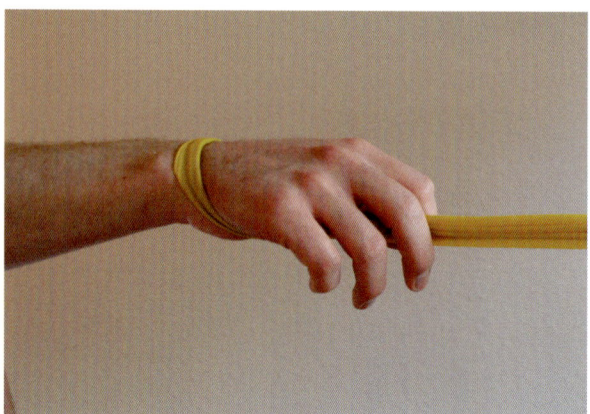

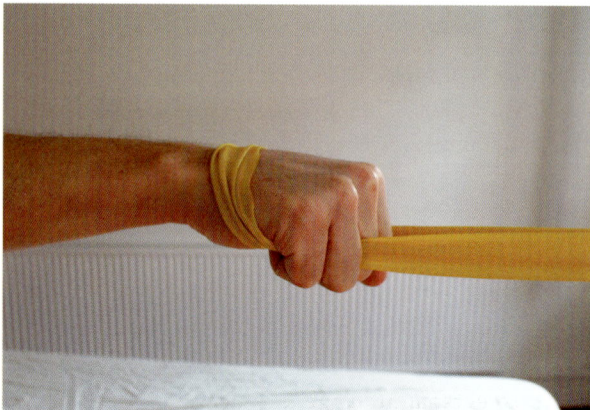

Abb. 30_Günstige Handhaltung – entspannte Hand   **Abb. 31**_Ungünstige Handhaltung – Faustschluss

Ellbogen- und Armhaltung

Während des gesamten Übungsablaufs soll der Patient seinen Arm im Ellbogen gestreckt halten, wobei er den Arm gegebenenfalls leicht anheben kann, sodass er in der genauen Verlängerung des Bandes steht. Es sollte kein deutlicher Winkel zwischen Arm und Band zu sehen sein (Abb. 32). Auf unserem Bild macht unser Modellpatient einen typischen kleinen Fehler: Alles stimmt – bis auf den Faustschluss, um das Band zu halten.

Viele Patienten beugen den Ellbogen an und drücken ihren Arm etwas in Richtung des Fußbodens, sobald sie ihr Schulterblatt aktiv nach dorsal medial bewegen (Abb. 33). Diese unbewussten Begleit- und Ausweichbewegungen beeinträchtigen die Effektivität der isotonischen Übung. Wir haben zur Veranschaulichung die Beugung im Ellbogen im Bild überzeichnet.

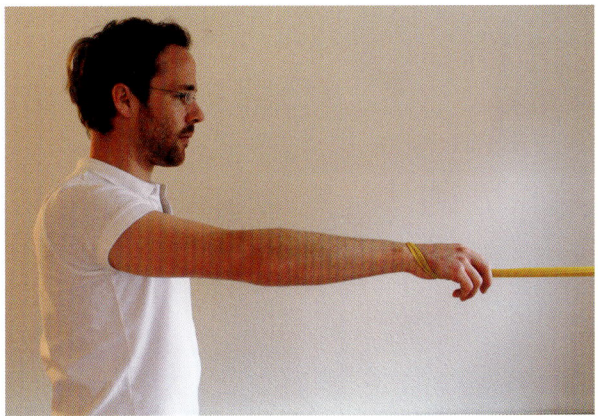 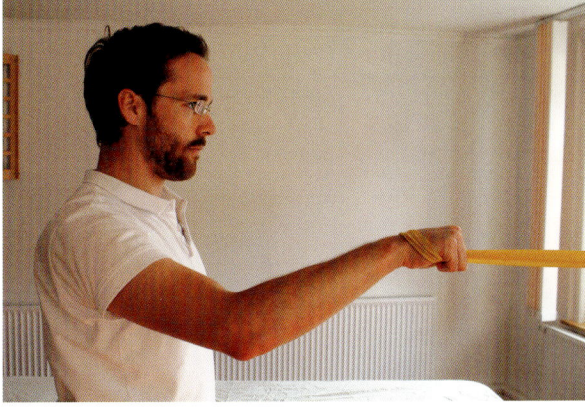

Abb. 32_Korrekte Ellbogen und Armhaltung in der Ausgangstellung

Abb. 33_Falsche Haltung von Arm und Ellbogen unter Dorsalführung der Scapula

Schulterhaltung

Die Isotonie für den M. serratus anterior mit Thera-Band sollte mit einer möglichst entspannt hängenden Schulter erfolgen (Abb. 34).

Anleitung der Durchführung

Nach der Anleitung der optimalen Arm-, Hand- und Schulterhaltung bittet man den Patienten, die Schulter flüssig ohne Ehrgeiz so weit nach dorsal zu führen, wie es ohne Anstrengung möglich ist. Im ehrgeizigen Bemühen, ihr Schulterblatt möglichst weit nach dorsal zu führen, neigen viele Patienten dazu, die Schulter in der Bewegung etwas mit nach kranial zu ziehen und sich dabei zu verspannen, anstatt nur den M. trapezius mit seinen mittleren Anteilen anzuspannen (Abb. 35). In so einem Fall for-

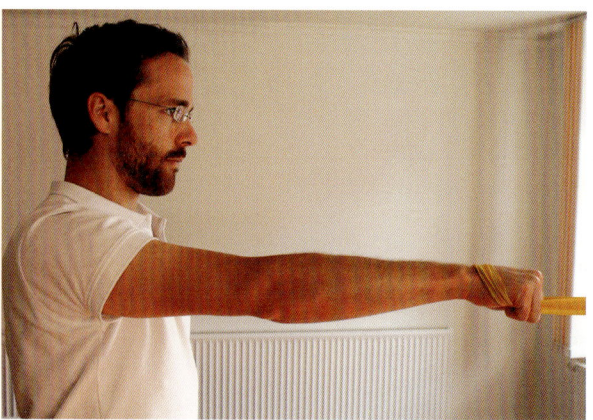

Abb. 34_Entspannte Haltung der Schulter in der Ausgangsstellung

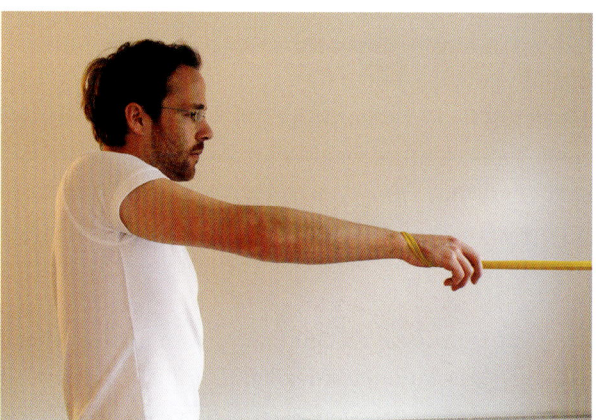

Abb. 35_Fehlermöglichkeit der Schulterstellung unter Dorsalführung der Scapula

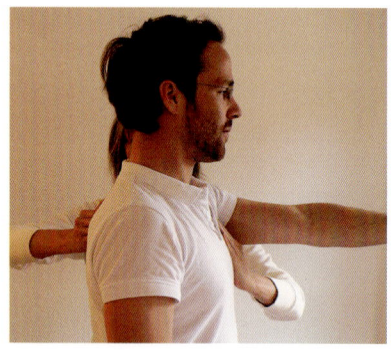

Abb. 36_Ausgangshaltung zur Kontrolle der Spannung de Brustmuskulatur

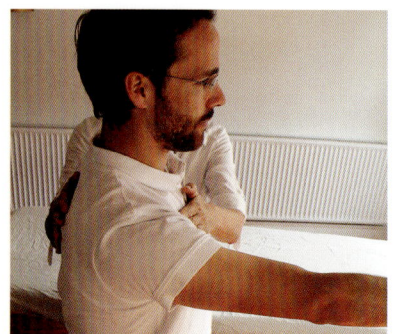

Abb. 37_Kontakt mit den Mm. pectorales zur Verdeutlichung des »Schmelzens«

dern wir die Patienten auf, ihre Schulter bewusst sacken zu lassen, sobald die Dorsalposition eingenommen ist. Dann können sie sich den Arm durch das Thera-Band langsam wieder nach vorne ziehen lassen. Man steht dabei neben dem Patienten, berührt mit der einen Hand Dornfortsätze der Brustwirbelsäule und mit den Fingern der anderen Hand das Brustbein. Auf diese Weise wird für beide gut spürbar, ob der Patient im Bewegungsablauf tatsächlich nur die Schulter nach vorne gleiten lässt oder zusätzlich den Thorax rotiert.

Wenn dem Patienten das Ventral-dorsal-Gleiten des Schulterblattes ohne Rotation des Thorax klar ist, folgt die genaue Anleitung des Ventralgleitens. Dafür lassen wir die eine Hand weiter auf dem Rücken ruhen. Die andere Hand legen wir auf die Brustmuskulatur (Abb. 36). Aus der Dorsalposition soll der Patient sich jetzt den Arm durch das Thera-Band im Zeitlupentempo nach vorne ziehen lassen. Die Bewegungsqualität können wir durch die Wortwahl deutlich machen, mit Sätzen wie: »den Arm nach vorne schmelzen lassen wie durch Margarine« (Abb. 37). Die ganze Achtsamkeit des Patienten soll dem gleichmäßigen Fluss der Bewegung nach ventral gelten. Die Hand auf der Brustmuskulatur kann mit den Fingerspitzen die Bewegung der Schulter bremsen, falls die Kontrolle einbricht und die Bewegung zu schnell ausfällt.

Isotonie M. pectoralis major in Rückenlage

Anatomische Orientierung

Der M. pectoralis major zieht von der Crista tuberculi majoris des Humerus nach medial. Zur Lageorientierung bitten wir unseren Patienten, den gestreckten Arm seitlich am Rumpf anzupressen. Von kaudal tastend, finden wir jetzt in der Achselfalte den scharf konturierten kaudalen Rand der Bandstrukturen des M. pectoralis major, der etwas weiter lateral am Oberarm ansetzt (Abb. 38). Von diesem Orientierungspunkt aus lassen sich die angespannten Muskelfasern in Richtung Sternum, Clavicula und Rippen recht gut ertasten. Wir suchen unter gehaltener leichter Vorspannung palpatorisch nach druckempfindlichen Muskelpartien.

Anleitung des Patienten

Der Patient liegt mit angelegtem Oberarm auf dem Rücken. Der Ellbogen ist mit 90° angewinkelt. Das Handgelenk ist gestreckt. Um dem Patienten den Bewegungsablauf zu veranschaulichen, bewegen wir den angewinkelten Unterarm, den wir distal knapp vor dem Handgelenk fassen, einige Male etwas nach lateral und medial. Mit der anderen Hand können wir die Ellbogenspitze halten. So sorgen wir dafür, dass sich der Unterarm des Patienten strikt um die Längsachse des Oberarmes dreht und der Oberarm dabei weiterhin auf der Liege ruht.

Durchführung

Für die Behandlung bitten wir unseren Patienten, den Oberarm leicht an den Rumpf angelehnt auf der Liegefläche ruhen zu lassen, und bringen den angewinkelten Unterarm in eine leichte Außenrotation. In dieser Position legen wir unsere Handfläche dorsal auf das Handgelenk des Patienten. Aus der Ausgangshaltung führen wir das Handgelenk des Patienten gegebenenfalls zur Veranschaulichung noch einmal passiv nach medial.

Für die isotonische Entlastung fordern wir den Patienten auf, unseren Bewegungsimpuls nach medial während der nächsten drei bis vier Durchgänge jedes Mal sanft abzubremsen (Abb. 39, Abb. 40).

Die Kräfte, mit der wir die Bewegung durchführen, und die Kräfte des Abbremsens durch den Patienten sind gering, sie sollten dabei gerade überschwellig wahrnehmbar sein. Die Bewegung erfolgt langsam und weich, sodass Veränderungen in der Koordination von beiden Seiten gespürt und ausgeglichen werden können. Bitte achten Sie darauf, dass der Patient während des isotonischen Widerstands den Ellbogen nicht von der Liege hebt.

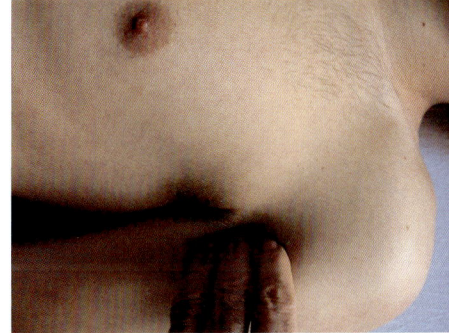

Abb. 38_Palpation – Ansatz des M. pectoralis major

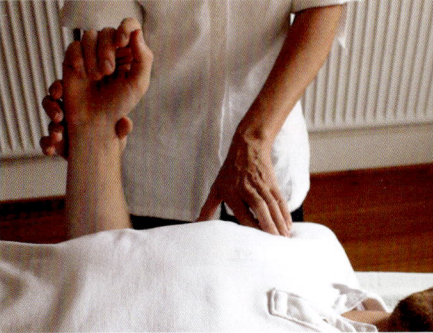

Abb. 39_Isotonie für den M. pectoralis major – Ausgangsstellung

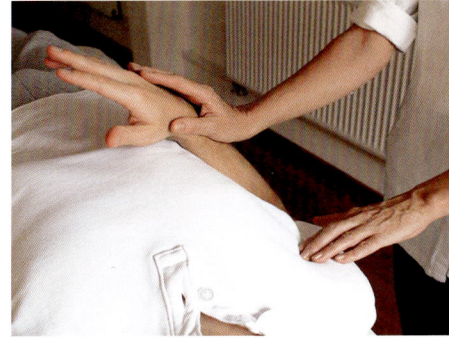

Abb. 40_Isotonie M. pectoralis major – Endstellung

Isotonie M. pectoralis major mit dem Thera-Band

Ausgangslage

Die isotonische Selbstbehandlung des M. pectoralis major mit dem Thera-Band erfolgt im Stehen. Die Bewegungsabläufe erfolgen analog zur Behandlung durch einen Therapeuten. Der Bewegungsimpuls des Therapeuten wird ersetzt durch das Thera-Band, das gegenüber der Behandlungsseite sicher an einem Möbelstück oder einer Türklinke fixiert wird. Der Patient fixiert seinen Oberarm am Rumpf und greift mit den drei mittleren Fingern durch die Schlaufe des Thera-Bandes hindurch. Die beiden Anteile der Schlaufe liegen zwischen Daumen und Zeigefinger sowie zwischen Klein- und Ringfinger. Alle Finger sind gestreckt. In der Ausgangsposition hält unser Patient den angewinkelten Unterarm in deutlicher Außenrotationsposition des Oberarmes (Abb. 41).

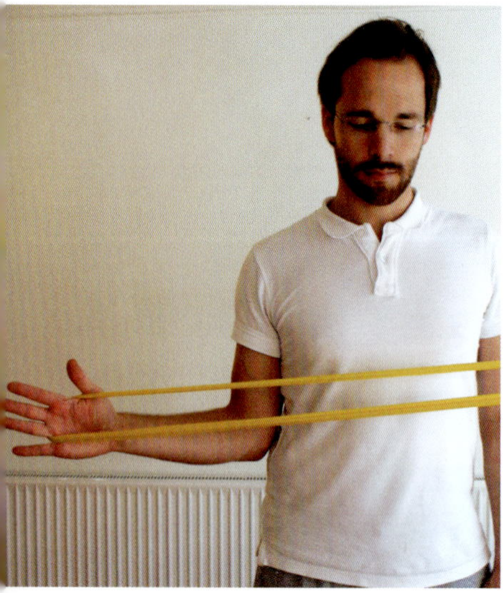

Durchführung

Von der Ausgangsstellung in Außenrotation des Oberarmes ausgehend, bremst der Patient in einer gleichmäßigen, langsamen Rotationsbewegung nach medial mit dem Handrücken den Zug des Bandes ab (Abb. 42). Wieder geht es darum, die Bewegung langsam, sehr bewusst und gegen einen geringen Kraftimpuls durchzuführen. Wenn die Zugspannung des Bandes stark sein sollte, tritt der Patient ein wenig näher zum Ankerpunkt des Bandes. Nach Erreichen der Endposition medial bringt der Patient die Hand in normalem Tempo wieder in die Ausgangslage nach lateral zurück.

2.8
Neurolymphatische Punkte für die Brustmuskulatur

Die ventralen und dorsalen neurolymphatischen Zonen nach Goodheart eröffnen eine effektive Therapieoption für die Wiederherstellung des myofaszialen Spannungs- und Bewegungsgleichgewichts der ventralen und dorsalen Thoraxmuskulatur (Abb. 43, Abb. 44). Behandelt werden immer nur druckdolente Punkte bzw. Zonen. Vergessen Sie nicht, dass Myogelosen und Muskelhartspann dorsal meist als Folge der Verkürzung der ventralen Strukturen auftreten. Der Befund dorsal wird durch die ventralen Belastungen zumindest verstärkt. Darum prüfen und behandeln wir regelmäßig als Erstes die neurolymphatischen Zonen für die ventrale Muskulatur und im Anschluss daran die Zonen der beteiligten dorsalen Thorax- und Rumpfmuskulatur. Der lokale Druckschmerz muss nach der ersten Behandlung nicht verschwunden sein. Es kommt vor,

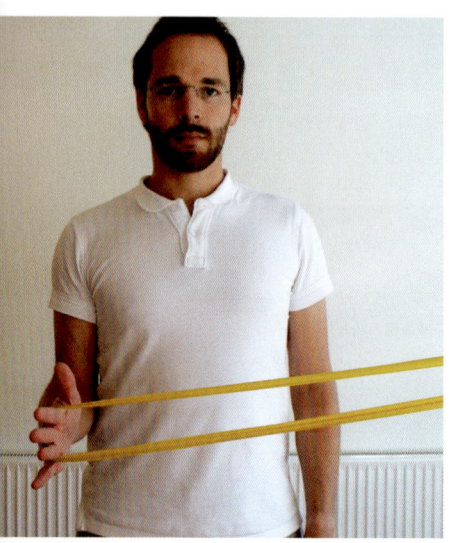

Abb. 41_Isotonie M. pectoralis major mit dem Thera-Band – Ausgangsstellung

Abb. 42_Isotonie M. pectoralis major mit dem Thera-Band – Endstellung

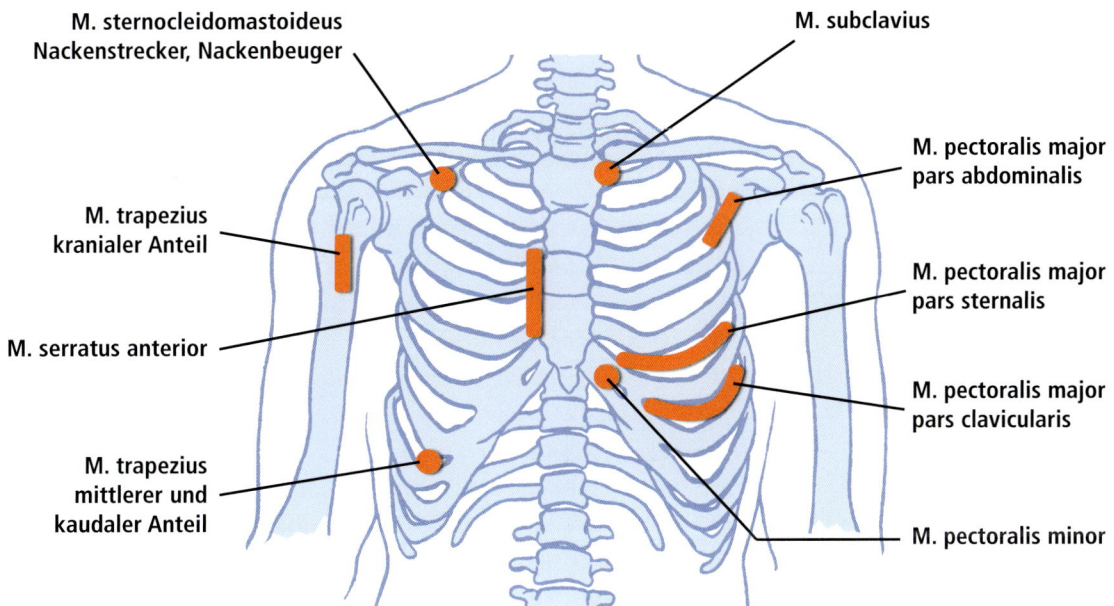

Abb. 43_Ventrale Zonen für die Brustmuskulatur

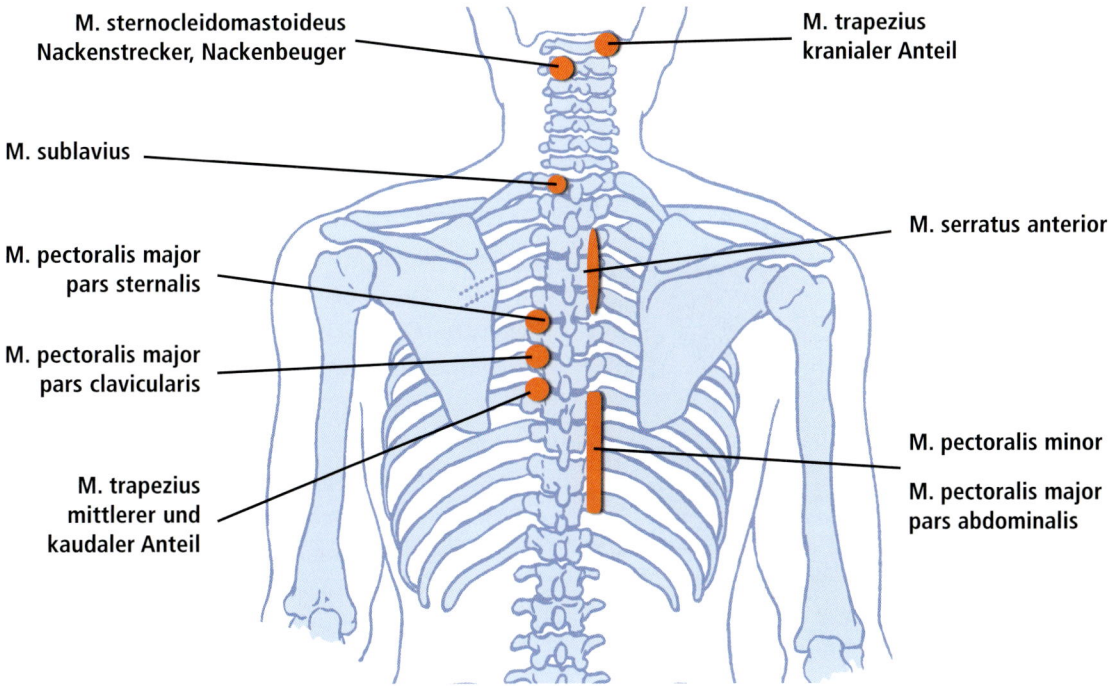

Abb. 44_Dorsale Zonen für die Brustmuskulatur

dass bei sehr lang anhaltenden Belastungen Zonen zwar deutlich verquollen, aber anfangs keineswegs druckempfindlich sind. Hier handelt es sich um in der Selbstregulation mittlerweile ausgeblendete, vermeintlich »schlafende« Zonen. Nach einer oder nach mehreren Behandlungen reagieren diese Zonen sehr druckschmerzhaft. Das kann als positive Behandlungsreaktion gewertet werden. Klären Sie Ihre Patienten gegebenenfalls über diesen Zusammenhang auf. Weiterführende Informationen zu den theoretischen Grundlagen der Behandlung mit den neurolymphatischen Reflexzonen finden Sie im Anhang.

M. pectoralis major

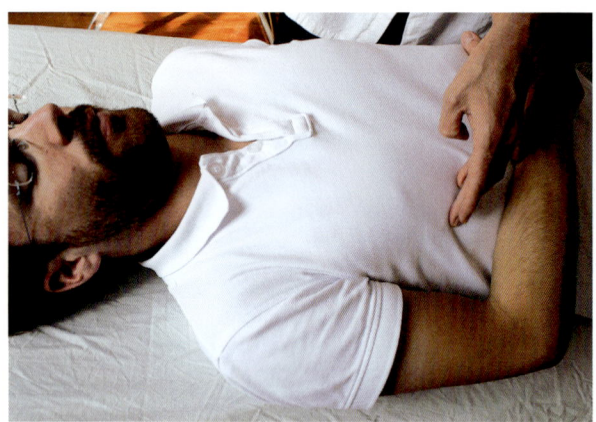

Abb. 45_Entlastung der ventralen Zone der Pars clavicularis des M. pectoralis major – Technik 1

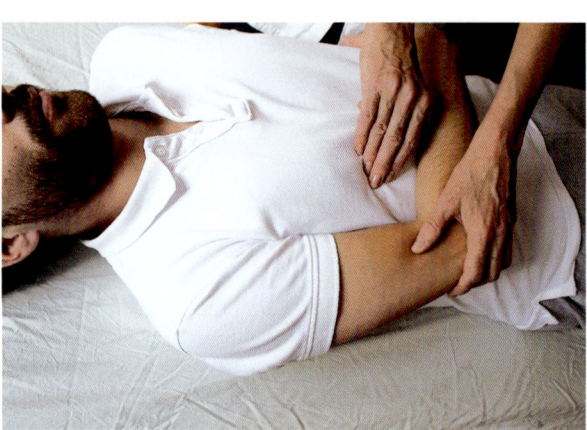

Abb. 46_Entlastung der ventralen Zone der Pars clavicularis des M. pectoralis major – Technik 2

Als ventrale Zone des M. pectoralis major pars clavicularis gilt der 6. Interkostalraum über die ganze Länge von der Mammillarlinie bis zum Rippenbogen (Abb. 45). Der dorsale Punkt liegt über dem Facettengelenk von BWK 6 und BWK 7.

Behandelt werden ventral der bzw. die druckempfindlichsten Punkte der Zone. Während wir als Therapeuten mit dem Mittelfinger einer Hand den schmerzhaften Punkt palpieren, entlasten wir mit der anderen Hand den Punkt durch Zug der kaudalen Rippen zum Punkt hin mithilfe des mit gebeugtem Ellbogen am Thorax liegenden Armes. Dem Druckpunkt wird ein »Weichteilnest« gebaut. (Abb. 46). Je nachdem, wie sich der Druckpunkt am besten entlasten lässt, nutzen wir einen sanften Zug am Unter- oder Oberarm.

Dorsal ertastet man am in Bauchlage liegenden Patienten direkt neben der Dornfortsatzreihe in der Tiefe den Druckschmerzpunkt in der autochtonen Rückenmuskulatur. Der Punkt liegt direkt über dem Facettengelenk BWK 6/7. Verschiebungen um ein Segment kommen vor (Abb. 47). Zur Orientierung beginnt man mit der Palpation von kaudal nach kranial gehend auf Höhe des unteren Schulterblattwinkels und nutzt als zweite Orientierungshilfe den Zwischendornfortsatzraum. Auf dessen Höhe sind in der Regel lateral direkt neben der Dornfortsatzreihe die Facettengelenke zu finden. Der Patient hat den Kopf von uns abgewandt. Wir heben jetzt die Gegenschulter leicht an und führen sie sanft in Richtung des Punktes, bis das

Gewebe unter unserem Finger weich wird und die Druckempfindlichkeit nachlässt (Abb. 48).

M. pectoralis major pars sternalis
Die ventrale Zone für die Pars sternalis des M. pectoralis major findet sich im 5. Interkostalraum zwischen der Mammillarlinie und dem Brustbein. Dorsal liegt der Punkt über dem Facettengelenk BWK 5/6. Die Behandlung erfolgt analog zur Behandlung der Pars clavicularis. Eine Variation der Entlastungstechnik ist der Schub der kaudal gelegenen Rippen in Richtung der belasteten Zone

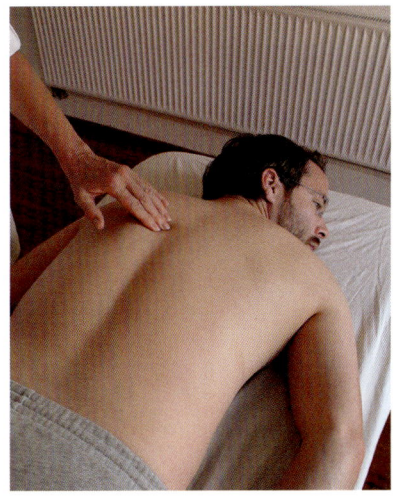

Abb. 47_Palpation der dorsalen Zone der Pars clavicularis des M. pectoralis major

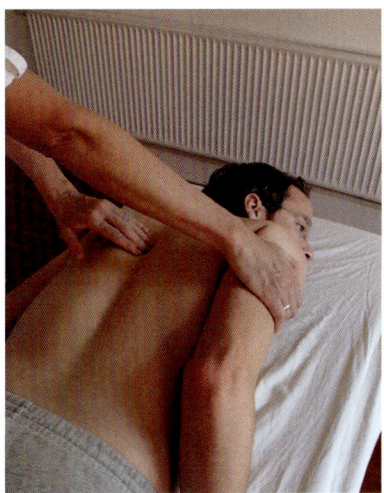

Abb. 48_Entlastung der dorsalen Zone der Pars clavicularis des M. pectoralis major

(Abb. 49). Ausschlaggebend ist wie immer, dass die neurolymphatische Zone durch Annähern der umgebenden Gewebe entspannt wird.

Falls dorsal das Anheben der Gegenschulter nicht die gewünschte Entlastung bringt, kann der Therapeut mit Handansatz seitlich am Thorax über einen bogenförmigen Zug an der 5. und 6. Rippe eine Entlastung des Punktes erreichen (Abb. 50). Bitte vergewissern Sie sich des individuellen Rippenverlaufs. Häufig wird der Griff zu weit kranial angesetzt und bleibt deswegen wenig effektiv. Statt der Behandlung über die Rippen der Gegenseite kann auch die gleichseitige Behandlung zur Entlastung angeboten werden.

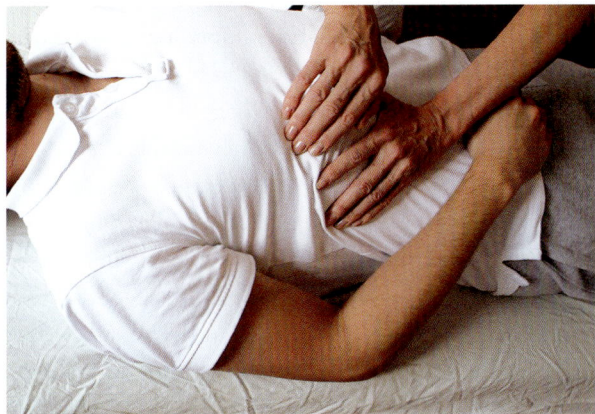

Abb. 49_Entlastung der ventralen Zone der Pars sternalis des M. pectoralis major – Variation

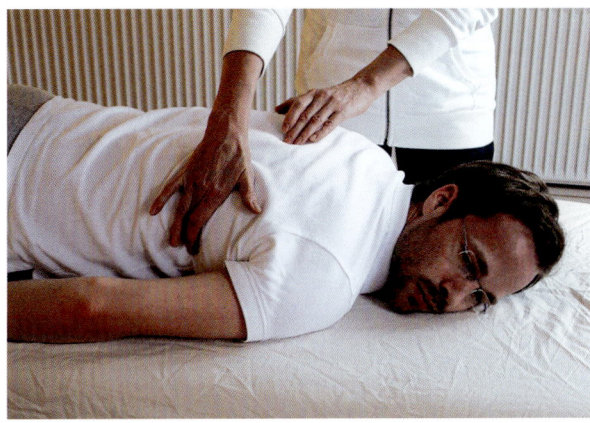

Abb. 50_Entlastung der dorsalen Zone der Pars sternalis des M. pectoralis major – Variation

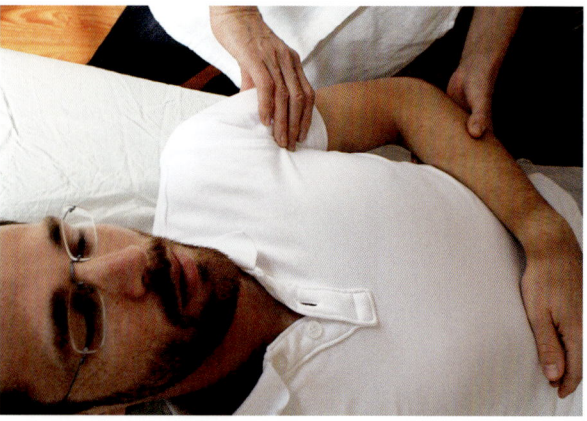

Abb. 51_Palpation der Zone für den M. pectoralis major pars abdominalis an der Sehne

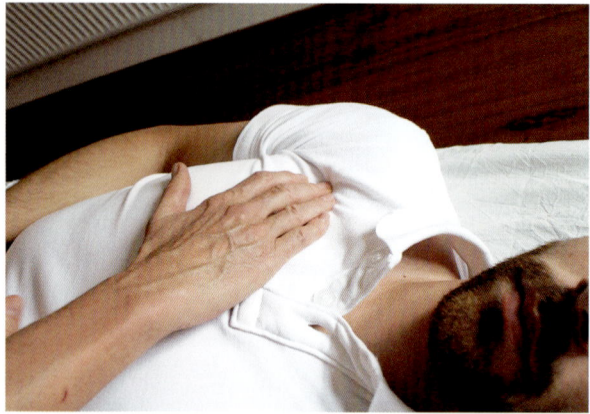

Abb. 52_Palpation der Zone für den M. pectoralis major pars abdominalis im M. pectoralis minor

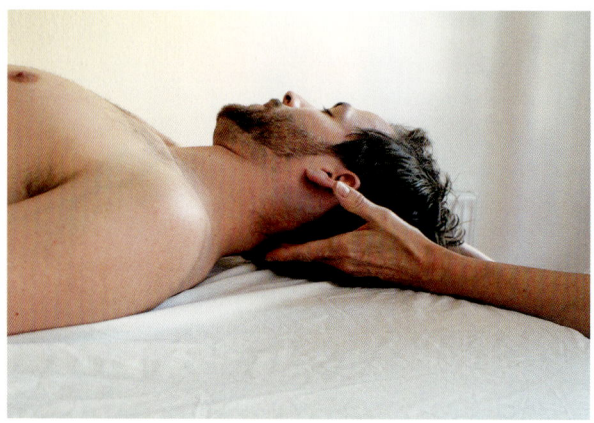

Abb. 53_Palpation der dorsalen Zone für den M. pectoralis major pars abdominalis am Nacken

M. pectoralis major pars abdominalis

Die Zonen für die Pars abdominalis des M. pectoralis major sind noch nicht endgültig gesichert.

Bewährt hat sich ventral die Behandlung der Schmerzpunkte im kranialen Anteil des Ansatzes der Pectoralis-major-Sehne am Oberarm (Abb. 51) und im kranialen Drittel des M. pectoralis minor (Abb. 52).

Als dorsale Zonen kommen die ersten beiden Pectoralis-major-Zonen und ein weiterer Punkt lateral am Ligamentum nuchae etwa auf Höhe des Dornfortsatzes des 2. Halswirbels in Betracht (Abb. 53).

Die Palpation und die Behandlung der ventralen Zone erfolgen wie beschrieben an der Crista tuberculi majoris des Oberarmes und im kranialen Drittel des M. pectoralis minor. Zum Auffinden der ersten Zone bitten wir den Patienten, seinen Oberarm aktiv gegen den Thorax zu drücken. Unter der Muskelanspannung ist der kaudale Rand des Sehnenansatzes am Oberarm leicht zu tasten. Vom kaudalen Rand der Insertionszone ausgehend, palpieren wir vorsichtig nach proximal in Richtung des Oberarmkopfes. Wenn der proximale Anteil des Sehnenansatzes druckempfindlich ist, heben wir den Ellbogen des Patienten zunächst in Richtung Decke an. Anschließend rotieren wir den Unterarm so weit nach innen bis der Punkt optimal entspannt ist. (Abb. 54, Abb. 55). Zusätzlich kann man den Oberarm noch etwas zur Mitte hin neigen.

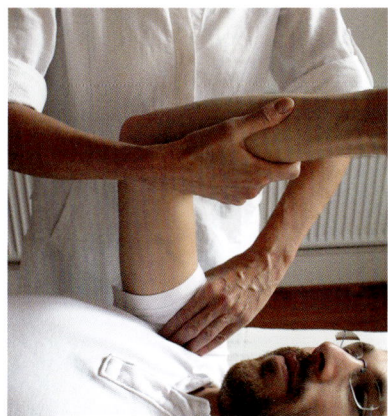

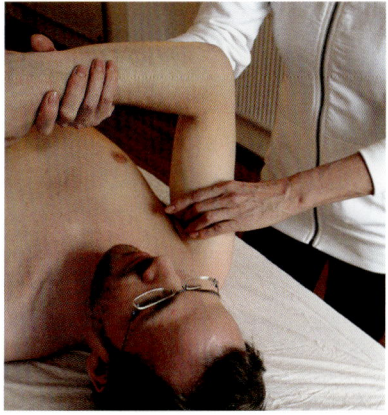

Abb. 54_Entlastung der ventralen Zone der Pars abdominalis des M. pectoralis major – ASTE

Abb. 55_Entlastung der ventralen Zone der Pars abdominalis des M. pectoralis major – ESTE

Zur Entlastung des Spannungspunktes im kranialen Drittel des M. pectoralis minor stehen wir auf der gegenüberliegenden Seite und ziehen den Arm des Patienten zu uns hin (Abb. 56).

Bei einer alternativen Technik kann der Patient auf der Seite liegen. Mit Daumen und Handfläche der Palpationshand umgreifen Sie als Therapeut den Oberarm des Patienten knapp unterhalb des Oberarmkopfes. Dann mobilisieren Sie das Schulterblatt des Patienten etwas nach ventral und leicht medial. Abschließend führt die Palpationshand den Oberarm in eine leichte Innenrotation. In der Kombination beider Bewegungen wird der Reflexzone ein entlastendes »Weichteilnest« gebaut (Abb. 57).

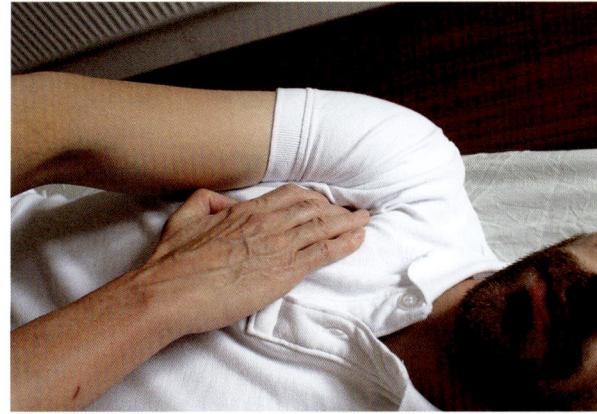

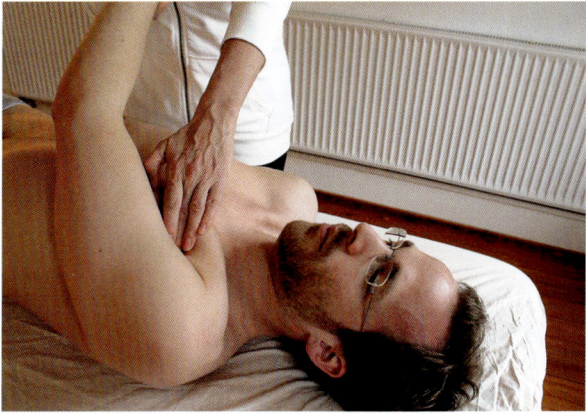

Abb. 56_Entlastung der ventralen Zone der Pars abdominalis des M. pectoralis major am M. pectoralis minor – 1

Abb. 57_Entlastung der ventralen Zone der Pars abdominalis des M. pectoralis major am M. pectoralis minor – 2

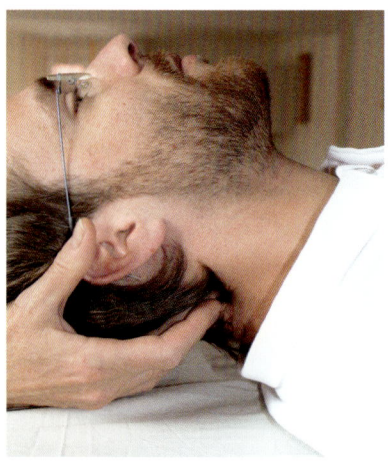

Abb. 58_Entlastung der dorsalen Zone der Pars abdominalis des M. pectoralis major – Palpation

Die dorsalen Zonen im BWS-Bereich werden wie oben beschrieben entlastet. Zur Entlastung der Zone lateral des Ligamentum nuchae auf Höhe des 2. Halswirbelkörpers palpieren wir die Zone in Rückenlage und stellen durch sanfte Seitneigung, Rotation und Reklination des Kopfes die Entlastungspositionierung ein (Abb. 58). Falls mit dem Kopf auf der Liegenunterlage keine Entspannung gelingt, erfolgt die Punkteinstellung in Kopfüberhanglage.

M. pectoralis minor

Die ventrale Zone für den M. pectoralis minor findet sich in einem Areal von etwa der Größe einer 50-Cent-Münze auf und im Periost bzw. Perichondrium neben dem Xyphoid auf dem Ansatz des Rippenbogens. Behandelt werden jeweils eine oder mehrere druckdolente Verquellungen, die oft nur Linsengröße erreichen.

Eine dorsale Zone ist bisher noch nicht gesichert. Im Rahmen der myofaszialen Kraftfortleitung lohnt es sich, zur Entlastung des M. pectoralis minor schmerzhafte Insertionstendopathien am Ansatz des M. trapezius (Pars descendens) am lateralen Drittel der Clavicula zu behandeln.

Zur Entlastung der ventralen Zone nehmen wir Tiefenkontakt zum Schmerzpunkt auf. Mit der Palpationshand mobilisiert man sanft das Gewebe in die jeweils angenehmste Richtung und hält es in dieser Position einige Atemzüge lang (Abb. 59). Ergänzend können mit der anderen Hand die kaudal gelegenen Rippen oder der sehr elastische Rippenbogen

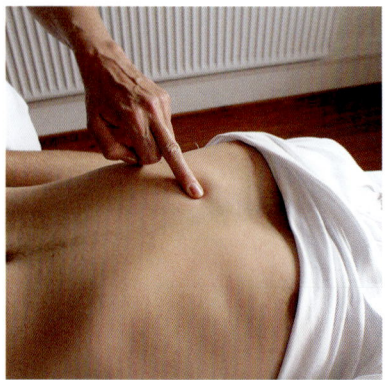

Abb. 59_Entlastung der ventralen Pectoralis-minor-Zone – lokale Mobilisation

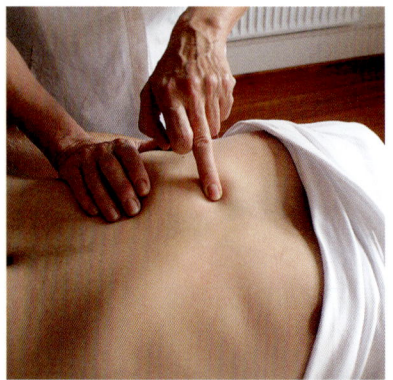

Abb. 60_Entlastung der ventralen Pectoralis-minor-Zone – Zug/Schub am kaudal gelegenen Thorax

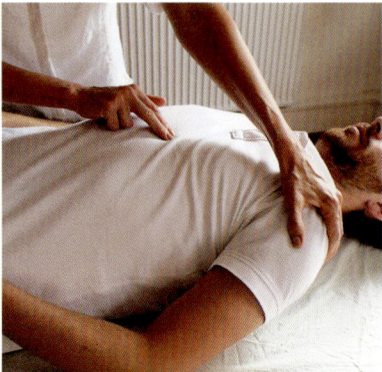

Abb. 61_Entlastung der ventralen Pectoralis-minor-Zone – Zug/Schub am gegenseitigen Arm

ein wenig in Richtung der Zone geschoben werden (Abb. 60). In manchen Fällen eignet sich der Zug an der Gegenschulter zum Punkt hin noch beser für die Entlastung der Zone (Abb. 61).

Zur Behandlung der dorsalen Zonen liegt der Patient in Seitlage mit der Befundseite nach oben. Der Kopf wird so unterlagert, dass die Wirbelsäule gerade ausgerichtet ist. Sie umfassen die Schulter des Patienten mit beiden Händen. Mit dem Mittelfinger einer Hand ertasten Sie die Zone der schmerzhaften Insertionstendopatie. Indem Sie das Schulterblatt des Patienten langsam nach kranial verschieben und gegebenenfalls noch zusätzlich dreidimensional einstellen, erreichen Sie die optimale Entlastung der Zone (Abb. 62, Abb. 63). Diese Position wird einige Atemzüge lang gehalten und anschließend das Schulterblatt vorsichtig in alle ihm möglichen Richtungen durchbewegt.

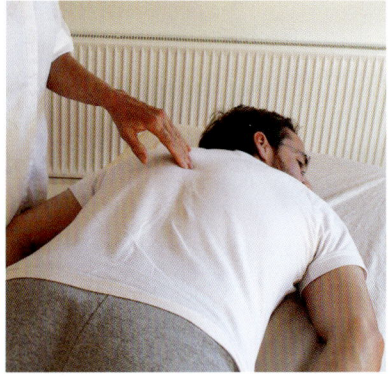

Abb. 62_Entlastung der dorsalen Pectoralis-minor-Zone – Ausgangslage

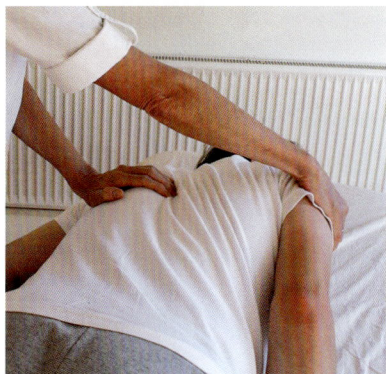

Abb. 63_Entlastung der dorsalen Pectoralis-minor-Zone – Einstellung

M. serratus anterior

Die ventralen Zonen des M. serratus anterior finden sich im 3., 4. und 5. Interkostalraum direkt neben dem Brustbein. Dorsal liegen die Zonen analog auf den Wirbelbögen des 3., 4. und 5. Brustwirbelkörpers.

Zur Behandlung der ventralen Zonen legt der Patient in Rückenlage seinen Arm angewinkelt auf den Thorax, sodass das Brustgewebe vom angewinkelten Arm eingebettet wird. Als Therapeut modellieren Sie jetzt den Arm des Patienten am Thorax an und mobilisieren durch Zug am Arm Rippen und Weichteilgewebe in Richtung der empfindlichen Zone. Die

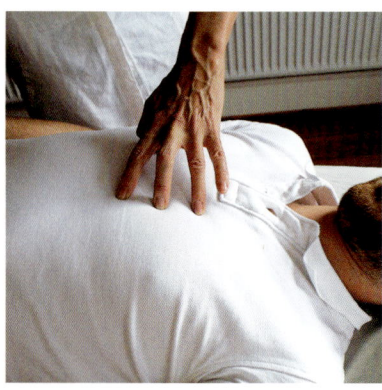

Abb. 64_Palpation Serratus-anterior-Zone

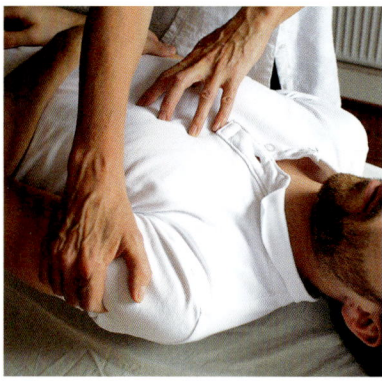

Abb. 65_Entlastung Serratus-anterior-Zone

Position wird einige Atemzüge lang gehalten (Abb. 64, Abb. 65).

Zur Behandlung der dorsalen Zonen liegt der Patient auf dem Bauch, wobei er den Kopf von der Befundseite wegdreht. Sie palpieren die entsprechenden Zonen auf Höhe der Dornfortsätze und entlasten diese durch Anheben der Gegenschulter in Richtung der Schmerzpunkte (Abb. 66, Abb. 67).

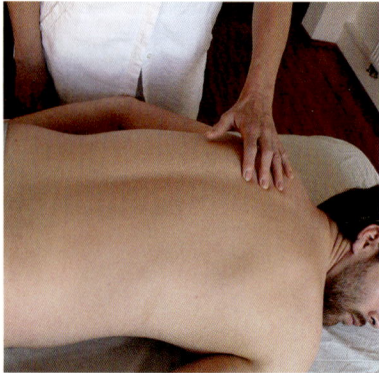

Abb. 66_Palpation dorsale Serratus-anterior-Zone

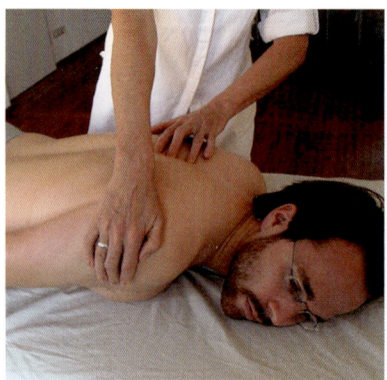

Abb. 67_Entlastung dorsale Serratus-anterior-Zone

M. trapezius

Für die Behandlung des M. trapezius mit den neurolymphatischen Zonen werden die Pars descendens, transversa und ascendens unterschieden.

Die ventrale Zone für den kranialen Muskelanteil ist die Insertionszone des M. pectoralis major am Oberarm. Die dorsale Zone liegt direkt kaudal des Okziputs zwischen der Mittellinie und dem Querfortsatz des Atlas (siehe Abb. 58).

Für den mittleren und kaudalen Anteil des Muskels werden ventral Schmerzpunkte im siebten Interkostalraum und dorsal das Facettengelenk des siebten und achten Brustwirbels behandelt.

Die Palpation und Behandlung der pars descendens des M. trapezius erfolgt ventral analog zur Behandlung der Pars abdominalis des

M. pectoralis major (Abb. 68, Abb. 69). Eine ausführliche Darstellung der Entlastung bei der fast identischen Zone für den M. pectoralis major in Text und Bild finden Sie auf S. 61. Dorsal behandelt man dagegen analog zur Behandlung der kranialen Zone des M. pectoralis minor (Abb. 70, Abb. 71).

Die Palpation und Behandlung des mittleren und kaudalen Anteils des M. trapezius erfolgt um ein Segment nach kaudal versetzt analog zur Behandlung der ventralen und dorsalen Punkte des M. pectoralis major mit seiner Pars clavicularis.

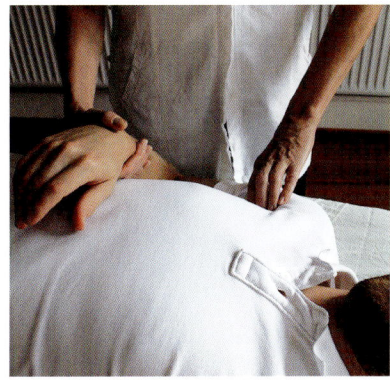

Abb. 68_Palpation ventrale Trapezius-Zone

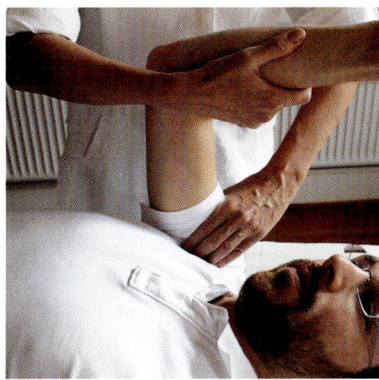

Abb. 69_Entlastung ventrale Trapezius-Zone

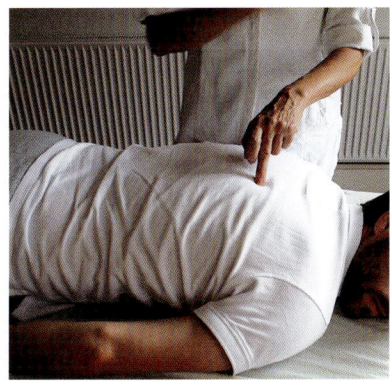

Abb. 70_Palpation dorsale Trapezius-Zone

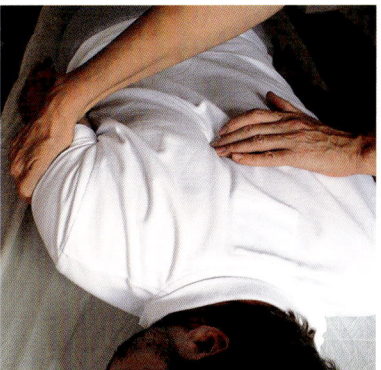

Abb. 71_Entlastung dorsale Trapezius-Zone

M. latissimus dorsi und die Adduktorenzone

Die Zonen für den den M. latissimus dorsi sind identisch mit den Zonen für die mittleren und kaudalen Anteile des M. trapezius.

Bewährt hat sich als Ergänzung die Einbeziehung der Zone für die Adduktoren, die sich in einem Areal von etwa der Größe einer Euro-Münze in der Mitte des inneren oberen Quadranten der Brust findet, dort, wo der M. pectoralis minor an den Rippen ansetzt (Abb. 72).

Für die Behandlung dieser Zone liegt der Patient auf dem Rücken. Der Therapeut steht auf der Gegenseite, palpiert die Zone und zieht den Arm der Befundseite sanft in Verlängerung der Ausrichtung des M. pectoralis minor in Richtung der Zone, bis diese weicher und weniger druckempfindlich wird. Wie immer wird die Position einige Atemzüge lang gehalten (Abb. 73).

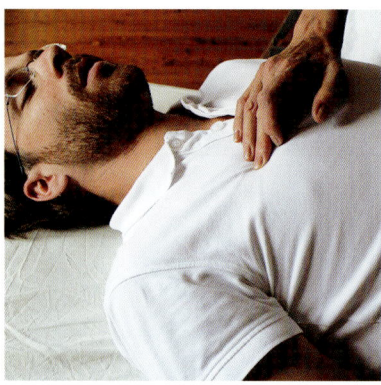

Abb. 72_Palpation der Adduktorenzone

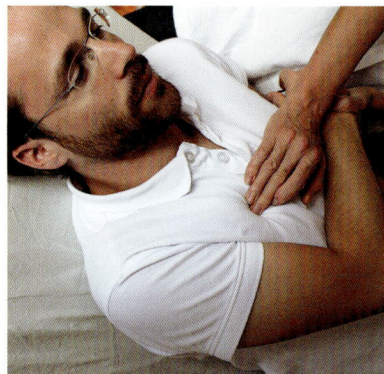

Abb. 73_Entlastung der Adduktorenzone

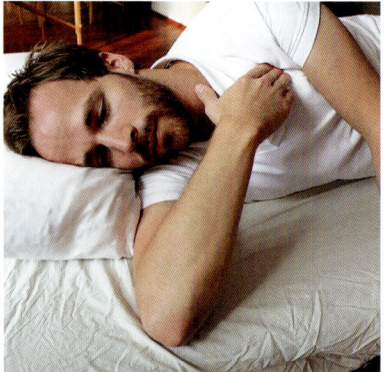

Abb. 74_Selbstbehandlung im Liegen

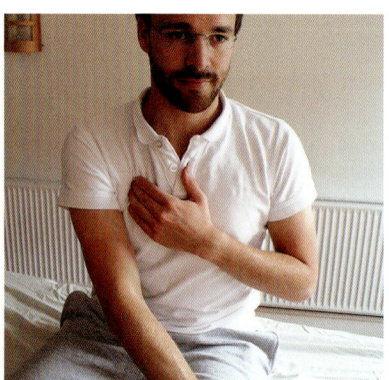

Abb. 75_Selbstbehandlung im Sitzen

Zur Selbstbehandlung der ventralen neurolymphatischen Punkte für die Brustmuskulatur werden die Patienten in der Palpation der Punkte angeleitet. Die Punkte am Oberarm und oberen Brustkorbbereich werden entlastet, indem die Patienten sich zu Hause mit der Nichtbefundseite auf ein Sofa oder Bett legen, den Punkt palpieren und den Arm der Befundseite vor dem Körper entspannt herabhängen lassen. Der Armzug entlastet die Punkte.

Die Zwischenrippenräume können analog im Sitzen behandelt werden. Ersatzweise bitten wir die Patienten, die als schmerzhaft empfundenen Punkte sehr sanft und ruhig – wie ein kleines Kätzchen – mehrfach am Tag einige Sekunden lang zu massieren (Abb. 74). Die Selbstbehandlung ist analog auch im Sitzen möglich (Abb. 75). Nach jeder Selbstbehandlung sollten die Patienten ein Glas Wasser trinken.

2.9
Massage der Brustmuskulatur

Nach der Behandlung der neurolymphatischen Reflexpunkte können Sie eine Massage der ventralen Thoraxmuskulatur anbieten. Bei dieser Massage sollten einige Erkenntnisse zu den myofaszialen Strukturen berücksichtigt werden.

Der erste Punkt ist die Bedeutung einer ruhigen, langsamen und gelassenen Griffführung, da abrupte Bewegungen und interaktive Stresssignale als »Beschleunigungsstress« zu einem reflektorischen Hartspann der Muskulatur führen. Als Zweites ist die Strichführung in Relation zum Faserverlauf zu berücksichtigen. Lineare Dehnung der myofaszialen Einheit im Faserverlauf führt, wenn wir unsere Patienten nicht gezielt anderweitig vorbereiten, zu einer Anregung der Gamma-Innervation und damit zu einer Tonuserhöhung. Mit Fokus auf den interstitiellen Raum und auf die Wandlung von Gel- in Solzustände unter tangentialer physikalischer Druckeinwirkung (Ida Rolf) kann auch eine sehr langsame Tiefenmassage im Faserverlauf nützlich sein. »Sehr langsam« bedeutet konkret etwa 1–20 Millimeter während eines Atemzuges. Der Therapeut »schmilzt« mit seinen Händen durch das Gewebe des Patienten (Abb. 76).

Einfacher ist ein bogenförmiges Halten oder Massieren der Muskelfasern mit Kontakt im 90°-Winkel zum Faserverlauf. Während eine lineare Dehnung sehr schnell als unphysiologischer Reiz wahrgenommen wird, der eine gegenregulatorische Spannungszunahme triggert, so gilt das nicht für bogenförmige Öffnungsbewegungen. Wenn Sie den Kopf auf eine Seite neigen, aktivieren Sie die Muskeln der konvexen Seite konzentrisch, während die myofaszialen Strukturen der Gegenseite exzentrisch Länge gewinnen, sich bogenförmig öffnen. Die Fähigkeit unseres Körpers, in überwiegend nichtlinearen Mustern Länge zu gewinnen, können Sie für die ventralen thorakalen Muskeln nutzen. Mit beiden Händen fassen Sie ruhig und ohne unangenehmen Schmerz auszulösen die zu behandelnden Strukturen quer zum Faserverlauf und biegen sie einmal in die eine, danach in die Gegenrichtung. Die Vorzugsrichtung wird einige Momente gehalten oder durch eine sanfte Massage in diese Richtung bewusst betont (Abb. 77, Abb. 78).

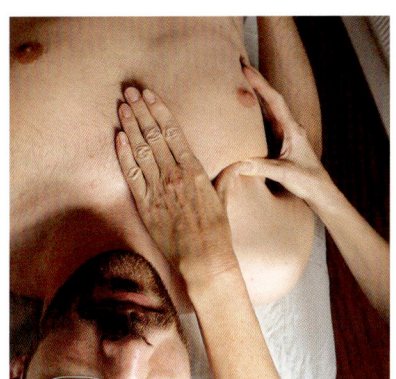

Abb. 76_Massage im Faserverlauf

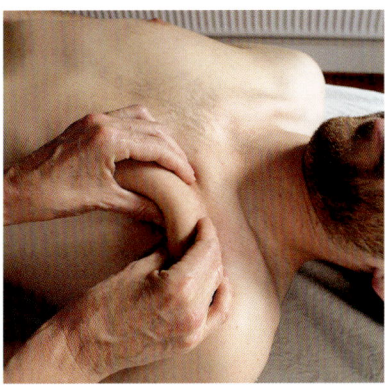

Abb. 77_Quermassage der Brustmuskulatur – 1

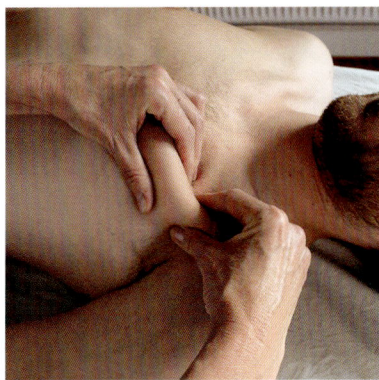

Abb. 78_Quermassage der Brustmuskulatur – 2

Th12-Region – der thorakolumbale Übergang

3.1
Die Th12-Region – »Epizentrum« der Lumbalgie

Unter den Rückenschmerzen zählen »Kreuzschmerzen« zu den am häufigsten geschilderten Beschwerden. Aus den im Folgenden beschriebenen anatomischen Gründen lösen Belastungen des thorakolumbalen Übergangs am häufigsten Schmerzen der Lenden-Becken-Region aus. Unter anderem strahlen vom Th12-Segment radikuläre, pseudoradikuläre und Triggerschmerzen in die Lenden-Becken-Hüft-Region aus. Zum anderen sind Störungen in diesem Segment oft ursächlich an ISG-Blockierungen beteiligt. Mehr als 70 % der ISG-Blockierungen verschwinden oder bessern sich nach unserer langjährigen Erfahrung nach Behandlung der Th12-Region. Diese Beobachtung wird immer wieder durch unsere Seminarteilnehmer bestätigt.

3.2
Zur Anatomie Th12-bedingter Kreuzschmerzen

Der 12. Brustwirbel weist eine Besonderheit auf. In seinen kranialen Facettengelenken ist er wie ein Brustwirbel gebaut und besitzt eine hohe Rotationsfreiheit. Da er in seinen kaudalen Facettengelenken wie ein Lendenwirbel geformt ist, finden wir hier als präformierte bevorzugte Bewegungsrichtungen die Flexion und die Extension (Abb. 79).

Wegen dieses recht abrupten Funktionsübergangs ist der 12. Wirbel am häufigsten von allen Wirbeln von Frakturen betroffen, wenn gleichzeitig mit großer Kraft und Beschleunigung die Bewegungsmuster der BWS und der LWS in Anspruch genommen werden. Von der Fraktur sind deshalb meist die Facettengelenke betroffen. In der Neutralstellung steht das Th12-Segment funktionell unbelastet im Übergang von LWS und BWS. Eine zu lang anhaltende übermäßige Kyphosierungshaltung des Rückens als Ganzes (am Schreibtisch, am Lenkrad etc.) führt dorsal über den Wirbelsegmenten von Th11 bis L1 zu einer unwillkürlichen Anspannung der oberflächlichen Rückenstrecker und der tiefer darunter gelegenen kleinen autochtonen Muskeln. Diese Anspannung dient dazu, den Wirbel wieder

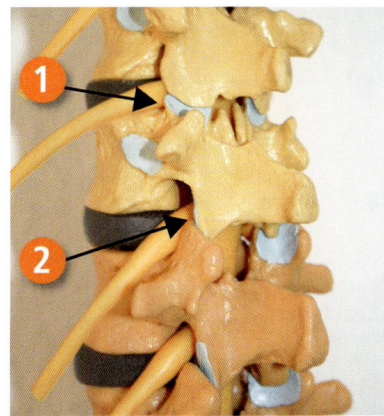

Abb. 79_Brustwirbel: kraniales [1], kaudales [2] Facettengelenk)

in seine belastungsfreie Neutralstellung zurückzuführen. Die Spannungszunahme der Erektoren in dieser Zone ist für sich gesehen also nicht als pathologisch zu bewerten. Hier drückt sich nur das Bestreben unseres Körpers aus, die übertriebene Kyphosierungshaltung der sternosymphysalen Haltung zu korrigieren. Das Bedürfnis, sich nach langer Schreibtischarbeit oder anderen Tätigkeiten, bei denen man gebückt arbeitet, wieder bewusst aufzurichten, sich zu strecken und zu bewegen, kennt sicher jeder von uns.

Arbeitsroutinen, Anforderungen von außen und unsere Gewohnheiten führen oft dazu, dass wir diesem Bedürfnis nach Aufrichtung und Bewegung viel zu wenig Raum geben. Nicht selten wird dieses Bedürfnis so oft ausgeblendet, dass wir es spontan gar nicht mehr wahrnehmen. Dann kommt es regelmäßig zu Überlastungsreaktionen im gesamten Segmentzusammenhang.

3.3
Dermatome

Nervenwurzelreizungen von Th11 bis L1 lösen Schmerzen in den ihnen zugeordneten Dermatomen aus. Diese finden sich in der Lendenregion auf Höhe L4/L5 und über dem lumbosakralen Übergang. Klinisch imponiert eine eher helle, bewegungsabhängige Schmerzprojektion. Die Haut kann berührungssensibel sein (Abb. 80). Die lumbalen Rückenstrecker sind auf dieser Höhe trotz der Schmerzwahrnehmung bei einer Palpation meist nicht besonders schmerzhaft.

3.4
Triggersyndrome

Bei chronischem Muskelhartspann kann es zu biochemischen und sogar zu histologischen Veränderungen im Muskelgewebe kommen. Diese Veränderungen führen ihrerseits zu faszialen Irritationen, die zum Teil über lange Strecken fortgeleitet werden können. Als Triggersyndrome werden deshalb ausstrahlende Schmerzzustände bezeichnet, die von einer Muskelzone ausgelöst werden. Der auslösende Triggerpunkt ist

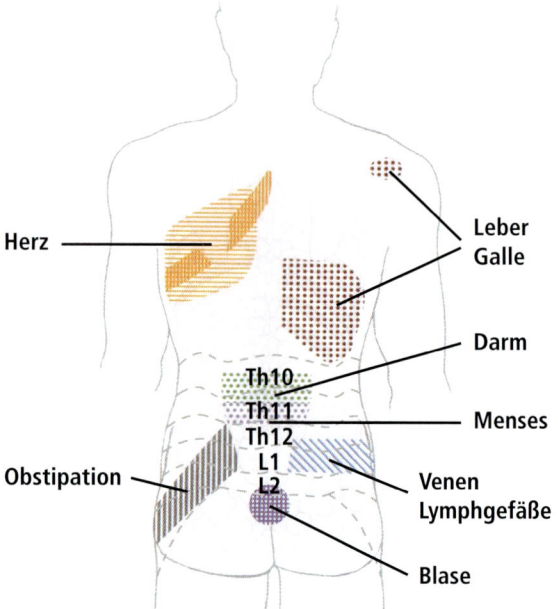

Herz
Leber Galle
Darm
Th10
Th11
Th12
L1
L2
Menses
Obstipation
Venen Lymphgefäße
Blase

Abb. 80_Dermatome dorsal

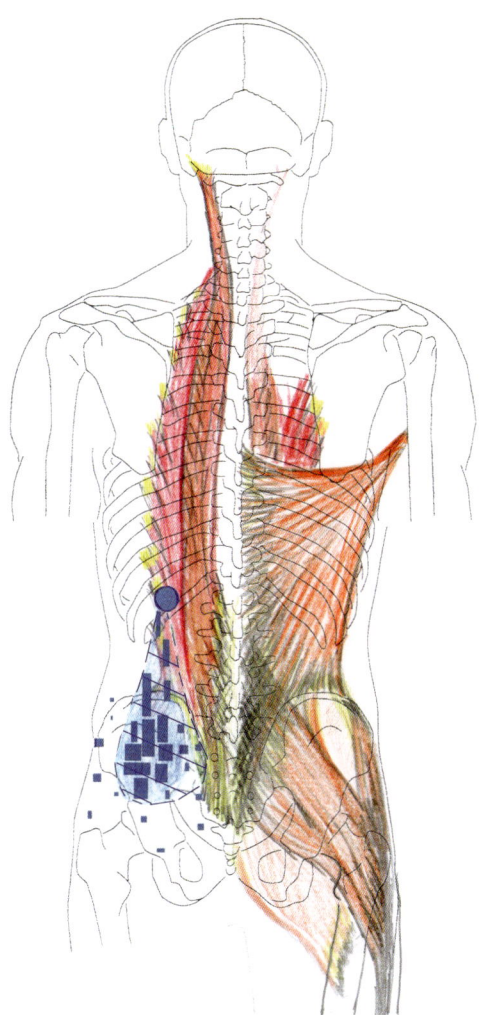

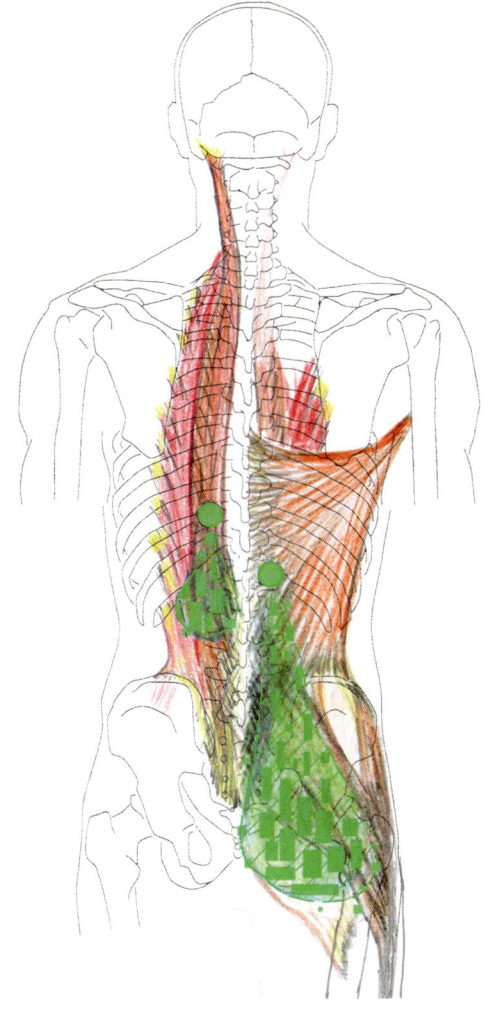

Abb. 81_Lumbales Triggersyndrom M. iliocostalis lumborum – blau

Abb. 82_Lumbales Triggersyndrom M. longissimus thoracis – grün

bei der Palpation regelmäßig verspannt und druckempfindlich. Im Kontrast dazu wird er selbst aber selten spontan als besonders schmerzhaft empfunden. Man spricht beim Triggerschmerz von einem »referred pain«, einem Bezugsschmerz – einem Schmerz, der sich auf seine auslösende Triggerzone bezieht. Der muskuläre Hartspann von Anteilen des langen Rückenstreckers (M. iliocostalis lumborum, M. thoracis longus) auf Höhe der Th12-Region kann zu Triggerschmerzen in der Lumbalregion, über den Iliosakralgelenken und in den Pobacken führen (Abb. 81, Abb. 82) (Travell und Simons 1998). Ein Triggerschmerz wird im Unterschied zum Dermatomschmerz eher als dumpf und tief sitzend wahrgenommen. Er ist weniger bewegungsabhängig. Die Übertragungsmechanismen von Triggerschmerzen sind noch nicht eindeutig geklärt. Wahrscheinlich ist die oben angesprochene Schmerzfortleitung und Schmerzauslösung durch Veränderungen der Faszien und anderer Bindegewebe im Verlauf myofaszialer Ketten.

3.5
Muskuläre Dysbalancen und die Statik der Lenden-Becken-Region

M. quadratus lumborum

Der M. quadratus lumborum zieht von der 11. und 12. Rippe zum Beckenkamm. Seine Fasern verbinden sich gleichzeitig mit den Querfortsätzen der LWS. Gelegentlich ist der Muskel nur schwach ausgebildet. Dann übernehmen Anteile des Iliocostalis lumborum seine Funktion (Schleipp 1997). Irritationen auf Höhe Th12 werden auf die Rippen fortgeleitet. Der lokale Hartspann, verbunden mit Reizungen des Periost und der Interkostalnerven, führt zu einem Hartspann der Muskelansätze des Quadratus lumborum. Eine einseitig betonte Kontraktur des M. quadratus lumborum bahnt und fixiert eine Beckenverwringung mit entsprechender Beeinträchtigung des Kreuz-Darmbein-Gelenks. Durch eine Th12-Behandlung verschwinden umgekehrt viele ISG-Blockierungen.

Bauchmuskulatur

Im Rahmen der sternosymphysalen Haltung sind zusätzlich der M. rectus abdominis und in unterschiedlichem Ausmaß, abhängig von der funktionellen Inanspruchnahme, die schrägen und queren Bauchmuskeln in ihrer Dekontraktion eingeschränkt.

Ein Spannungsungleichgewicht der Muskelansätze der Mm. recti abdomines wirkt sich über den Pecten ossis pubis auf den Beckenring aus. Die Veränderung der Beckenstatik kann sich auf die gesamte Wirbelsäule auswirken (Abb. 83).

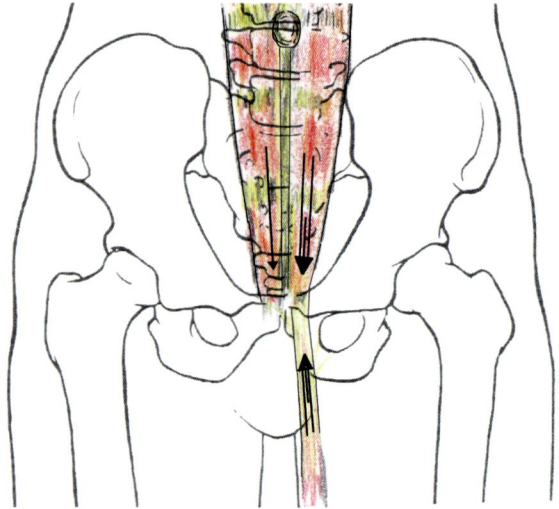

Abb. 83_Kraftansatz der Mm. recti abdomines

M. iliopsoas und Zwerchfell

Der M. psoas entspringt ventral an den Wirbelkörpern von Th12 bis L3, läuft nach kaudal, vereinigt sich mit dem M. iliacus und inseriert mit diesem gemeinsam am Trochanter minor. Veränderungen im Muskeltonus durch Th12/L1-Irritationen verändern die Stellung des Oberschenkelkopfes in der Pfanne und führen zu einer funktionellen Beinlängenverkürzung. Die funktionelle Verknüpfung des M. psoas mit dem M. iliacus führt zu einer ipsilateralen Spannungszunahme des M. iliacus bei Psoashartspann. Dieses muskuläre Zusammenspiel nimmt wiederum Einfluss auf die Elastizität des Beckenringes.

Wie der M. psoas setzen im Bereich des 12. Brustwirbelkörpers die Schenkel des Zwerchfells an. Die Spannungsverhältnisse im Zwerchfell haben Einfluss auf den Tonus des Beckenbodens und auf die Stabilisierung der Wirbelsäule durch die Atempresse (siehe S. 125).

Behandlungserfahrungen

Die Besserung lumbaler Rückenschmerzen, das Verschwinden von Beckenverwringungen und ISG-Blockierungen, das Abklingen von Achillodynien, all das gehört zu den üblichen Erfahrungen, wenn wir die Th12-Region behandeln. Eine ungewöhnliche und beglückende Erfahrung bezüglich der Wirksamkeit dieser Behandlung bescherte mir ein 22-jähriger Student. Wegen wochenlang persistierender Flankenschmerzen hatte er seinen hausärztlichen Internisten und anschließend einen Nephrologen aufgesucht. Beide stellten eine Verplumpung, eine Vergrößerung und eine Parenchymverdickung beider Nieren fest. Es bestand der dringende Verdacht einer progredienten Glomerulonephritis, die immunsuppressiv therapiert werden sollte. Vor Beginn der Medikamenteneinnahme suchte mich der junge Mann auf, um noch die Meinung eines in komplementären Verfahren bewanderten Arztes einzuholen. Die körperliche Untersuchung ergab hochempfindliche Jones-Punkte für Th12 beidseits. Die Palpation der 12. Rippen beidseits war für meinen Patienten mit großen Schmerzen verbunden. Nach der weiter unten beschriebenen Behandlung waren die Flankenschmerzen fast vollständig abgeklungen. Angesichts der Befindensbesserung wagte ich die Empfehlung, mit den Medikamenten noch zwei Wochen zu warten, zwischenzeitlich noch zwei Behandlungssitzungen wahrzunehmen und anschließend die Kollegen um eine Ultraschallkontrolle zu bitten. Bereits nach zwei Wochen hatte sich das Aussehen der Nieren deutlich gebessert. Wenige Wochen später folgte die Entwarnung: Die Nieren waren offensichtlich wieder völlig gesund. Diese Erfahrung wird mir unvergesslich bleiben, weil sie deutlich macht, wie weitreichend die Folgen segmentalreflektorischer Belastungen sein können.

Aus der Praxis

3.6
Behandlung der Th12-Region

Bei einer kompletten Behandlung der Th12-Region werden der 12. Brustwirbel, die 12. Rippe und das Zwerchfell berücksichtigt. Das gilt natürlich unter der Einschränkung, dass wir nur die Strukturen behandeln, bei denen sich unter der Palpation Belastungszeichen finden.

Positionierungsbehandlung Th12 in Rückenlage

Die Behandlung beginnt mit einer Technik, die auf die Segmentübergänge von Th11 bis L1 wirkt. Wir nutzen dafür die Th12-Bezugszone nach Jones auf dem Beckenkamm. Sie finden die Zone, indem Sie streng in der Axillarlinie nach kaudal palpieren, bis Sie auf den kranialen Rand des Beckenkammes stoßen. Das Palptionsareal umfasst zwei Querfinger ventral und dorsal des Schnittpunktes der Axillarlinie mit dem Darmbeinkamm. Zielstruktur der Palpation ist die Innenseite der Darmbeinschaufel mit dem Ansatz des M. iliacus. Der anatomische Bezug dieser Zone zum 12. Brustwirbel ergibt sich über die Fasern des M. iliacus, die an dieser Stelle von ihrem Ansatz am Innenrand der Beckenschaufel zum Trochanter minor verlaufen und dort gekoppelt sind mit den Anteilen des M. psoas, die in Höhe des 12. Brustwirbels ansetzen.

Für die Palpation ist eine bildliche Vorstellung nützlich: Man versucht um den Beckenkamm herumzugreifen wie um den Oberrand einer Schüssel, deren inneren Rand man mit den Fingern abtasten möchte. Bei Belastungen des Th12-Segmentes wird oft schon ein ganz oberflächlicher Kontakt kranial des Beckenkammes ein Kitzelgefühl oder einen druckdolenten Muskelhartspann auslösen. Dieser Kitzel gilt als Ausweichreaktion, als eine Vorstufe zu der Schmerzreaktion, die durch eine Palpation tieferer Schichten ausgelöst werden könnte. Lokaler Kitzel in der Flanke zwischen Beckenkamm und Rippen ist daher als positiver Nachweis einer Th12-Belastung zu interpretieren (Abb. 84).

Wenn Sie eine positive empfindliche Th12-Zone gefunden haben, lassen Sie während des gesamten Behandlungsablaufs Ihren Mittelfinger als Monitorfinger auf der angespannten Struktur ruhen.

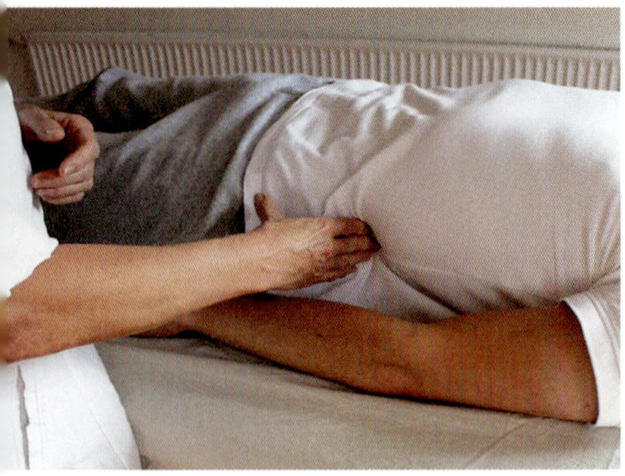

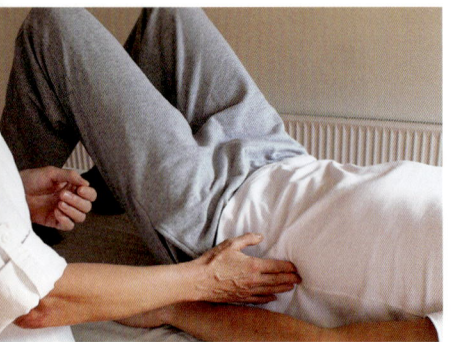

Abb. 84_Palpation der Th12-Bezugszone

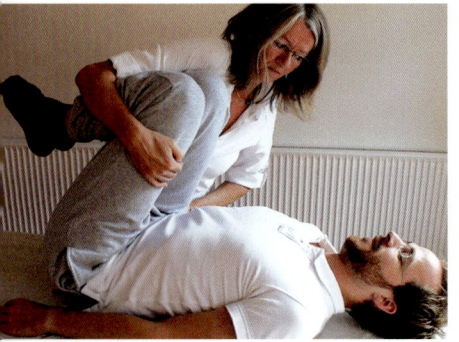

Abb. 85_Paktives Aufstellen der Beine

Abb. 86_Entlastung Th12 – Schritt 1

Für die Behandlung der Th12-Zone steht man als Therapeut auf der Befundseite. Wir halten mit dem Mittelfinger der kopfwärtigen Hand den Kontakt zum Bezugspunkt. Als Erstes stellt der Patient aktiv seine Beine an (Abb. 85).

Wir umfassen dann die angebeugten Knie des Patienten mit dem der Liege zugewandten Arm und führen die Knie so weit in Richtung Brust, bis sich der Tastpunkt optimal entspannt. »Optimal« bedeutet dabei nicht unbedingt vollkommen entspannt, sondern so weit entlastet, wie es durch die jeweilige therapeutische Technik ermöglicht wird. Wenn wir die Beine des Patienten über den optimalen Winkel hinaus weiter anbeugen, wird die Zone unter unserem Tastfinger wieder straffer und druckempfindlicher. Das Ausmaß der als angenehm empfundenen Anbeugung differiert außerordentlich, nicht zuletzt in Abhängigkeit vom Bauchumfang der Patienten. Der Patient sollte den Gürtel und den Hosenknopf öffnen, da die textile Bremse zu einer instinktiven Abwehr gegen eine weitere und effektivere Flexion der Oberschenkel führen kann (Abb. 86).

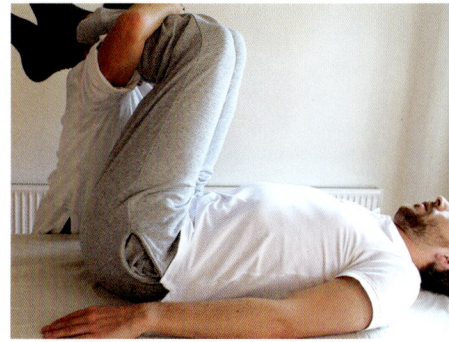

Abb. 87_Unterstützen der Unterschenkel von unten mit der Schulter

Einem kleinen Behandler mit einem großen Patienten kann diese Positionierung leichter fallen, wenn er sich die Unterschenkel des Patienten auf die Schulter lädt und mit dem Arm die Oberschenkel fixiert. Die Knie sollten dabei stets in 90° angewinkelt bleiben, um keine unangenehme Spannungsmissempfindung in der ischiocruralen Oberschenkelmuskulatur zu provozieren (Abb. 87).

Als zweiter Behandlungsschritt erfolgt eine Seitneigung der Knie des Patienten zum Behandler hin. Die Bewegung wird hier über die Bewegung der Knie definiert. Wenn wir von der Wirbelsäule ausgehen, wäre die Bewegung als Rotation zu definieren (Abb. 88).

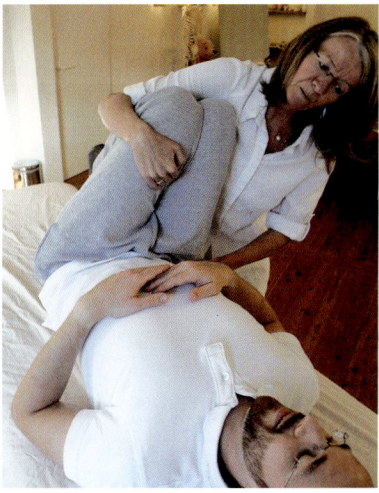

Abb. 88_Seitneigung der Knie zum Therapeuten hin

Die abschließende – manchmal nur minimale – Rotation der Unterschenkel zum Behandler hin ermöglicht eine weitere Entlastung des Bezugspunktes und damit der Zielstruktur Th12 (Abb. 89).

Die Position wird gehalten, bis eine weitere lokale Entspannung oder eine vegetative Entspannungsreaktion eintritt. Da unsere Patienten im Th12-Segment oft sehr belastet sind, kann für die Th12-Technik gelegentlich eine Positionierung mit immer neuer Feineinstellung über den Zeitraum von ein bis zwei Minuten angezeigt sein.

Vergessen Sie nicht: Bei der Entlastung von Th12 bewegen wir mit dem Becken und den Beinen die schwersten Körperpartien unserer Patienten.

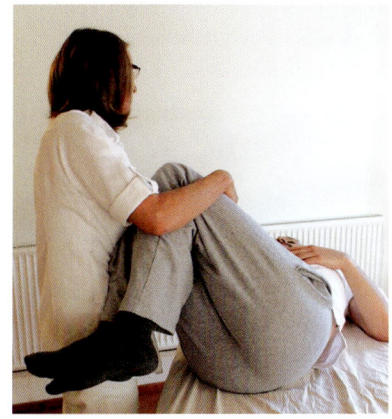

Abb. 89_Rotation und Feineinstellung von Rotation, Seitneigung, Beugung unter Palpationskontrolle

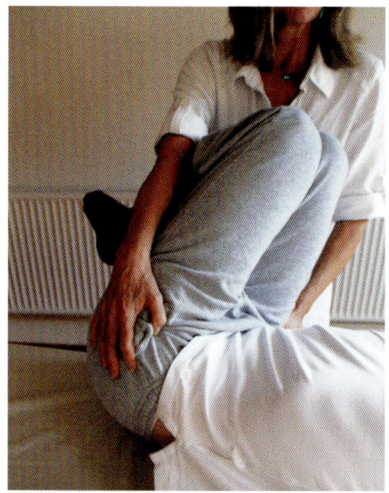

Abb. 90_Th12-Entlastung mit angepasstem Stand

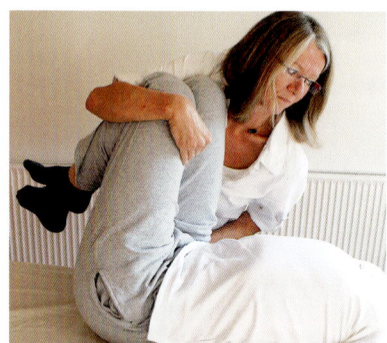

Abb. 91_Th12-Entlastung ohne Standort- und Haltungswechsel – diese Körperhaltung kann je nach Größenverhältnissen für den Behandler durchaus bequem sein

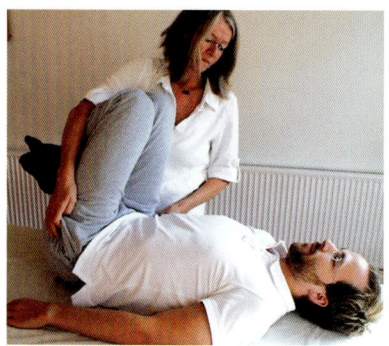

Abb. 92_Hosentaschengriff

Daher ist es hier besonders wichtig, eine für uns gute, möglichst stabile und angenehme Körperhaltung einzunehmen. Bei jedem einzelnen Behandlungsschritt können wir unsere Haltung und Standposition ändern, während wir die Knie des Patienten in der zuletzt gefundenen Position halten. Sie können dafür auch zwischenzeitlich einmal den Palpationspunkt loslassen. Es ist effektiver und schonender, bei jedem einzelnen Schritt der Positionierung, wenn nötig, die eigene Position mit kleinen Standortwechseln anzupassen. Schritt- und Handwechsel sind dabei erlaubt, auch wenn wir für die Neupositionierung den Tastort vorübergehend loslassen müssen (Abb. 90).

Wenn wir, ohne uns anzupassen, am Ende unbequem verdreht – weil wie angewachsen am Ausgangsstandort – den Patienten in die Entlastungspositionierung bringen wollen, wird dieser sich nur schwer auf die Positionierung einlassen können (Abb. 91).

Bewährt hat sich der »Hosentaschengriff«. Dieser setzt allerdings eine ausreichende Armlänge bei dem Behandler voraus. Beim Hosentaschengriff hakt sich der Therapeut mit den Fingern an der Gesäßtasche oder am Hosenbund des Patienten ein. So kann man weitgehend mühelos die notwendige Haltearbeit durch Verlagerung des eigenen Körpergewichts erreichen. Die entspannte Haltung des Therapeuten wird in der Regel von einem weiteren Loslassen und vertiefter Entspannung des Patienten begleitet (Abb. 92).

Zum Abschluss müssen Sie Ihren Patienten passiv aus der Positionierung in die Neutrallage zurückführen.

Gegebenenfalls kann die Kontrolle des Punktes in der Ausgangslage erfolgen. Viele Patienten nehmen bei dieser Nachkontrolle die Th12-Zone der Gegenseite jetzt als druckempfindlicher oder kitzeliger wahr. Dieser Befund spricht für die relative Besserung der behandelten Seite – nicht für eine Verschlechterung der Gegenseite.

Positionierungsbehandlung Th12 in Bauchlage

Für die Behandlung in Bauchlage dreht der Patient seinen Kopf von Ihnen weg. Die Positionierung in Bauchlage erfolgt unter direkter Palpation der Schmerzpunkte neben den Dornfortsätzen über den Facettengelenken von Th12/Th11 und Th12/L1. Zur besseren Orientierung tasten Sie sich entlang dem Unterrand der untersten Rippe von lateral nach medial vor (Abb. 93). Sie beginnen in der Axillarlinie – hier stoßen Sie auf die 11. Rippe – und folgen der Rippenlinie in der Verlängerung nach dorsal bis zur Dornfortsatzlinie. Palpieren Sie dort direkt neben den Dornfortsätzen etwas nach kranial und kaudal in der Tiefe mögliche Schmerzpunkte. Die Palpationszone liegt medial des M. erector trunci (Abb. 94).

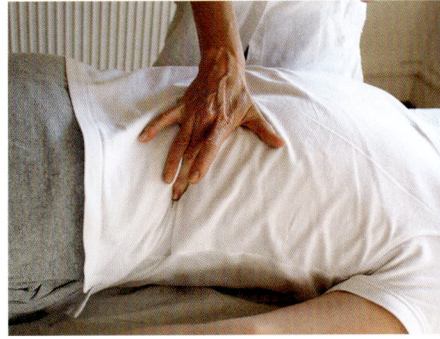

Abb. 93_Palpationsbeginn Th12 kaudal der 11. Rippe

Die Entlastung der Zone erfolgt durch das Anheben der gegenseitigen Schulter oder der Gegenhüfte nach dorsal und dann in Richtung der Palpationszone. Bitte achten Sie bei dieser Technik ganz besonders bei der Schulter auf einen flächigen Kontakt mit der ventralen Schulterseite (Abb. 95). Falls Sie sich mit den Fingern unter der Schulter eher einkrallen, wird der Patient sich wegen der Schmerzempfindung an der Schulter nicht auf die Entlastungspositionierung einlassen können.

Wenn unter der Positionierung über die Schulter die Druckempfindlichkeit der Palpationszone nicht nachlässt, empfehlen wir als Alternative das analoge Anheben der Gegenhüfte in Richtung Palpationszone (Abb. 96).

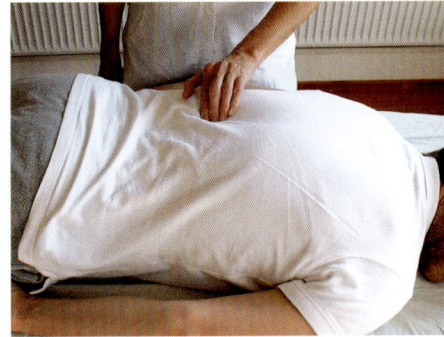

Abb. 94_Palpation Th12-Zone direkt neben der Dornfortsatzlinie

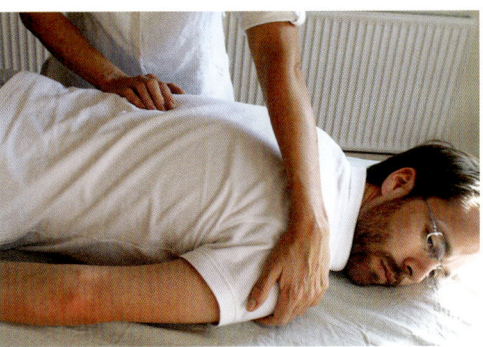

Abb. 95_Entlastung Th12 in Bauchlage über die Gegenschulter

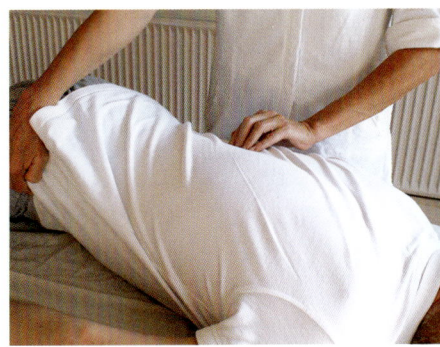

Abb. 96_Entlastung Th12 in Bauchlage über die Gegenhüfte

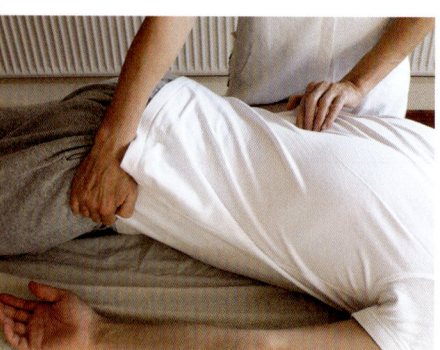

Abb. 97_Isometrische Entlastung Th12 dorsal

Isometrie für Th12 in Bauchlage

Ergänzend zur Positionierungsentlastung des Th12-Segments hat sich die isometrische Behandlung bewährt. Wir empfehlen die isometrische Technik bei Th12 mit der Behandlung der beiden Nachbarsegmente zu kombinieren, wenn sich dort ebenfalls Schmerzpunkte über den Facettengelenken finden (Abb. 97).

Den genauen Behandlungsablauf finden Sie auf S. 200.

Positionierungsbehandlung der 11. und 12. Rippe

Anatomie

Die 11. und 12. Rippe spielen eine häufig wenig beachtete, aber bedeutsame Rolle für die Rückenstatik, die Kraftentfaltung und die Beweglichkeit des Rumpfes.

Hier finden wir Ansätze des M. iliocostalis lumborum, des M. longissimus thoracis und des M. quadratus lumborum, die an der Rückenaufrichtung und der Seitneigung beteiligt sind. Gleichzeitig setzen auch an diesen Rippen die schrägen und queren Bauchmuskeln an. Sie sind wie auch der M. quadratus lumborum an der Bauchpresse beteiligt, erhöhen die Rumpfstabilität unter Last und wirken darüber hinaus an der Lateralflexion, Rotation und Ventralflexion des Rumpfes mit.

Unter Berücksichtigung der Anatomie sind reizlose und funktionsgerechte 11. und 12. Rippen eine Voraussetzung für die ausgewogene und beschwerdefreie Flexion, Extension, Seitneigung und Rotation der Wirbelsäule.

Palpation der 11. und 12. Rippe

Die 11. Rippe ist unterhalb des Rippenbogens mit ihrer Spitze zwischen der Mammillarlinie und der Achsellinie als erste freie Rippe tastbar. Wenn Sie von ventral den Unterrand des Rippenbogens nach kaudal und dorsal palpieren, ist eine Verwechslung mit einer relativ frei flottierenden 10. Rippe leicht möglich. Falls die 10. Rippe druckempfindlich ist, sollte sie analog zur 11. und 12. Rippe behandelt werden. Für die Praxis ist der Befund entscheidender als die genaue anatomische Zuordnung.

Als zweite Möglichkeit der Orientierung können Sie den Unterrand des Rippenbogens streng in der Axillarlinie ertasten. Ihr Tastfinger ruht jetzt in aller Regel auf dem Unterrand der 11. Rippe. Dem Verlauf der 11. Rippe folgend, stoßen Sie deutlich dorsal der Axillarlinie auf die Spitze der

12. Rippe. Sollte diese Spitze knapp dorsal der von Ihnen angenommenen Axillarlinie imponieren, dürfte es sich um eine relativ kurze 11. Rippe handeln.

Die palpatorische Orientierung an den kaudalen Rippen ist immer wieder schwierig und eine Herausforderung. Nehmen Sie sich genügend Zeit dafür, und arbeiten Sie mit den auffallenden Tastbefunden, auch wenn Sie sich der Lage und Zuordnung nicht ganz sicher sind.

Häufige Befunde

Zu den auffälligsten Tastbefunden zählen die Druckdolenz der Rippenspitze und des Rippenkörpers, ein Hartspann der umgebenden Weichteile, eine auffallende relative Starre oder Nachgiebigkeit und die individuelle Lage der Rippen.

Lage- bzw. Stellungsmöglichkeiten der Rippen:

- Eine Rippe zeigt im Vergleich zur Gegenseite oder zur Nachbarrippe deutlich mehr nach innen in Richtung der Wirbelsäule.

- Die kaudal gelegene Rippe steht nach innen/oben gerichtet mit ihrer Spitze hinter der nächsthöheren Rippe. In diesem Fall kann der Übergang des kaudalen Randes der 11. zum Rand der 12. Rippe leicht übersehen werden. Je weiter Sie der vermeintlich 11. Rippe nach dorsal folgen, um so breiter imponiert die Rippenfläche. Falls Sie weiter dorsal auf der Mitte dieser auffallend breiten »11. Rippe« eine Kerbe in Längsrichtung tasten, so können Sie fast sicher sein, dass es sich um den genannten Befund der nach innen hinter der 11. Rippe stehenden 12. Rippe handelt (Abb. 98).

- Manchmal verlaufen die 11. und vor allem die 12. Rippe auffallend steil nach kaudal, als ob die Rippenspitzen von der Muskulatur in Richtung des Beckenkammes gezogen würden. In diesem Fall verschwindet die Spitze der 12. Rippe manchmal fast ganz unter der sakrospinalen Muskulatur (Abb. 99).

- Eine oder mehrere Rippen stehen nach außen/lateral. Bei diesem eher seltenen Befund ist die Rippenspitze prominent zu tasten. Geichzeitig wirkt die nach außen stehende Rippe unter einem federnden sanften Palpationsdruck starr und ist meist zugleich auffallend druckempfindlich.

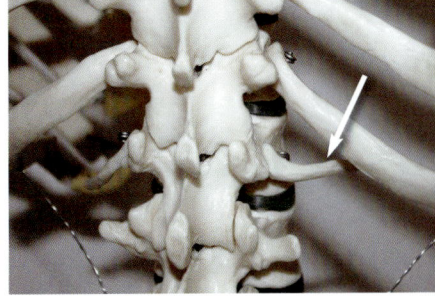

Abb. 98_Hinter der 11. Rippe stehende Spitze der 12. Rippe

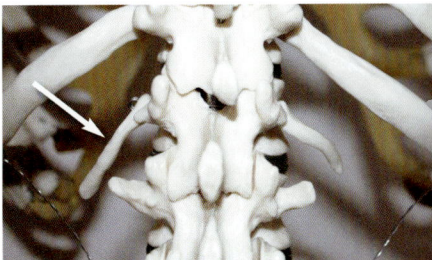

Abb. 99_Steil stehende 11. und 12. Rippe

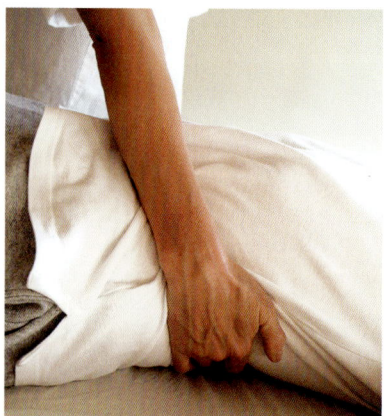

Abb. 100_Kontaktaufnahme mit der 11. oder 12. Rippe

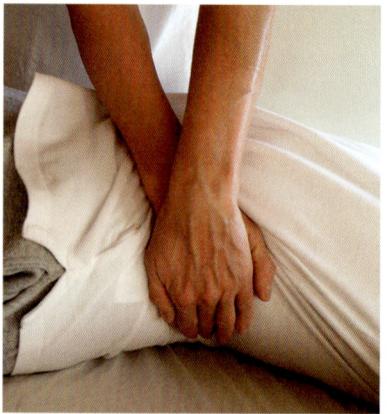

Abb. 101_Entlastungspositionierung für die 11. und 12. Rippe

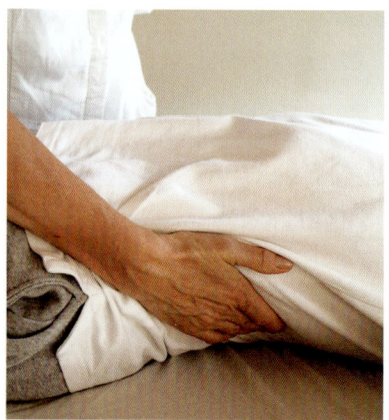

Abb. 102_Entlastung einer steil nach kaudal stehenden Rippe

Behandlung in Rückenlage

Als Therapeut steht man gegenüber der Befundseite und nimmt mit der betroffenen Rippe flächigen Kontakt auf. Legen Sie, wenn möglich, den Mittelfinger einer Hand in Tiefenkontakt flächig auf die Rippe. Mit den Fingerbeeren der anderen Hand, die auf dem Kontaktfinger liegen, unterstützen Sie das Anmodellieren. Prinzipiell erfolgt die Behandlung über das Betonen bzw. Unterstützen des vorliegenden Lagemusters. Als immer gleichbleibende Bedingung muss diese Mobilisation vom Patienten als angenehm und/oder entlastend empfunden werden.

Jede Behandlungsposition wird einige Atemzüge lang gehalten und dann langsam aufgelöst.

Eine nach innen bzw. medial stehende 11. oder 12. Rippe werden Sie nach dem Prinzip der Musterüberzeichnung weiter nach innen/medial schieben. Gegebenenfalls können Sie initial die Ausatmung nutzen, weil die Rippe dabei physiologisch leicht nach innen wandert (Abb. 100, Abb. 101).

Bei einer 12. Rippe, die nach innen (medial) oben (kranial) steht, wird das Muster durch ein Nach-innen-Ziehen und die zusätzliche Bewegungskomponente nach kranial verstärkt. Sie schieben also die Spitze der von Ihnen gehaltenen 12. Rippe noch weiter nach kranial hinter die 11. Rippe.

Schwieriger ist die Betonung des Musters einer steil nach kaudal stehenden Rippe. Sie haben hier oft nur wenig Raum zur Kontaktaufnahme im Verlauf der Rippe. Wegen des Übergangs von der Taille zum Beckenkamm ist eine Fingeranlage auf der Rippe sehr erschwert. Der primäre Tiefenkontakt an der Rippe erfolgt deshalb meist über die Fingerbeeren von zwei bis drei Fingern der Tasthand, über die durch leichten Zug die Stellung der Rippenspitze nach kaudal betont wird (Abb. 102).

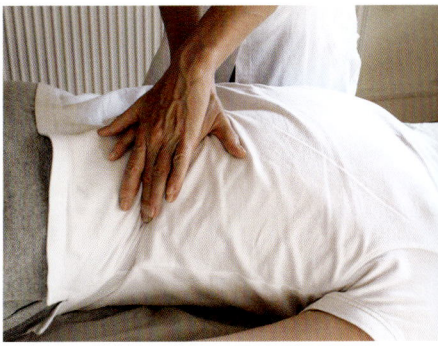

Abb. 103_Entlastung der nach außen stehenden 12. Rippe in Bauchlage

Behandlung der lateralisierten Rippe in Bauchlage

Analog zur Behandlung der nach innen stehenden Rippen in Rückenlage wird eine nach außen stehende 11. und 12. Rippe in Bauchlage oder in Seitlage im flächigen Kontakt über den Mittelfinger der Kontakthand nach außen und dorsal gezogen (Abb. 103). Bei einer Seitlagerung empfehlen wir, die Taille des Patienten mit einem Kissen zu unterlagern, um dem Zug nach außen und dorsal nicht durch die Lateralflexion der Wirbelsäule entgegenzuarbeiten (Abb. 104).

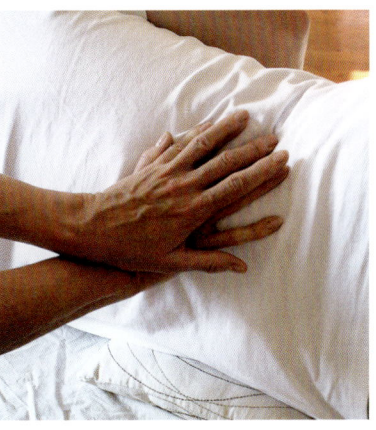

Abb. 104_Entlastung der nach außen stehenden 12. Rippe in Seitlage

Zwerchfell

Aufgrund der engen funktionellen Wechselbeziehungen des Zwerchfells mit allen anderen anatomischen Strukturen der Th12-Region wie der Wirbelsäule, den Rippen, den Bauch- und Rückenmuskeln und indirekt mit den lumbalen Faszien sind eventuelle Belastungen des Zwerchfells im Kontext der mit Th12 korrellierten Rückenschmerzen immer mit zu berücksichtigen.

Die Behandlungstechniken für das Zwerchfell werden in Kapitel B_7.7 »Atembehandlung« ausführlich vorgestellt.

Neurolymphatische Reflexpunkte der sakrospinalen Gruppe – die Rückenstrecker

Behandlungserfahrungen

Angesichts hoher beruflicher Anforderungen sollten Sie – nach unserer Erfahrung fast mehr noch bei den Männern als bei den Frauen – regelmäßig die Ansätze des M. rectus abdominis am kranialen Rand der Symphyse und der benachbarten Schambeinregion sowie das Periost neben der Symphyse vorsichtig palpieren. Sehr häufig werden Sie hier auf hoch druckempfindliche Areale treffen. Situativer Stressmoment, enge Zeittakte, die Last der Verantwortung und eine häufig einseitige Sitzhaltung am Arbeitsplatz führen zu einer chronischen Bauchpresse und einer fixierten sternosymphysalen Haltung. Die Körperstatik führt nahezu zwangsläufig zu einem kompensatorischen Hartspann der Muskeln am Rücken und im Schultergürtel. Mit der Behandlung der genannten Zone am Schambein (siehe unten) und der Zonen am kaudalen Rand der Clavicula entspannen sich viele Patienten sichtlich. Sie liegen flacher und gestreckter auf der Liege, der Nacken ist weniger überstreckt, die Knierolle wird nicht mehr gebraucht.

Aus der Praxis

4.1
Anatomische Grundlagen

Bei allen aktiven Winkelbewegungen einzelner Gelenke oder Gelenkketten wie der Wirbelsäule sind regelmäßig die Agonisten und Antagonisten aktiv, zwar mit unterschiedlicher Kraft, aber immer gleichzeitig konzentrisch bzw. exzentrisch. Das gilt auch für das Vorbeugen, das Aufrichten und die Hyperextension der Wirbelsäule. Bei der Vorbeuge arbeiten die ventral am Rumpf ansetzenden Muskeln konzentrisch, während die dorsale Muskulatur kontrolliert unter exzentrischer Arbeit das nötige Bewegungsausmaß zulässt und stabilisiert. In der Aufrichtung oder Hyperextension wechseln die konzentrische und exzentrische Arbeit in den ventralen und dorsalen Muskelgruppen.

Als sakrospinale Muskelgruppe wird der dorsale Muskelkomplex bezeichnet, der mit langhubigen Fasern zwischen dem Kreuzbein und dem

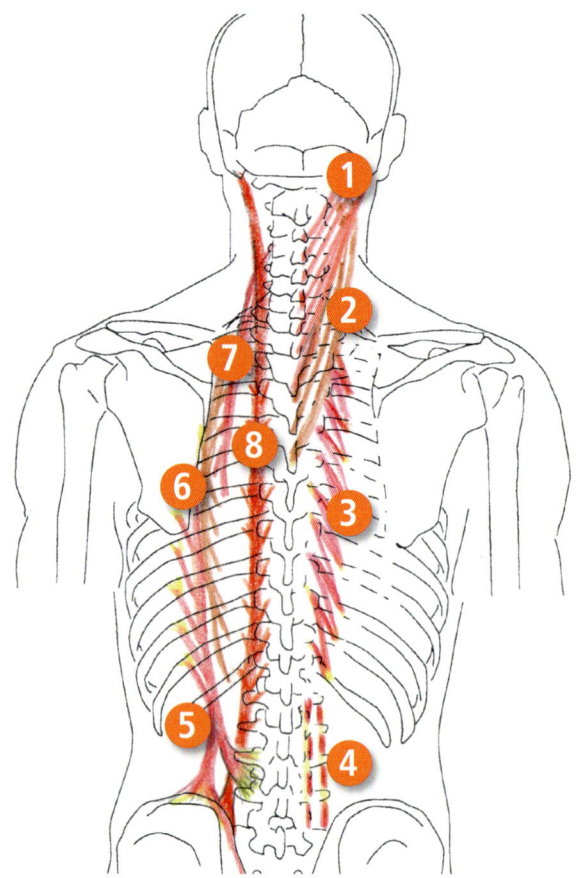

Abb. 105_Idealisierte Darstellung der sakrospinalen Gruppe: M. splenius capitis [1], M. splenius cervicis [2], Mm. levatores costae [3], Mm. intertransversarii [4], M. iliocostalis lumborum [5], M. iliocostalis thoracis [6], M. iliocostalis cervicis [7], M. longissimus [8]

Hinterhaupt verläuft. Er besteht im engeren Sinne aus dem M. iliocostalis und seinen Anteilen, dem M. iliocostalis cervicis, dem M. iliocostalis thoracis, dem M. iliocostalis lumborum sowie dem M. longissimus, der sich zusammensetzt aus dem M. longissimus capitis, dem M. longissimus cervicis und dem M. longissimus thoracis (Abb. 105).

Wir nutzen den Terminus hier in einem umfassenderen Sinn für den ganzen Funktionskomplex der autochtonen Rückenmuskulatur, für alle Anteile des M. erector spinae, der auch als M. erector trunci bezeichnet wird. Diese Muskelfunktionseinheit weist als Muskelgruppe keine scharf abgrenzbare Trennung der Einzelanteile auf (Abb. 105). Alle bildlichen Darstellungen, die die beteiligten Muskeln als differenzierte Einheiten zeigen, stellen immer nur die Abbildung eines präparatorischen Artefaktes dar. Aus eigener Anschauung in der Anatomie erinnere ich mich, wie die unterschiedlichen Rückenmuskeln bei der Präparation mehr oder weniger willkürlich in gegenseitiger Abgrenzung herausmodelliert wurden.

Die namentliche Benennung einzelner Abschnitte der sakrospinalen Gruppe erscheint angesichts des anatomischen Befundes recht willkürlich und dient wohl dazu, sprachlich die Orientierung am Rücken zu erleichtern. Die große Bedeutung der sakrospinalen Muskelgruppe für die Statik und Funktion der Wirbelsäule als Ganzes ist unstrittig. Ihre größte Kraftwirkung entfaltet die sakrospinale Gruppe in der Aufrichtung, der Dorsalextension und exzentrisch bei der Vorbeuge.

Interessanterweise kann man die langen Rückenstrecker im Normalfall nicht durch Training »stärken«! Ich erhielt diese Auskunft 1989 durch Reinhard Wagner, damals Arzt an der Sportschule Kienbaum bei Berlin, und Bernd Heine, verantwortlicher Arzt für die Vorauswahl zukünftiger Athleten im Bezirk Schwerin. Die Begründung war einfach und einleuchtend: Als tonische Muskeln werden die autochtonen Rückenmuskeln im Verlauf eines Tages so stark und anhaltend in Anspruch genommen, dass mit zusätzlichem Training praktisch keine Kraftzuwächse erreicht werden können. Die Weltklasseruderer der Sportschule Kienbaum erzielten mit mehr als vier Stunden Krafttraining pro Tag an fünf Tagen in der Woche einen nachweisbaren Kraftzuwachs von maximal 15–20 %.

Die positiven Effekte des vermeintlichen Krafttrainings – die Schmerzreduktion bei Rückenschmerzen, die Steigerung der allgemeinen Belastbarkeit und eine Zunahme der Beweglichkeit – sind wohl mehr einer vielseitigen funktionellen Inanspruchnahme zu danken als einer wie auch immer gearteten objektiven Kräftigung der Muskeln. Dass eine verbesserte Körperkoordination in der Rückenpartie gleichzeitig den Krafteinsatz optimiert, liegt nahe.

Für Rückenübungen bietet es sich demnach an, die Aufmerksamkeit besonders auf das funktionelle Training einer Vielzahl von Bewegungsabläufen und die Schulung einer differenzierten Selbstwahrnehmung und Feinkoordination zu lenken.

4.2
Behandlungsindikationen

Die Behandlung der neurolymphatischen Punkte für die sakrospinale Gruppe ist Teil des therapeutischen Gesamtkonzepts
- bei der Therapie der sternosymphysalen Belastung,
- bei diffusen Rückenschmerzen – vor allem, wenn Ihre Patienten von einem »müden Rücken« und Ähnlichem sprechen,
- wenn lokale Behandlungsmaßnahmen erfolglos bleiben und die vorangegangene Therapie der ventralen Muskulatur im thorakalen Raum keine positive Befindensänderung bewirkt.

4.3
Ventrale Punkte für die sakrospinale Muskelgruppe

Lage und Palpation

Für die sakrospinale Gruppe finden sich ventral mehrere Einflusszonen. Die zentralen Punkte liegen etwa eine Patientendaumenbreite beidseits des Nabelrandes am medialen Rand des M. rectus abdominis.

Eine zweite Zone für diese Muskelgruppe zieht sich breitflächig über den kranialen Rand der Symphyse sowie eine Daumenbreite nach links und rechts. Hier setzen die Mm. recti abdominis als Gegenspieler der Erektorengruppe an. Angesichts der Anatomie der ventralen und dorsalen Gegenspannungssysteme ist anzunehmen, dass die kranialen Ansätze

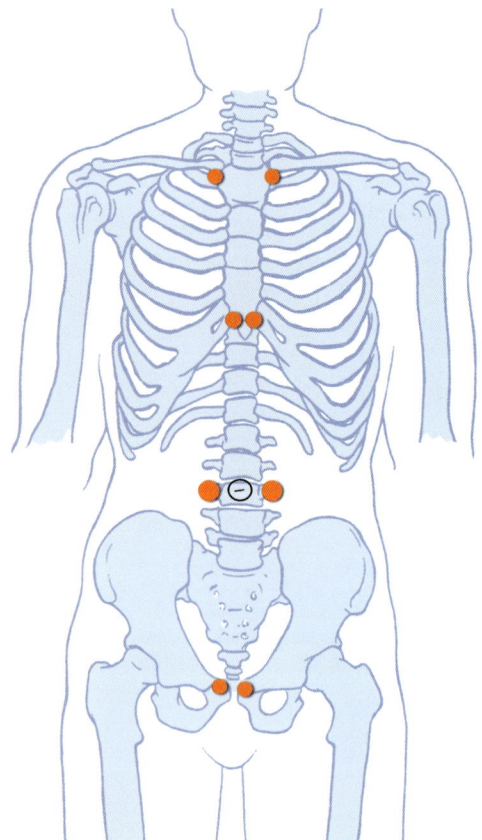

Abb. 106_Ventrale Punkte der sakrospinalen Gruppe

des Rectus abdominis am Rippenwinkel als Behandlungszone mit einbezogen werden sollten (Abb. 106).

Nach einer persönlichen Mitteilung von Stefan Andrecht beeinflussen auch positive – also druckdolente – Punkte für die Nase im Winkel zwischen Clavicula und Sternum den Tonus der sakrospinalen Gruppe. Diese Zone liegt auf dem Übergang von der ventralen myofaszialen Kette zu den Anteilen der Mm. scaleni, die an der 1. Rippe ansetzen. In der Literatur wird dieser Punkt als Nasenzone beschrieben.

Wenn Ihnen der Palpationsbefund am medialen Rand des M. rectus abdominis oder etwas weiter medial über der quer verlaufenden Faserverstärkung (»Sixpack-Struktur« des Muskels) unklar erscheint, können Sie Ihren Patienten bitten, Kopf und Oberkörper leicht anzuheben. Wird der Palpationspunkt unter dieser Vorspannung deutlich druckempfindlicher als seine Umgebung, gilt er als positive, als aktivierte Zone. Bei Vorliegen eines sehr schmerzhaften Spannungspunktes lateral des Nabels soll der Patient zur Entlastung aktiv die Beine aufstellen. Dadurch tritt bereits eine leichte Entlastung des M. rectus abdominis ein. Mit der dadurch verringerten unspezifischen Schmerzempfindlichkeit ist jetzt die differenzierte Palpation erleichtert (Abb. 107).

Behandlung

Das Aufstellen der Beine zur Entspannung des langen geraden Bauchmuskels ist zugleich der erste Behandlungsschritt für die paraumbilikale Zone der sakrospinalen Muskelgruppe.

Im zweiten Schritt führen wir unter laufender Palpationskontrolle die Knie des Patienten in Richtung Brust. Die richtige Winkelstellung zeigt sich durch die optimale Entspannung des Tastpunktes. Zur weiteren Feineinstellung der Zone für die sakrospinale Gruppe kann man analog zur Behandlung von Th12 eine leichte Seitneigung und Rotation der Beine anbieten (Abb. 108).

Für die Behandlung der Zone kranial der Symphyse können Sie die gleiche Technik wie für die Punkte neben dem Nabel nutzen.

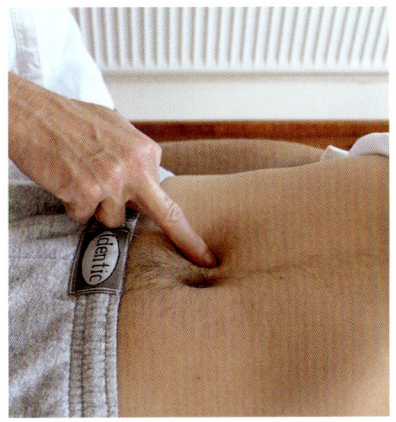

Abb. 107_Palpation des Punktes neben dem Nabel

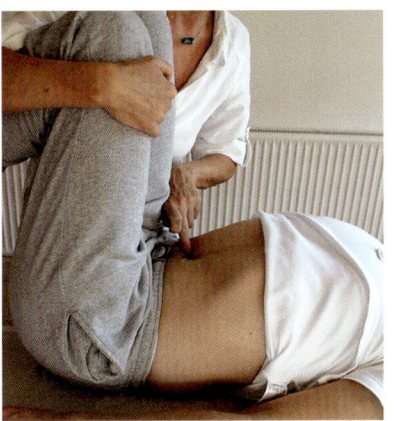

Abb. 108_Entlastung der paraumbilikalen Punkte

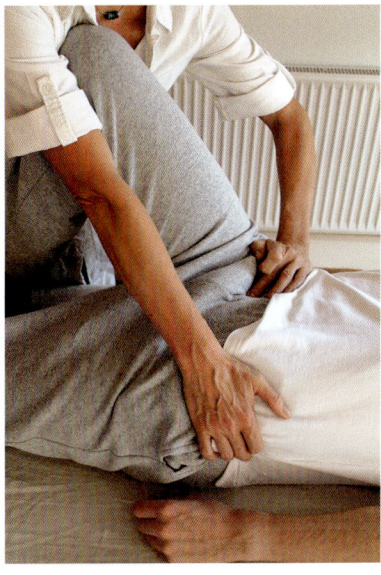

Abb. 109_Entlastung der suprapubischen Zone

Eine weitere Möglichkeit besteht darin, dass der Patient sein Bein auf der Seite, an der Sie stehen, aufstellt und entspannt gegen Sie lehnt. Mit dem Mittelfinger einer Hand palpieren Sie den neurolymphatischen Punkt am kranialen Rand des Schambeinastes neben der Symphyse. Mit der anderen Hand umgreifen Sie die Beckenschaufel der Gegenseite und ziehen diese unter Nutzung der Plastizität des Beckens sanft in Richtung Punkt, bis die Palpationszone etwas weicher und weniger druckdolent wird. So bauen Sie dem Tastfinger ein »Nest« in den myofaszialen Strukturen (Abb. 109).

Der Ansatz des M. rectus abdominis neben dem Xyphoid wird wieder mit passivem Beugen der angewinkelten Knie in Richtung Thorax entlastet. Zusätzlich können Sie durch das Heranziehen des gleichseitigen Rippenbogens in Richtung des Punktes eine Entlastung des palpierten Gewebes erreichen (Abb. 110).

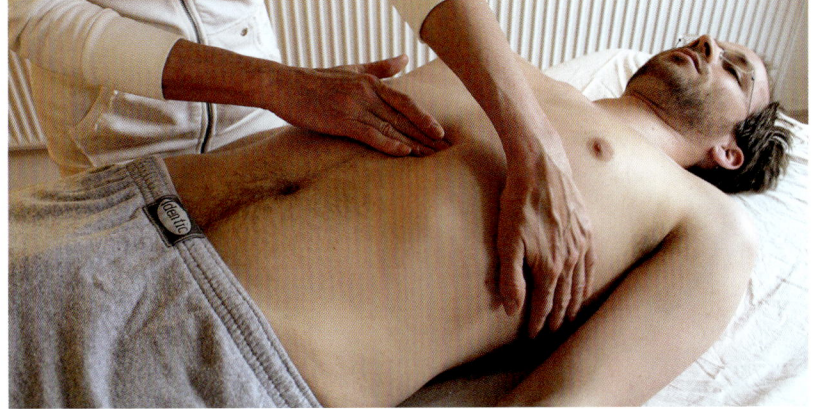

Abb. 110_Entlastung des kranialen Rectus-Ansatzes über den Rippenbogen

4.4
Dorsale Punkte der sakrospinalen Gruppe

Lage und Palpation

Die Punkte für die sakrospinale Muskelgruppe liegen beidseits dorsal über den Querfortsätzen von L2. Diese Punkte wirken gleichzeitig auf die schrägen Muskeln der Bauchdecke.

Eine Angabe von Kapandji (1992) bietet eine Erklärung für den dorsalen Punkt der sakrospinalen Gruppe. L3 ist der letzte Lendenwirbel mit deutlicher Beweglichkeit. L4 und L5 sind über Bänder und Faszien so fest mit dem Kreuzbein und den Beckenschaufeln verbunden, dass sie eine relativ starre Funktionseinheit mit geringer Restelastizität bilden. Da L3 und L2 am kaudalen Ende der deutlichen Beweglichkeit der Wirbelsäule liegen, ist im M. iliocostalis lumborum eine entsprechend hohe Rezeptorendichte zu erwarten, über die die Spannung der sakrospinalen Gruppe im engeren Sinne (siehe oben) gesteuert wird. Als Zweiter endet der M. iliocostalis thoracis mit seinen kaudalen Ansätzen an den Dornfortsätzen von L2 und L3. Die kranialen Ansätze liegen an den Dornfortsätzen der oberen und mittleren BWS. Die Umschaltzone von Ansatz und Ursprung des Muskels liegt etwa auf der Höhe von Th11 und Th12. Interessanterweise setzt der Muskelverbund der sakrospinalen Gruppe nicht an Th12 an.

Als weitere wahrscheinlich wirksame dorsale Zone für die sakrospinale Muskelgruppe können die kranialen Ansätze am Hinterhaupt lateral und unter den Trapeziusansätzen mit berücksichtigt werden.

Zum Auffinden des dorsalen Punktes orientieren Sie sich zunächst an der Darmbeinkammlinie. Sie läuft durch den Dornfortsatz von L4. Von hier aus kann der Dornfortsatz von L2 abgezählt werden. Die Querfortsätze von L2 liegen etwa auf Höhe des kaudalen Randes des Dornfortsatzes von L1. Mit dieser Höhenorientierung suchen Sie den lateralen Rand des M. erector trunci auf und palpieren von dort aus mit 45° in Richtung medial und ventral, bis Sie in der Tiefe auf die Zone stoßen, die bei positivem Befund sehr druckdolent ist (Abb. 111).

Behandlung

Wir palpieren die druckdolente Zone. Zur Entlastung wird die Gegenhüfte so weit angehoben und sanft in Richtung Punkt gezogen, bis die optimal mögliche Entspannung unter dem Monitorfinger eingestellt ist (Abb. 112).

Alternativ kann man versuchen, die dorsale Zone für die sakrospinale Gruppe in Seitlage analog zum M. quadratus lumborum zu behandeln (Abb. 113).

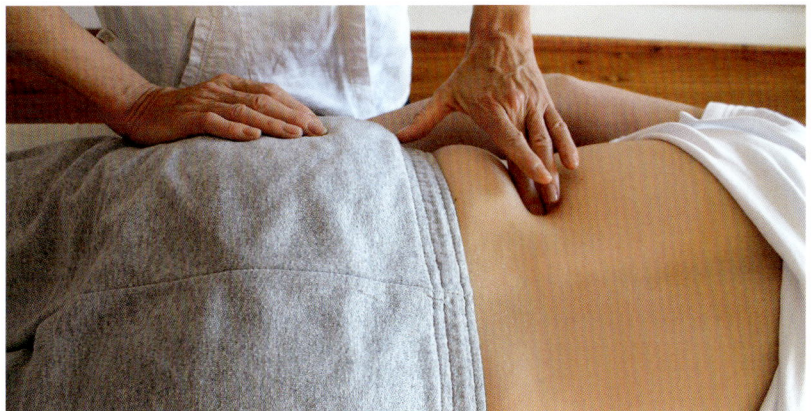

Abb. 111_Palpation der dorsalen Zone der sakrospinalen Gruppe in Bauchlage

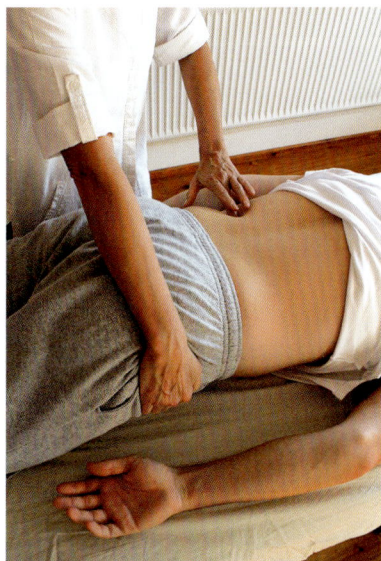

Abb. 112_Entlastung der dorsalen Zone der sakrospinalen Gruppe über die Gegenhüfte

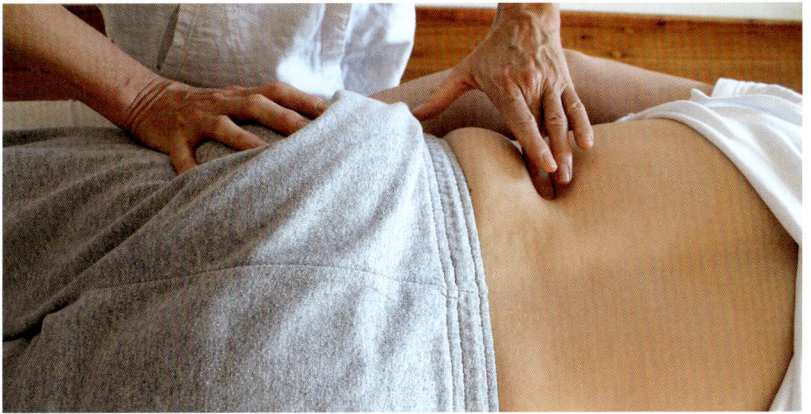

Abb. 113_Entlastung der dorsalen Zone der sakrospinalen Gruppe analog zum M. quadratus lumborum

Dorsale fasziale Strukturen / Lumbalaponeurose

Im Kapitel A_2 »Das ganz große Ganze« hatten wir bereits das Kontinuum der myofaszialen Strukturen als ununterbrochene funktionelle und anatomische Einheit kurz vorgestellt und auch die Biplastizität der Bindegewebe angesprochen.

Die nervalen und biochemischen Prozesse in der Matrix (siehe unten) sind eng mit der Starre und Elastizität unserer Bindegewebe verbunden. Neben der rein physikalischen Beschleunigung spielt für die Elastizität der Bindegewebe der Stress als emotionale und vegetative »Beschleunigung« eine maßgebliche Rolle.

In Zusammenhang mit Rückenschmerzen spielt die Lumbalfaszie mit ihrer Vernetzung in myofaszialen Ketten eine zentrale Rolle.

5.1
Anatomie und Physiologie der Bindegewebe und Faszien

Das Grundgerüst des Bindegewebes wird von Fibroblasten und Fibrozyten, Fasern bildenden Zellen, geschaffen. Vorwiegend die Fibroblasten produzieren die molekularen Bausteine, aus denen die straffen, wenig nachgebenden kollagenen Fasern und die sehr dehnbaren elastinhaltigen Fasern zusammengesetzt sind. In ihrem Zusammenspiel mit der Matrix realisieren beide Fasertypen miteinander die Festigkeit, die Elastizität und die bereits angesprochene Biplastizität der Bindegewebe (Abb. 114).

Neben den stationären Zellen des Bindegewebes, den Fibroblasten und Fibrozyten, spielen Zellarten eine wichtige Rolle, die durch das Bindegewebe wandern können. Sie nehmen Einfluss auf Entzündungsreaktionen und sorgen für die Immunkompetenz. Zu nennen sind die Mastzellen und die Lymphozyten.

Im Raum zwischen den Zellen münden freie Nervenendigungen. Sie fungieren einerseits als Rezeptoren

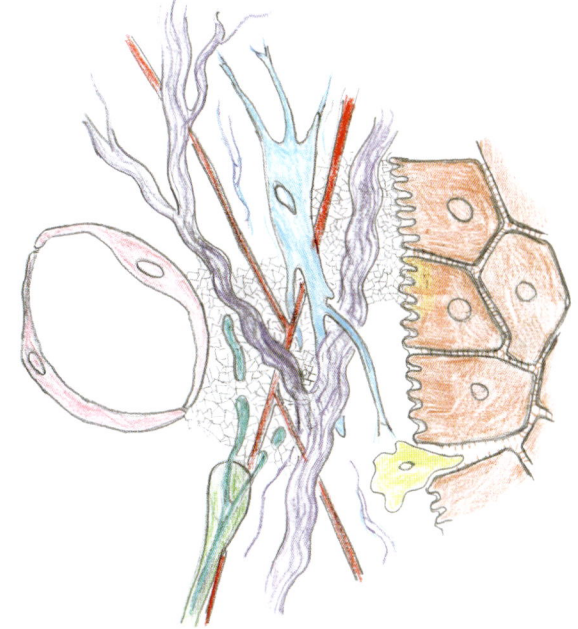

Abb. 114_Interstitieller Raum im vegetativen Grundsystem

und können andererseits über die Ausschüttung von Neurotransmittern Einfluss nehmen auf den Stoffwechsel des Bindegewebes und der Matrix. Zusätzlich zu den freien Nervenendigungen finden wir noch spezifisch geformte Rezeptoren, die Veränderungen der Tonusverhältnisse im Gewebe registrieren.

a) **Ruffini-Körperchen:** Sie adaptieren nur langsam (SA-Rezeptoren, »slowly adapting«). Die in der Haut befindlichen Ruffini-Körperchen zeigen nicht nur an, dass ein Gegenstand die Haut berührt, sondern auch, wie tief die Haut eingedrückt wird.

b) **Pacini-Körperchen:** Hierbei handelt es sich um schnelladaptierende Mechanorezeptoren. Weil sie den Übergang zwischen Stillstand und Bewegung oder Bewegung und Stillstand, nicht aber gleichförmige Bewegungen registrieren, sind sie besonders für die Wahrnehmung von Vibration geeignet.

Die Zellen des Bindegewebes liegen an und zwischen den spezifischen Organzellen – z.B. der Muskeln – und bilden die Hüll- und Grenzstrukturen aller Organe. Der Raum zwischen den kollagenen und elastinhaltigen Fasern des interstitiellen (= Raum zwischen den Zellen) Fasergeflechtes ist gefüllt mit der Grundsubstanz (Pischinger 1985) bzw. der Matrix, wie es in der neueren Nomenklatur heißt.

Mit einem vereinfachenden Bild können Sie sich den Zusammenhang von Fibroblasten und Matrixstruktur vor Augen führen. Der Fibroblast wäre dabei ein kräftiger Baumstamm, der sich in seine Hauptäste, die kollagenen und elastischen Fasern, verzweigt. Von den Hauptästen zweigen immer kleinere Zweige und Triebe ab. Je verzweigter die Struktur wird, desto zarter, biegsamer und »durchsafteter« werden die Abzweigungen. Die letzten Abzweigungen können Sie sich wie die Kolben des Sonnentaus mit ihren Aussprossungen vorstellen – hauchzarte, durchscheinende Austreibungen, die von klebrigem, fadenziehendem Sekret umgeben sind. Der Übergang von festen Geweben zu zäh fließenden Fäden, die andere Flüssigkeiten um sich herum binden und dabei deren Eigenschaften beeinflussen, vollzieht sich ganz allmählich ohne klare Grenzen. Zwischen den letzten Trieben haften schließlich noch zarte Netze, die an Spinnweben erinnern.

An den letzten, aus Hyaluronsäure gebildeten, fast schon molekularen Fasern setzen Proteoglukane (lange Eiweiß-Zucker-Moleküle) an. Die Proteoglukane und daran ansetzende langkettige Zuckermoleküle, u.a.

Glykopolysaccharide, schließen wie kleine Bäumchen oder nebeneinander aufgereihte Flaschenbürstchen die an den Fibroblastenfasern beginnende Verästelung ab (Abb. 115).

Diese Bürstchenstrukturen und die sie umgebende bzw. von ihnen gehaltene Flüssigkeit bilden die Matrix. Die Matrix ist die morphologische Grundlage für den Stoffaustausch im Zwischenzellraum. Hier entfalten Zellen wie Lymphozyten und Mastzellen ihre biochemischen Wirkungen.

An den Glykopolysacchariden lagern sich als elektrisch geladene Teilchen Wassermoleküle an. Das Wasser haftet in zweierlei Form an den Proteoglykan-Bäumchen. Es liegt in einzelnen Molekülen als Flüssigkeit und in Gruppen kleiner bis großer, relativ instabiler Makromoleküle in Gelform vor.

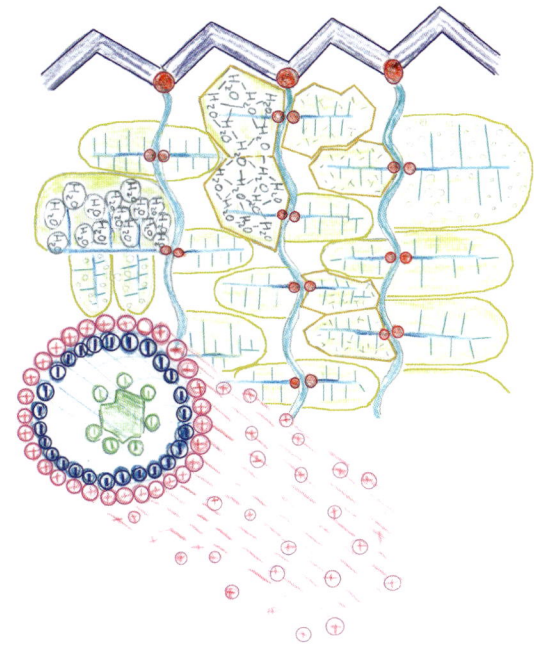

Abb. 115_Matrix nach Pischinger und Heine (2004)

Etwa die Hälfte der Wassermoleküle befindet sich in großen Molekülverbänden pseudokristallin im Gelzustand in der Grundsubstanz. In dieser Form können Wassermoleküle vermutlich Informationen speichern, andere Substanzen binden und so aus den biochemischen Prozessen entfernen. Diese Molekülverbände sind beteiligt an komplexen Regulationsmechanismen wie der Ausbildung passagerer Tunnelstrukturen, um einen geregelten und kontrollierten Stoffaustausch zwischen den Organzellen und den Gefäßen zu ermöglichen.

Pischinger (1985) hat nachgewiesen, dass über das Grundsystem eine Reizweiterleitung im Körper mittels biochemischer Prozesse nahezu ohne Zeitverzögerung und vor allem ohne Grenzen möglich ist. Eine Reizsetzung durch eine Elektrode am Unterarm führt nahezu zeitgleich zu nachweisbaren Reaktionen an einem Sensor am Bein.

Physikalische und biochemische Belastungen werden in der Matrix abgepuffert. Eine besondere Rolle für unser Wohlbefinden spielt der Säure-Basen-Haushalt. Der erschwerte Stoffaustausch in der Versorgungszufuhr und beim Abtransport von entsorgungspflichtigen Abbauprodukten mündet praktisch immer in einer Übersäuerung. Davon sind zunächst der Zwischenzellraum und schließlich die Zellen selbst betroffen. Die Übersäuerung führt zu erhöhter Entzündungsbereitschaft und einer erniedrigten Schmerzschwelle. In dieser Situation können schon relativ geringfügige Auslöser Rückenschmerzen hervorrufen. Der neutrale pH-Wert der Matrix wird u.a. bei saurem Milieu durch den Zerfall von Fibroblasten, bei alkalischem Milieu durch Vermehrung von Fibroblasten ausgeglichen (Bergsmann et al. 1984).

Als Folge der Azidose treten intra- und extrazelluläre Ödeme auf, die die Belastbarkeit des Gewebes reduzieren. Weitere Veränderungen sind amyloide Ablagerungen in der Matrix sowie an den Zellmembranen und hohe Spiegel von an Membranen und in der Matrix gebundenen bzw. aktivierten Entzündungsmediatoren (Histamin, Bradykinin etc.) zu nennen. Diese Tatsache hat klinische Konsequenzen hinsichtlich der Entzündungsbereitschaft und der Schmerzintensität.

Ebenfalls dem Grundsystem werden die Heine-Zylinder zugeordnet, geometrisch als Zylinder angeordnete Dipolmoleküle. Sie umhüllen feine Nervengefäßbündel, die die Faszien durchdringen, und reagieren auf elektromagnetische Schwingungen. Hier könnte das anatomische Substrat eines Informationsaustausches auf der bisher als energetisch bezeichneten Ebene zu finden sein.

Bindegewebe und Faszien sind reich an Chemo-, Thermo- und Mechanorezeptoren. Sie können Informationen in hoher Geschwindigkeit fortleiten. Sie bahnen und hemmen Bewegungen in Funktionsketten, reagieren auf biochemische, hormonelle, nervale, mechanische und elektrophysiologische Reize. Die Kontaktaufnahme mit dem Bindegewebe findet strukturell, dynamisch und energetisch statt.

5.2
Biomechanische Konsequenzen

Zwei- und dreidimensionale Festigkeit und Pufferwirkung

Die Zucker-Eiweiß-Verbindungen in der Matrix bilden hochviskose Faser- und Fadenkomplexe, die in alle Richtungen verform- und vernetzbar sind. Diese Eigenschaft setzt sich fort bis in Größenordnungen, die schon mit dem bloßen Auge erkennbar sind. Langevin und andere zeigten mit modernen mikroskopischen Aufnahmen an Lebenden die Plastizität, das fließende Verformen der feinen Gerüstfasern des Bindegewebes im Übergang von der mikroskopischen zur makroskopischen Ebene. Auf der DVD »Strolling under the Skin« des plastischen Chirurgen Jean Claude

Guimberteau (2010) können Sie die außergewöhnliche Verformbarkeit der lockeren Bindegewebe unter der Haut, zwischen Muskeln und Nervenscheiden eindrücklich miterleben. Diese Plastizität beruht darauf, dass die feinen Bindegewebsfasern sich fließend teilen, neue Verbindungen eingehen, sich wieder miteinander verknüpfen und zu dickeren Strängen verschmelzen können. Funktionsabhängig richtet sich das feine Zwischenzellgewebe aus, verdichtet und lockert sich. Je nach Zug- und Druckbelastung verändern sich die Lage und örtliche Dichte der Fasern auf mikroskopischer und auch auf makroskopischer Ebene. Anhaltende Inanspruchnahme führt langfristig zu ausgeprägten morphologischen Veränderungen.

Eine Zugeinwirkung kann straff und geometrisch klar definiert über ein Band auf eine andere Struktur weitergeleitet werden, z.B. vom medialen Schulterblattrand über die Supraspinatussehne nach distal des Oberarmkopfes. Druck- und Zugkräfte können zum anderen über vielfältige, räumlich weit verzweigte Fasern auf ein großes Raumvolumen übertragen werden (van den Berg 2005, van der Wal 2009). Das verhindert übermäßigen punktuellen Zugstress. Aus beiden Situationen ergeben sich ganz unterschiedliche mechanische Wirkungsanforderungen und Belastungsfolgen. Bei der Behandlung von Insertionstendopathien kann die Einbeziehung größerer benachbarter Areale jenseits der Ansatzstelle einer Sehne im engsten Sinn zu einer deutlichen Entlastung des Sehnenansatzes führen. Die Federungselastizität der Umgebung kann wieder die Kraftspitzen abpuffern, die auf den Sehnenansatz einwirken.

Die Kraftverteilung über Fasergewebe ist auch für Druck- oder Schlagbelastungen klinisch relevant. Die Fasernetze verteilen die Aufprallenergie ähnlich den Fangnetzen von Zirkusartisten.

Die Biplastizität des Bindegewebes mit wahlweise der Eigenschaft einer fließenden Elastizität oder einer straffen Spannung am selben Ort ist ein zentrales Element der Therapieplanung.

Bindegewebe verbinden die Organzellen in den organspezifischen Strukturen. Sie geben den Organen und damit auch den Muskeln ihre Form. Aus den Fasernetzen entstehen Organhüllen, Faszien und Bänder. Die Grenzen der Faszien sind dort, wo sie flächig mit anderen Geweben verbunden sind, nicht genau zu definieren. In der Praxis ist darum das Bindegewebe nicht von der Muskulatur zu trennen. Jeder, der schon einmal versucht hat, alle Faszien aus einem Fleischstück zu entfernen, weiß, dass das Fleisch dabei immer mehr einer formlosen Masse zu ähneln beginnt. Wegen der engen wechselseitigen Beziehungen von Organzellen, Matrix und Bindegewebe kann die Bedeutung des Bindegewebes gar nicht hoch genug geschätzt werden. So ist der Beginn jeder Wundheilung primär eine Leistung des Bindegewebes und erst dann ein Frage der Regeneration von Epithel- und anderen Organzellen.

Biomechanische Funktionseinheit

Wenn wir einen Muskel behandeln wollen, lohnt es sich, sich vor Augen zu halten, dass wir immer mit einer myofaszialen Einheit arbeiten, die über ihre bindegewebigen Anteile mit den Nachbarmuskeln und weiteren Organen eng verbunden ist. Für die Behandlung gilt es zu bedenken, dass ein großer Teil der Mechanorezeptoren fest mit bindegewebigen Faserstrukturen verbunden ist. In der Funktionseinheit einer Muskel-Faszien-Kette sind alle Einzelelemente der gesamten Funktionseinheit in ihrem Tonus aufeinander abgestimmt. Eine rein lokale Entspannung kann von der Funktionseinheit als störender Tonusverlust registriert werden. In der Gegenregulation wird der von uns behandelte Muskel in diesem Fall rasch wieder den alten Hartspann aufweisen. Bessere Ergebnisse sind zu erwarten, wenn die Funktionsgleichgewichte der Kette, der Agonisten und Antagonisten berücksichtigt werden. Wenn ein Muskel sehr schwer zu behandeln ist (hohe Empfindlichkeit, oberflächliche Verletzung etc.), können wir über die Nachbarmuskeln in einer Funktionskette und über Kontaktpunkte an den Sehnen und Faszienansätzen therapeutisch indirekt auf das eigentliche »Muskelzielgewebe« einwirken.

Die Einbeziehung von Funktionsketten ist meist effektiver als eine reine Lokalbehandlung.

Biplastizität

In seinem Buch »Faszien« beschreibt Paoletti (2001) die Biplastizität als besondere Eigenschaft des Bindegewebes. Die Biplastizität verbindet eine hohe Plastizität unter gelassenen und kontrollierten, langsamen Bewegungen mit hoher Straffung und Verfestigung des Fasergewebes sowie der Matrix unter Beschleunigung und Stress. Aus dem Alltag ist Ihnen dieses Phänomen wohl vertraut. Eine ausholende Bewegung des Armes kann in ihrem Winkelausmaß viel weiter geführt werden, wenn die Bewegung weich und gelassen ausgeführt wird. Demgegenüber ist bei raschen, abrupten Bewegungen mit hoher Beschleunigung das Winkelmaß deutlich eingeschränkt. Es geht bei der Biplastizität weniger um das Wechselspiel von elastischen und kollagenen Fasern als vielmehr um die Regulationsvorgänge auf der Ebene der Matrix. Unter Einwirkung hoher Beschleunigung wirkt eine zähe Flüssigkeit hart und fest, wogegen sie unter langsamen Bewegungen weich und nachgiebig reagiert. Interessanterweise wirken Disstressreize wie Schmerz, Angst, Unsicherheit und Unbehagen auf das Bewegungsmaß ähnlich wie die physikalische Beschleunigung. Neben dem unwillkürlichen Abwehrhartspann der Muskeln wird das Muskel- und Zwischenzellgewebe selbst unter Stress starrer. Biplastizität ist nicht nur eine Frage der physikalischen Eigenschaften der Matrix, sondern auch eine Frage ihrer rasanten biochemischen Veränderungen unter dem Einfluss neurovegetativer und physikalischer Schwingungsreize.

Die Berücksichtigung der Biplastizität ist für den Erfolg jeder Körpertherapie von größter Bedeutung, weil das Timing, die gewählte Geschwindigkeit, ein Maßstab für die optimale Reizqualität ist. Sobald das Gewebe steif zu werden beginnt, ist die therapeutische Reizsetzung wahrscheinlich zu intensiv. Sie wird vom Organismus als potenzielle Gefahr registriert. Der Reiz wird jetzt nozizeptiv wahrgenommen und entsprechend verarbeitet.

Vergessen Sie nicht: Auch eine abrupte Annäherung oder eine für den Patienten subjektiv zu intime körperliche Nähe des Therapeuten führt zu einer globalen Tonuserhöhung und Verriegelung des myofaszialen Gewebes des Patienten.

Das Erklärungsmodell des Sicherheitsgurtes von Michaela Wiese für Kursteilnehmer und Patienten:
»Lassen Sie mich Ihnen die Biplastizität am Beispiel des Sicherheitsgurtes erklären. Wenn wir mit hoher Geschwindigkeit am Sicherheitsgurt eines PKW ziehen, wird er schlagartig einrasten und jede weitere Bewegung verhindern. In dieser Position verweilt er unbeschränkte Zeit, solange wir nicht mit der Zugspannung nachgeben. Wenn wir den Gurt wieder etwas einrollen lassen und uns dann langsam erneut gegen den Gurt bewegen, kann dieser nachgeben, und wir behalten die gewünschte Bewegungsfreiheit. Wie der Sicherheitgurt kann unser Bindegewebe die Widerstandsstarre im Gewebe über sehr lange Zeit aufrechterhalten. Erst wenn wir der Spannung im Gewebe Raum geben, wenn wir es in die freie und angenehme Richtung bewegen, gewinnt es seine Plastizität zurück.«

Elastizität und Kraftverteilung

Eine ungehinderte Verkürzung und das Längerwerden einer myofaszialen Einheit, sei es ein Muskel oder eine Muskelgruppe mit den zugehörigen Faszien und Sehnen, sind abhängig von dem Bewegungsraum, den die umhüllenden oder parallel angeordneten Bindegewebe zulassen. Das gilt nicht nur für kräftige Faszien, wie wir sie im Lendenbereich an und über den Rückenstreckern finden. Der notwendige Bewegungsraum wird im ersten Schritt morphologisch dadurch gewährleistet, dass die faszialen Strukturen als Ganzes ohne Vorspannung leicht gewellt vorliegen. Die Faserstrukturen in den Faszien selbst weisen eine ähnliche Struktur hinsichtlich des Zusammenspiels der kollagenen und elastischen Fasern auf. Im entspannten Zustand liegen die kollagenen Fasern in einer gewellten oder gefältelten Anordnung vor. Bündel von elastischen Fasern begleiten die kollagenen Fasern (Abb. 116). Technisch wird diese Lösung in Textilien imitiert, zu deren Herstellung Fäden genutzt werden, deren elastische Kernfaser mit kaum dehnbaren Baumwollfäden umwickelt ist. So behält der Stoff seine Form und Festigkeit und ist zugleich dehnbar.

Während die elastischen Fasern bis auf die dreifache Länge gedehnt werden können (300 %), beträgt die Dehnbarkeit der kollagenen Fasern nur knapp 10 % der Ursprungslänge. Der Dehnungswiderstand der elastischen Fasern nimmt mit zunehmender Dehnung zu. Am Ende der Dehnfähigkeit beträgt die Reißfestigkeit kollagener Fasern in Versuchen mit anatomischen Präparaten 6 kp pro Quadratmillimeter (Schleip et al. 2012). Bei elastischen Fasern liegt die Reißfestigkeit sogar bei 18 kp pro Quadratmillimeter (van den Berg 2012). Im lebenden Organismus könnte die Belastbarkeit der jeweiligen Fasertypen noch höher liegen.

Aus der anatomischen Anordnung und der Reißfestigkeit der Fasern könnte man theoretisch folgende Abfolge unter Dehnung von Bindegeweben ableiten: Zu Beginn der Zugspannung übernehmen überwiegend die elastischen Fasern das Abbremsen und die fließende Übertragung von Zugspannungen. Je ausgeprägter die Längenzunahme wird, desto mehr wächst der Widerstand der elastischen Fasern. Gleichzeitig erschöpfen sich die Längenreserven der wellig angeordneten kollagenen Fasern. Sie kommen in eine zunehmende Streckung und nutzen zuletzt die ihnen innewohnenden Elastizitätsreserven, bis das Bindegewebe schließlich seine maximale anatomische Längengrenze erreicht hat (Abb. 117).

In Wirklichkeit dürften die Verhältnisse weit komplexer sein. Im Zusammenspiel mit der Muskulatur können auf Teilstrecken der möglichen Längenzunahme einer myofaszialen Einheit Fixierungen mit hohem

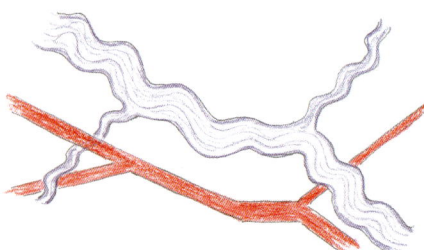

Abb. 116_Kollagene und elastische Fasern in Entspannung – idealisierte Modelldarstellung

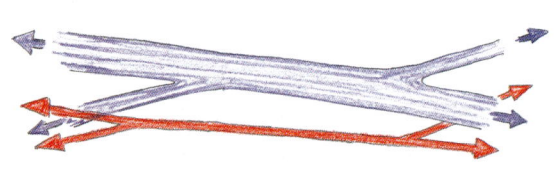

Abb. 117_Kollagene und elastische Fasern unter Längsspannung – idealisierte Modelldarstellung

Haltewiderstand realisiert werden, obwohl weder elastische noch kollagene Fasern am Ende ihrer passiven Bewegungsmöglichkeiten wären. Welchen Einfluss die Matrix auf das Bewegungsausmaß nimmt und wie sie es mitbestimmt, ist erst in Ansätzen geklärt (Schleip 1997).

Eines dürfte allerdings sicher sein: Im Gegensatz zu mancher vertrauten anatomischen Vorstellung werden Kräfte nicht nur von Ansatzpunkt zu Ansatzpunkt eines Muskels übertragen. An den Ankerpunkten verteilen sich die Kräfte dreidimensional in der Umgebung. Auch im Muskelverlauf finden wir bisher wenig beachtete Kraftverteilungen auf umgebende Strukturen, die aufgrund der anatomischen Querverbindungen durch die Fasern des Bindegewebes einleuchtend sind.

5.3.
Lumbalaponeurose

Als Aponeurose – auf Deutsch »Sehnenplatte« – bezeichnet man flächige oder platte Strukturen aus Bindegewebe, die u.a. als sehniger Ansatz eines Muskels oder mehrerer Muskeln und/oder als Verlängerung der Muskelendsehnen betrachtet werden können. In aktuellen anatomischen Lehrbüchern wie dem »Prometheus LernAtlas der Anatomie des Bewegungsapparates« (Schünke et al. 2012) wird für die Lumbalaponeurose annähernd synonym der Begriff »Thorakolumbalfaszie« benutzt. Wir ziehen den Begriff »Lumbalaponeurose« vor. Die Lumbalaponeurose bildet mit ihren verschiedenen Schichten/Ebenen einen Teil der Hüllstruktur für die kaudale autochtone Rückenmuskulatur, einen Ansatzpunkt für die sakrospinale Gruppe, den M. latissimus dorsi und die quere und schräge Bauchmuskulatur. Gleichzeitig ist die Lumbalaponeurose als Gegenanker eingebunden in die myofasziale Kraftübertragung vom lateralen Oberschenkel und den Glutei auf den sakralen und lumbalen Bandapparat (Hoheisel et al. 2012).

Die Lumbalaponeurose erstreckt sich von den oberen Lendenwirbelkörpern bis zur Spitze des Sakrums. Sie ist das Übertragungsmedium der Kräfte in der Längsachse vom Thorax zur Glutealregion, in der Transversalachse zwischen der Bauch- und tiefen Rumpfmuskulatur beider Seiten und in der Diagonalen vom M. latissimus dorsi einer Seite zu den Glutei der Gegenseite. Die Fasern, die in ihrem Verlauf die unterschiedlichen Zugkräfte übertragen, überkreuzen sich mehrfach in vielen Schichten und sind eng miteinander verwoben. Der Begriff »Lumbalaponeurose« erscheint für den beschriebenen Funktionskomplex in der Praxis geeigne-

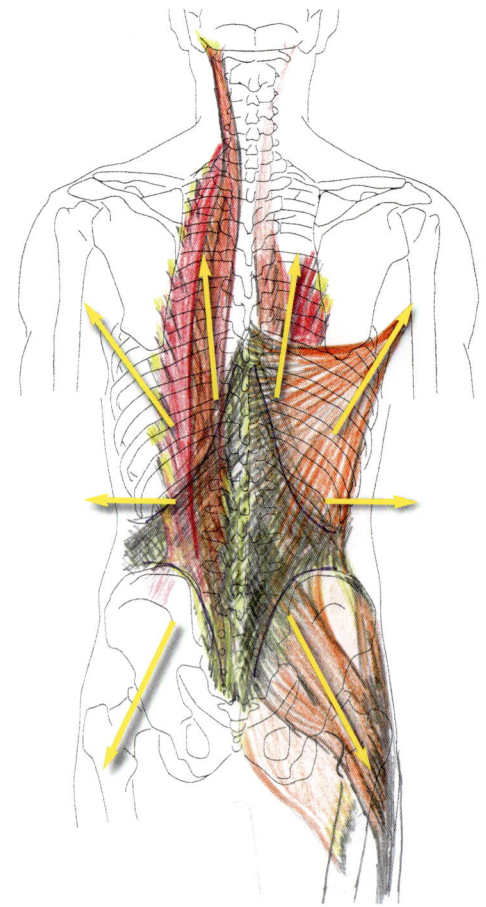

Abb. 118_Hauptkraftvektoren, die auf die Lumbalaponeurose einwirken

ter als der Begriff »Fascia thoracolumbalis«, da dieses Wort den Fokus unwillkürlich auf die kranialen Anteile der ansetzenden Muskeln lenkt. Begriffe leiten unser Handeln. »Lumbalaponeurose« lenkt unsere Aufmerksamkeit eindeutig auf die kaudale Lage und die Funktion der betreffenden Bindegewebe (Abb. 118).

Eine ungehinderte Beweglichkeit und eine ausreichende Belastungsstabilität sind in hohem Maße abhängig von den beteiligten Bindegeweben. Die kräftige und derbe anatomische Ausgestaltung der sehr kräftigen Lumbalaponeurose ist ein direktes Zeichen ihrer Bedeutung für die Statik und Dynamik unseres Körpers. Die notwendige Beweglichkeit wird gewährleistet durch die Gleitfähigkeit intern und gegenüber benachbarten Strukturen und durch die leicht gewellte Anordnung der faszialen Strukturen in entspannter Position ohne Vorspannung. Wie oben beschrieben, weisen auch die Faserstrukturen der Lumbalaponeurose auf makroskopischer und mikroskopischer Ebene eine gewellte oder in kleinen Falten liegende Anordnung auf.

Die Vorgänge der Kraftübertragung, Spannungsaufnahme und des elastischen Federns werfen allerdings weiterhin viele ungeklärte Fragen auf.

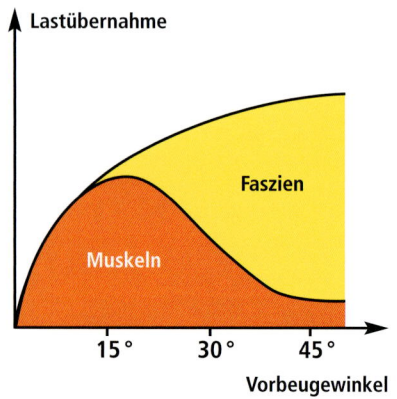

Abb. 119_Kraftentwicklung in Rückenmuskulatur und Lumbalfaszien beim Bücken

Welche Bedeutung haben diese biomechanischen Voraussetzungen für die Lumbalaponeurose und die Erektorengruppe? Nach einer elektromyografischen Untersuchung von Callaghan und Dunk (2002) sichern wir unsere Haltungsstabilität beim Vorbeugen bis zu einer Neigung von ca. 30° vorwiegend mithilfe der lumbalen Rückenmuskulatur. Mit zunehmender Vorbeuge und der Aufspannung der Lumbalaponeurose – die Falten werden zunehmend glatt gestreckt – übernehmen zunächst Fasern der Lumbalaponeurose einen Teil der Haltearbeit (Langevin et al. 2009). Im Zusammenspiel von Muskulatur und elastischen Fasern erfolgt die weitere kontrollierte Vorbeugung. Der wachsende Widerstand der elastischen Fasern und die fortlaufende Streckung der kollagenen Fasern sorgen für die notwendige Haltespannung. Die aktive Muskelarbeit tritt bei zunehmender Vorbeuge lumbal relativ in den Hintergrund (Abb. 119). Die maximale muskuläre Inanspruchnahme liegt nach Gracovetsky (2007) bei etwa 15° Vorbeuge. Bei knapp unter 30° Vorbeuge übernehmen Muskeln und Faszien etwa zu gleichen Teilen die Haltearbeit. Ab 45° Vorbeuge erfolgt nur noch etwa ein Zehntel der Haltearbeit über die Rückenmuskulatur (Abb. 120, Abb. 121). Die Kraftverteilung und -pufferung über die lumbalen Faszien spielt eine große Rolle für die Belastbarkeit des Rückens (Leinonen 2003, Myers 2010, Panjabi 2006). Große operative Eingriffe lumbal mit Verletzung der Lumbalaponeurose erschweren die Rehabilitation und Wiederherstellung der Belastbarkeit anhaltend (Gracovetsky 2007). In starker Vorbeuge hängen wir lumbal zum Großteil passiv, ohne Muskelarbeit zu verrichten, in unseren Bändern und Faszien. Die thorakalen Fasern der Erektorengruppe sind dabei gleichzeitig elektromyografisch vermehrt aktiv (McGill und Kippers 1994).

Die Wechselbeziehungen von Beweglichkeit und Festigkeit, von Beschleunigungsstarre und Elastizität stellt uns bei lumbalen Beschwerden vor die Aufgabe, differenzierte Therapien und Übungsprogramme zu entwerfen, die die Rolle der Plastizität, des Tempos und der situativen Anspannung berücksichtigen. Es macht einen großen Unterschied, ob wir eine Aktivierung der Rücken- und Rumpfmuskulatur unserer Patienten wünschen, die dreidimensionale Koordination der Muskelkräfte unterstützen oder vorrangig die Verbesserung der Elastizität und Plastizität der lumbalen Faszien vor Augen haben.

5.4
Vernetzung der Lumbalfaszie in myofaszialen Ketten

In vielen anatomischen Abbildungen wird die Lumbalaponeurose nicht unter Berücksichtigung ihrer Funktionsaufgaben in mehreren Schichten dargestellt. In diesen Abbildungen sind die Bindegewebsstrukturen etwas idealisiert in ihrem Bezug zu den Verbindungen zwischen den jeweils ansetzenden Muskeln oder Knochen eingezeichnet. In der Realität handelt es sich um ein kräftig ausgebildetes Fasergeflecht, das nur mit Verletzung bzw. Entfernung von Faseranteilen in »Schichten« präpariert werden kann. Die Fasern übertragen, wie oben beschrieben, funktionsabhängig alle auf die Lumbalaponeurose einwirkenden Kräfte auf die jeweils betroffenen bzw. verbundenen Strukturen (siehe Abb. 118). Kräfte werden nach kranial auf die Erektoren und kaudal in Richtung der Mm. glutei, nach lateral auf die Bauchmuskulatur und nach medial auf die Bandstrukturen der Mittellinie, vom Periost und den in der Tiefe gelegenen Muskeln auf oberflächliche Strukturen übertragen. Je nach Bewegungs- oder Stabilisierungsanforderung erfolgt die Kraftübertragung sehr variabel.

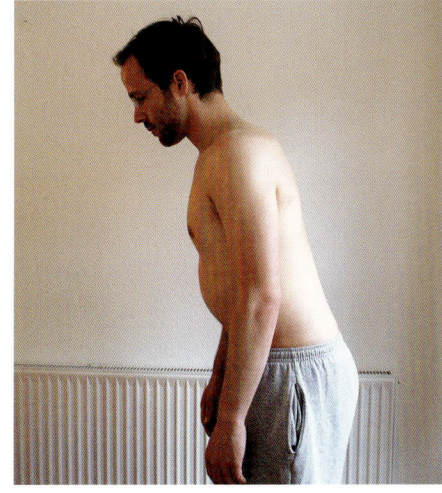

Abb. 120_ Ausgewogene Haltearbeit durch Faszien und Muskeln bei knapp 30° Vorbeuge (s. Abb. 119)

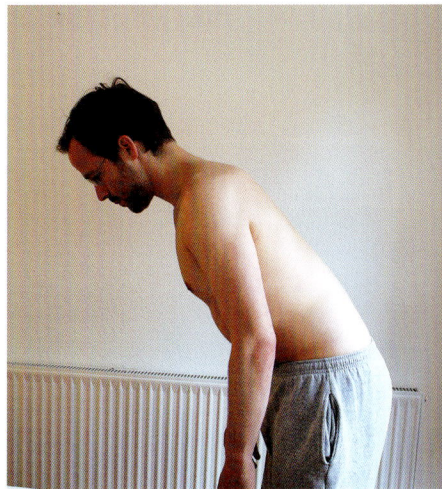

Abb. 121_Überwiegen der faszialen Haltearbeit bei 45° und mehr Vorbeuge

5.5
Untersuchung und manuelle Behandlung

Verschieblichkeit der Haut gegenüber der Lumbalaponeurose

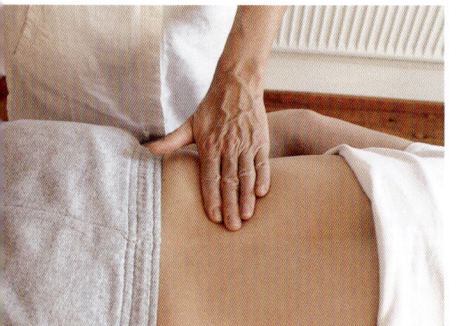

Abb. 122_Verschiebungsrichtungen von Haut und Unterhaut gegenüber der Lumbalaponeurose

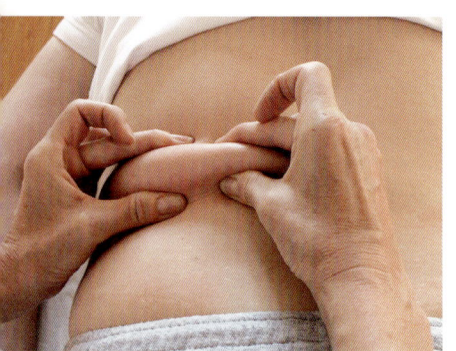

Abb. 123_Kiblerfalte

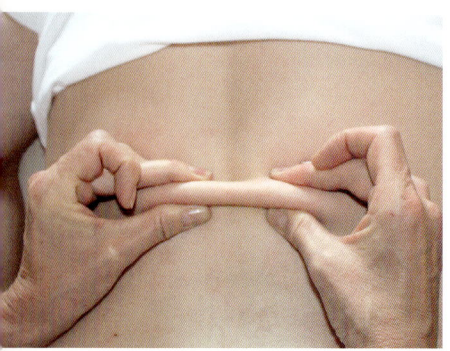

Abb. 124_Individuell auffallend dünner Hautfaltenabschnitt

Aus der Bindegewebsmassage wissen wir um die Bedeutung der Verschieblichkeit der Unterhaut gegenüber der Oberflächenfaszie – in unserem Fall speziell der Lumbalaponeurose. Eine gute Verschieblichkeit gilt als physiologischer Befund. Ein Verbacken von Haut und Faszie bzw. eine erschwerte Abhebbarkeit der Haut kann als Zeichen einer segmentalreflektorischen Belastung und/oder einer lokalen Azidose gewertet werden. Über den zentralen Anteilen der Lumbalaponeurose bei L4 und L5 liegen die Dermatome von Th11 bis L1. Bewegungsabhängige Schmerzprojektionen in dieses Gebiet, eigentlich alle bewegungsabhängigen Lumbalgien, sollten an Th12-Belastungen als häufigste Mitursache denken lassen.

Segmentalreflektorisch besteht in diesem Gebiet zugleich eine Zuordnung zum Dickdarm. Mechanische Belastungen durch Verklebungen und die häufig vorzufindende lokale Azidose steigern die Schmerzwahrnehmung und schränken die Beweglichkeit ein. Die faszialen Strukturen werden unter diesen Bedingungen zugleich immer starrer.

Zur Untersuchung können wir die Haut und Unterhaut gegenüber der Oberflächenfaszie in alle möglichen Richtungen verschieben – nach kranial und kaudal, nach lateral und medial, in der Diagonalen und in der Rechts- und Linksrotation (Abb. 122).

Eine zweite Möglichkeit ist die Untersuchung mithilfe der Kiblerfalte. Dafür greifen wir mit einem Spangengriff mit den Daumen und den Zeige- und Mittelfingern beider Hände auf der Höhe des Beckenkamms beidseits der Dornfortsatzreihe eine Hautfalte und heben sie dann leicht an. Anschließend rollen wir die Falte mit dem Schub der Daumen und unter Nachgreifen der anderen Finger langsam nach kranial (Abb. 123).

Beachten Sie besonders Unterschiede in der Anhaftung am Untergrund und die Schichtdicke der Falte. Sollte die Hautfalte plötzlich sehr dünn werden im Vergleich zur sonstigen Hautstärke, so hat sich die Verschiebegrenze geändert. Das Abheben erfolgt jetzt zwischen Haut und Unterhaut. Dieser Befund ist als Kompensation und damit als Belastungszeichen zu werten. Die dünne Hautfalte tritt am häufigsten direkt über der Dornfortsatzlinie auf, wobei die davon betroffenen Patienten mehrheitlich in der Vorgeschichte mit Rückenschmerzen zu kämpfen hatten (Abb. 124).

Sehr viel häufiger ist der Befund einer kaum abhebbaren Haut oder auffällig dicker Falten (Abb. 125 Abb. 126), die bei mehrfachem Abrollen zunehmend schmerzhaft reagieren. Dieser Befund gilt als Zeichen einer lokalen Aziodose und auch einer segmentalreflektorischen Belastung vonseiten des Dickdarms und der Organe des kleinen Beckens.

Elastizität und Verschieblichkeit der Lumbalfaszie

Im Tiefenkontakt können wir lokal mit den Fingerbeeren die Elastizität, den Tonus und die Verschieblichkeit der jeweilig kontaktierten Anteile der Lumbalfaszie prüfen. Wenn wir uns ein Bild von den Spannungsverhältnissen größerer Faszienpartien machen wollen, legen wir die Hände flächig auf die Haut auf. Mit der Vorstellung, sich durch die Oberfläche in die Tiefe sinken zu lassen, warten wir unter geringem Palpationsdruck, indem wir nur das Eigengewicht der Hände auflegen, bis sich ein Kontaktgefühl mit der Lumbalfaszie einstellt. Wir »docken« uns gedanklich mit unserer Vorstellung jetzt an die Faszie an. Dabei hilft die Vorstellung, dass die Hände wie Magnete an einer dünnen Metallplatte anhaften oder sich mit einem Klebstoff, der langsam fest wird, mit der Faszie verbinden. Auf diese Weise wird die Behandlung der Lumbalaponeurose möglich, ohne dass die darüberliegende Haut noch eine größere Rolle spielt.

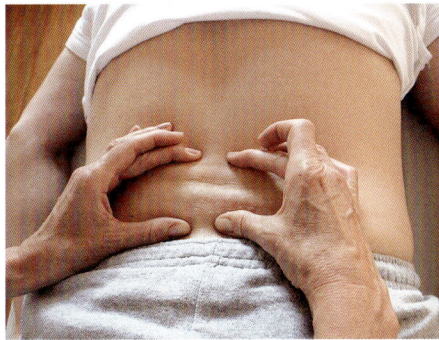

Abb. 125_Nicht abhebbare Haut

Unter dem mental fokussiert gehaltenen »Andocken« mobilisieren wir die Lumbalfaszie in größeren oder kleineren Abschnitten in mehreren Richtungen zur Prüfung der allgemeinen Beweglichkeit und Elastizität und um die angenehmste Bewegungsrichtung herauszufinden. Über die physiologischen Grundlagen dieses Andockens ist bisher kaum etwas bekannt. Die Praxisrelevanz einer fokussierten Kontaktaufnahme ist vielen Therapeuten dagegen aus dem Arbeitsalltag vertraut. Im Kapitel B_7.7 »Atembehandlung« werden wir zu diesem Thema den erweiterten Begriff des Transsensus aus ortho-bionomischer Sicht besprechen.

Für die Interpretation der Befunde dieses Untersuchungsschrittes ist wichtig zu beobachten, ob die Aufnahme des Tiefenkontaktes und das Andocken an allen Kontaktstellen gleichermaßen problemlos gelingen. Ein mangelndes Kontaktgefühl mit den tieferen Schichten oder das Wegrutschen der Haut gegenüber der Lumbalfaszie, die ein Verschieben der Faszie selbst erschwert, sind ein Hinweis, dass die geprüften Faszienabschnitte einer erhöhten Stressbelastung ausgesetzt sind. Die Faszie verweigert sozusagen die Kontaktaufnahme und Kommunikation. Nach einer Behandlung der Haut und der kontaktbereiten umgebenden Faszienabschnitte verbessern sich häufig sowohl der Tiefenkontakt wie das Andocken.

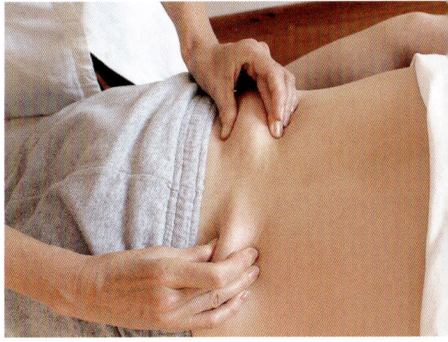

Abb. 126_Schwer abhebbare Haut mit dicker Falte

Aus der Praxis

Behandlungserfahrungen

Die manuelle Behandlung der Haut über der Faszie und der Lumbalaponeurose selbst wird von den Patienten meist als sehr wohltuend und entlastend empfunden. In Bauchlage den Rücken etwas freizumachen ist kaum jemandem peinlich. Die Teilnehmer der Seminare sind immer wieder erstaunt, wie viel leichter ihnen der Langsitz auf der Übungsliege fällt nach der kleinen und so wenig spektakulären »Verschiebebehandlung«.

Komplexer werden die Anforderungen bei der Betreuung von Patienten mit rezidivierenden oder chronischen Schmerzen, die deutliche lokale Befunde aufweisen. Wegen ihres Zusammenhangs mit den Verdauungsorganen und der lokalen Azidose ist die Behandlung der Lumbalaponeurose und der darüberliegenden BGM-Schichten regelmäßiger Therapiebaustein bei Vorliegen diffuser wandernder Myalgien oder einer Fibromyalgie. In diesen Fällen leiten wir unsere Patienten in der Selbstbehandlung mit Schröpfköpfen an. Dabei sollte man sich als Therapeut immer der Begleitreaktionen bewusst sein, die bei der Behandlung auftreten können, für den Patienten aber nichts mit seinen Schmerzen zu tun haben.

Eine schlanke, sportlich wirkende Patientin um die 50 Jahre begann während des Entstehungszeitraums dieses Buchs mit der Selbstbehandlung mit dem Schröpfkopf. Sie hatte lange Jahre in einer führenden Stellung in einem IT-Unternehmen gearbeitet, dazu Kinder großgezogen und war auch sonst keiner Belastung aus dem Weg gegangen. Jetzt reichte es ihr – nicht zuletzt wegen andauernder Myalgien im Schultergürtel und lumbal, häufiger Kopfschmerzen und allgemeiner Abgeschlagenheit.

Erster Effekt des Schröpfens: Durchfälle. *»Soll ich mich wegen des Durchfalls seit drei Wochen untersuchen lassen?«* »Nein, das ist nur eine Begleitreaktion und der Versuch Ihres Körpers, die Selbstreinigung zu beschleunigen.«

Zweiter Effekt der lumbalen Selbstbehandlung: *»Ich glaube, ich muss jetzt zum Hautarzt. Ich sehe zwar nichts, aber meine Arme und Beine jucken so, dass ich mich dauernd kratzen könnte.«* »Was machen der Stuhlgang und die Schmerzen?« »Der Stuhl ist immer noch sehr weich. Jetzt, wo Sie fragen: Ich habe deutlich weniger Kopfweh, und der Nacken und die Schulterpartie sind nicht mehr so verspannt. Kreuzweh habe ich immer noch, und das Schröpfen tut jetzt nach Wochen immer noch weh.« Ich konnte ihr erklären, dass der Juckreiz wahrscheinlich von der Histaminfreisetzung durch das Schröpfen käme und sie direkt nach dem Schröpfen mehr trinken müsse. *»Ach soooo …«* Sie versuchte es zu glauben. Die Besserung ihrer Symptomatik hatte sie sich erst durch das Gespräch so richtig bewusst gemacht.

Warum berichten wir Ihnen von dieser Erfahrung? Sie soll Ihnen Mut machen, Ihre Patienten beharrlich darin zu unterstützen, die Behandlung lumbal fortzusetzen. Dazu wollten wir auf zwei Reaktionsmöglichkeiten hinweisen – Veränderungen der Verdauung und Hautreaktionen –, an die man nicht ohne Weiteres denkt, wenn man sich mit den Rückenschmerzen seiner Patienten beschäftigt.

Flächige Mobilisation der Haut gegen die Lumbalfaszie

Einseitige Mobilisation der Haut

Bei der Behandlung von Einschränkungen bzw. deutlichen Unterschieden in der Verschieblichkeit der Haut über der Lumbalaponeurose beginnen wir in der Regel zunächst einseitig rechts oder links der Wirbelsäule. Je nach Befund und Größe der Hand des Therapeuten wird die Kontaktaufnahme mit den Fingerbeeren, den Fingerflächen oder der gesamten Handfläche erfolgen.

Die Mobilisation der Haut erfolgt zur Prüfung nach kranial und kaudal sowie nach medial und lateral. Ergänzend kann die Elastizität und Beweglichkeit bei Rotation des Hautabschnitts im und gegen den Uhrzeigersinn kontrolliert werden. Entscheidend für die Behandlung ist immer die Richtung, die von unserem Patienten als die angenehmste wahrgenommen wird. Diese halten wir einige Atemzüge lang am beginnenden Bewegungsanschlag. Gelegentlich wird man die Behandlungsposition auch länger halten, wenn sie vom Patienten als zunehmend wohltuend und entlastend wahrgenommen wird (Abb. 127).

Bei großflächigen Verbackungen kommt auch eine abgewandelte Technik infrage. Dazu spannen wir die Haut des zu behandelnden Areals leicht zwischen beiden Händen auf und bewegen jetzt die gesamte vorgespannte Hautzone in die bereits genannten Prüfrichtungen (Abb. 128). Die Behandlung erfolgt analog zur Behandlung mit den Fingerbeeren oder der Handfläche.

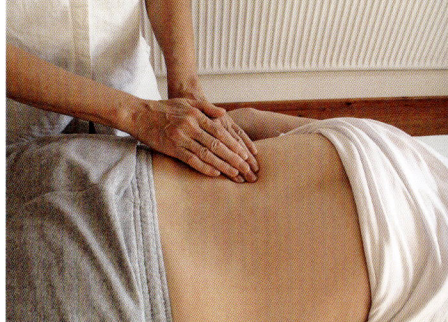

Abb. 127_Flächenmobilisation mit den Fingerbeeren einer Hand

Beidseitige Mobilisation der Haut

Die Wirbelsäule stellt mit ihrem dorsalen Längsband über den Dornfortsätzen zum einen einen Anker und zum anderen eine relative Trennlinie für die Lumbalaponeurose beider Seiten dar. Gleichzeitig werden die Kräfte, die auf die myofaszialen Strukturen einwirken, über diese Mittellinie hinweg fortgeleitet. Für die oberflächlichen Hautstrukturen gilt diese Kontinuität noch weit mehr. Die zirkuläre und schräge Verschieblichkeit der Haut auf dem gesamten Rumpf ist eine Voraussetzung für unsere uneingeschränkte Beweglichkeit. Nach wiederholten belastenden Krafteinwirkungen über die Mittellinie hinweg kann

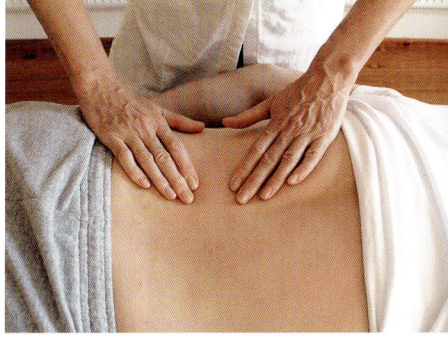

Abb. 128_Flächenmobilisation mit Vorspannung durch beide Hände

die gleichzeitige beidseitige Behandlung der Verschieblichkeit der Haut gegenüber der Oberflächenfaszie angezeigt sein. Verklebungen der Haut an der Oberflächenfaszie schränken die Beweglichkeit genauso ein, wie es ein falscher Abnäher in einem Kleidungsstück tun würde.

Die Behandlung erfolgt analog zur einseitigen Behandlung. Allerdings kommt in diesem Fall die Technik unter Vorspannung der Haut zwischen beiden Händen etwas häufiger zum Einsatz (Abb. 129).

Mobilisation kleiner Partien der Lumbalfaszie im Tiefenkontakt

Für die effektive Behandlung der Lumbalfaszie bedarf es in erster Linie der fokussierten Kontaktaufnahme mit der Faszie. Wenn das »Andocken« gelingt, wirkt die Behandlung intensiver. Im Vergleich zur Haut und Unterhaut ist das Ausmaß der Verschieblichkeit und Verformbarkeit der Lumbalaponeurose in kleinen Abschnitten und mehr noch als Ganzes deutlich weniger ausgeprägt. Die Bewegungsprüfung in die verschiedenen Richtungen und die Behandlung erfolgen analog zur Behandlung der Haut (Abb. 130). Bei der Tiefenmobilisation ist oft kaum eine Hautverschiebung zu sehen.

Sollten Sie bei der Befunderhebung den Eindruck einer Verschieblichkeit der Fasern der Lumbalfaszie um mehrere Zentimeter haben, empfehlen wir die nochmalige vergleichende Untersuchung der darüberliegenden Haut. Meist werden Sie bei erneuter genauer Kontrolle feststellen, dass die Haut über der Lumbalfaszie wegrutscht. Der Kontakt besteht dabei tatsächlich eher mit der Haut und der Unterhaut, und die Lumbalfaszie scheint sich dem Behandlungskontakt zu entziehen. Weitere Unterschiede sind neben der relativ geringeren Beweglichkeit der höhere Gewebetonus und der höhere Verschiebewiderstand der Lumbalfaszie selbst in die für den Patienten angenehme Richtung.

Mobilisation größerer Partien der Lumbalfaszie im Tiefenkontakt

Größere Flächen der Lumbalfaszie werden analog zu den kleinräumigen Kontaktzonen behandelt.

Bei der einhändigen wie bei der zweihändigen Kontaktaufnahme mit leichter Vorspannung des Gewebes kann man sich die autonome Mikrobewegung des Gewebes zunutze machen. Myofasziale Einheiten weisen

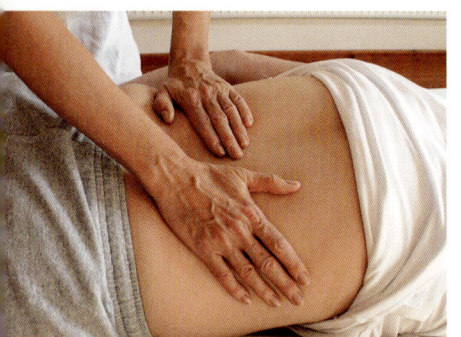

Abb. 129_ Zweihändige Flächenmobilisation über die Wirbelsäule hinweg

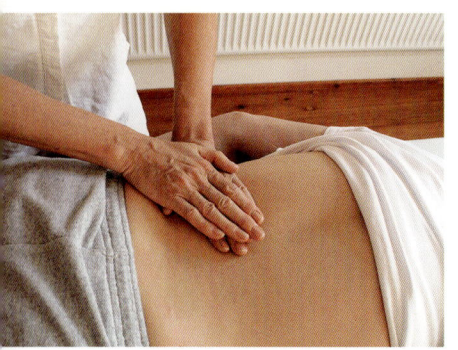

Abb. 130_ Mobilisation kleiner Areale der Lumbalfaszie ohne Hautverschiebung

spontane adaptive Eigenbewegungen, Kontraktionen und Dekontraktionen auf, die die Tonusregulation des Gewebes erleichtern. Wenn wir in Kontakt mit der Lumbalfaszie den Kontakteindruck entspannt auf uns wirken lassen, kann es zu diesen winzigen Mikrobewegungen kommen, die wir unterstützend begleiten. Diese Fokussierung der autonomen Mikrobewegung kann eine sehr positive Wirkung auf Trophik, Spannung und Elastizität des Gewebes ausüben.

Mobilisation der Lumbalfaszie unter Änderung des Punctum fixum

Neben der Behandlung in Bauchlage kann die Behandlung auch im Sitzen oder im Stehen erfolgen. In beiden Positionen ist eine Änderung des Punctum fixum möglich. Das eröffnet zusätzliche therapeutische Möglichkeiten. Bei der Änderung des Punctum fixum nimmt man als Therapeut wie immer zunächst Tiefenkontakt mit der Lumbalfaszie auf und dockt sich dort an. Anschließend fordern Sie Ihren Patienten auf, langsam gegen die fixierte Faszie eine leichte Links- und Rechtsrotation oder eine entsprechende Seitneigung durchzuführen. Dabei definiert er die ihm angenehmste Bewegungsrichtung.

Der Patient bewegt sich so weit in die von ihm bevorzugte Bewegungsrichtung, bis ein sanfter Bewegungsanschlag an der kontaktierten Faszienregion spürbar wird. In dieser Position verweilt der Patient einige Atemzüge lang. Anschließend können Sie die Bewegungen unter gehaltener Lumbalaponeurose nochmals prüfen (Abb. 131, Abb. 132).

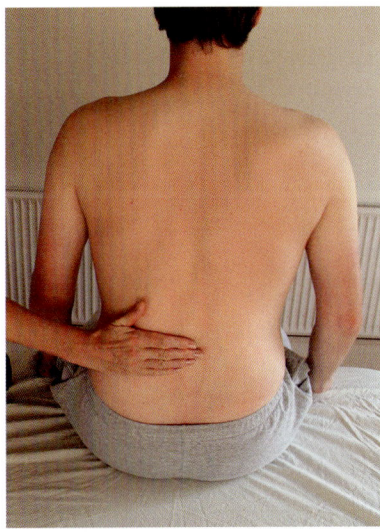

Abb. 131_Mobilisation unter Änderung des Punctum fixum – 1

Nabelsynchronisation nach Kermani

Khalil Kermani berichtete 2006 von seinen positiven Erfahrungen mit der von ihm so bezeichneten Nabelsynchronisation bei lumbalen Schmerzsyndromen. Hierbei kann man den Nabel als ventralen faszialen Ankerpunkt der Rumpfwand für die Behandlung der myofaszialen Spannungsverhältnisse dorsal nutzen. Eigene Erfahrungen bestätigen positive Wirkungen der Technik Kermanis. Die Behandlung kann durch den Therapeuten und als Selbstbehandlung erfolgen. Der Fremdreiz dürfte in der Regel die intensivere Wirkung aufweisen.

Die Behandlung erfolgt in Rückenlage. Als Erstes legen Sie eine Hand kranial des Beckenkammes in die Flanke des Patienten. Der Daumen ruht auf der vorderen kaudalen Bauchmuskulatur, die Handspange und Handfläche nehmen lateral am Rumpf Kontakt auf, während die Finger-

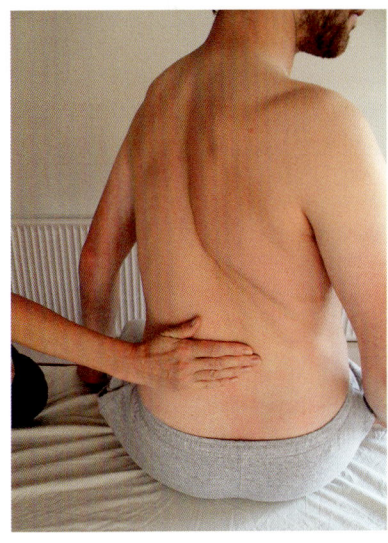

Abb. 132_Mobilisation unter Änderung des Punctum fixum – 2

flächen über dem Quadratus lumborum und den dorsalen myofaszialen Strukturen liegen (Abb. 133).

Mit der anderen Hand mobilisiert der Therapeut in flächigem Kontakt den Nabel des Patienten in die diesem angenehmste Richtung (Abb. 134).

Durch die mit der Nabelbewegung verbundene Veränderung der Spannungsverhältnisse der ventralen Bauchdecke kommt es zu einer konsekutiven Entlastung der myofaszialen Strukturen unter der Kontakthand. Mit dem Nachlassen der Spannung seitlich als Prüfparameter kann die Einstellung der Nabelposition optimiert werden. Nach Kermani sollte diese Position etwa 2 Minuten gehalten werden, um die dorsalen myofaszialen Strukturen besonders effektiv zu entlasten.

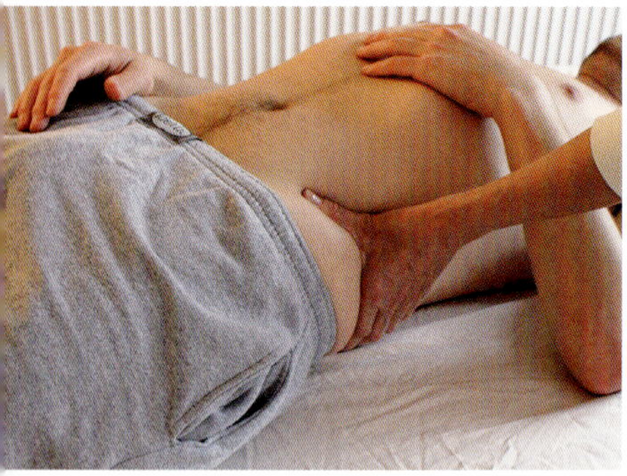

Die Technik ist gut zur Eigenbehandlung geeignet. Gerade bei eher chronischen Beschwerden sollten die Patienten in Selbstbehandlungstechniken eingeführt werden (Abb. 135). Achten Sie besonders darauf, Ihre Patienten darin anzuleiten, die Mobilisation der Nabelregion weich, nicht ruckartig durchzuführen. Viele Patienten neigen dazu, ohne Rücksicht auf die eigene Befindlichkeit ihren Nabel rasch zur Seite zu zerren. Kermani empfiehlt, diese Selbstbehandlung zwei- bis dreimal pro Tag anzuwenden, bis eine deutliche Besserung der Beschwerden eingetreten ist.

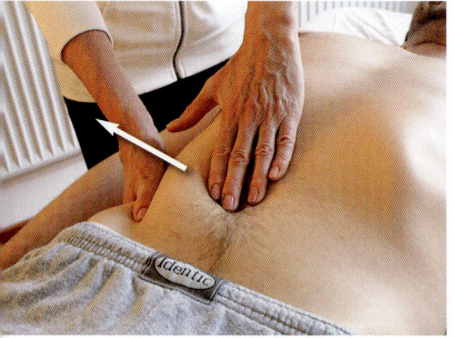

Abb. 133_Seitliche Handanlage bei der Nabelsynchronisation

5.6
Massage (auch mit Schröpfkopf)

Überblick

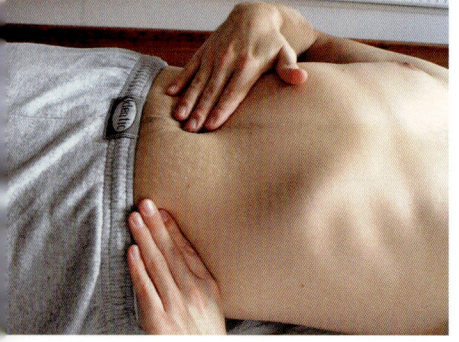

Abb. 134_Nabelmobilisation

Zu den Massagetechniken im weiteren Sinne, die therapeutisch auf die Lumbalaponeurose einwirken, gehören die klassische Massage in verschiedenen Variationen bis hin zur Gelotrypsie, das Rolfing und analoge Techniken sowie die Schröpfmassage (Unterdruckmassage), die Lymphdrainage und die Bindegewebsmassage. Alle Techniken sollten möglichst nach den im Anhang ausführlich beschriebenen therapeutischen Grundregeln Anwendung finden. Die Bindegewebsmassage und die manuelle Lymphdrainage verbessern auf segmentalreflektorischem Wege und über die Entstauung des Gewebes die Trophik der Lumbalaponeurose und der mit ihr verbundenen myofaszialen Strukturen. Die Entzündungsbereitschaft nimmt ab, und die individuelle Schmerzschwelle steigt an.

Abb. 135_Nabelsynchronisation seitlich Handanlage in Selbstbehandlung

Schröpfmassage

Auch die Schröpfmassage entfaltet eine segmentalreflektorische Wirkung. Durch den lokalen Unterdruck werden zusätzlich bindegewebige Fasern gelockert, der Lymphabfluss wird verbessert, und eine Hyperämisierung wird eingeleitet. Die Azidose im Unterhautgewebe wird durch vermehrten Schlackenabtransport reduziert, und die Entzündungsbereitschaft und die Schmerzempfindlichkeit im Übergang von Unterhaut und Oberflächenfaszie sinken. Wenn Sie Schröpfköpfe mit einem Ventilballon benutzen, können Sie die Unterdruckwirkung auf die lumbalen Faszien ausweiten (Abb. 136). Wegen der schwierigen Steuerung des Unterdrucks verzichten wir mittlerweile weitgehend auf die Glasschröpfköpfe ohne Ventilballon, bei denen der Unterdruck durch Luftverbrennung erzeugt wird.

Für die Behandlung reiben Sie den Patienten am Rücken mit etwas Öl oder einem anderen Gleitmittel ein. Setzen Sie den Schröpfkopf mit dem Pumpballon kranial der SIPS des Patienten neben der Wirbelsäule auf. Mit dem Pumpballon erzeugen Sie den individuell angepassten Unterdruck, der vom Patienten zwar deutlich gespürt, aber noch ohne Schmerzen toleriert wird. Mit angesetztem Schröpfkopf führen Sie nun drei- bis viermal nach kranial und kaudal Streichungen bis unterhalb des Rippenbogens aus. Anschließend wechseln Sie die Behandlungsseite. Der Patient wird aufgefordert, direkt im Anschluss an die Schröpfbehandlung ein Glas Wasser oder Tee zu trinken (Abb. 137).

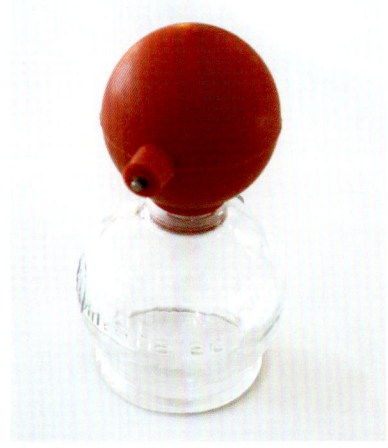

Abb. 136_Schröpfkopf aus Glas mit Ventilballon

Bogenförmige Tiefenmassage

Die bekannteste Technik der klassischen Massage ist die Petrissage, das Kneten. Die Massageimpulse wirken vor allem quer auf die Faserrichtung ein. Bei dieser Technik walken wir üblicherweise den zu massierenden myofaszialen Strang mit Daumen und Fingern beider Hände und üben einen massierenden Dehnreiz aus. Die Dehnungsreize der Petrissage können – abhängig von der Impulsgeschwindigkeit, der Reizintensität und der Verarbeitungskapazität des Patienten – im ungünstigen Fall reflektorisch einen erhöhten Gewebetonus auslösen. Linear ansetzende Dehnungen ohne spezifische Vorbereitungen oder mentale Achtsamkeit stimulieren die γ-Innervation und erhöhen damit die Muskelspannung.

Anguläre Öffnungsbewegungen mit Längenzunahme der beteiligten Muskelfasern gehören im Gegensatz zur linearen Dehnung zum physiologischen Bewegungsrepertoire. Aus dieser Überlegung heraus haben wir

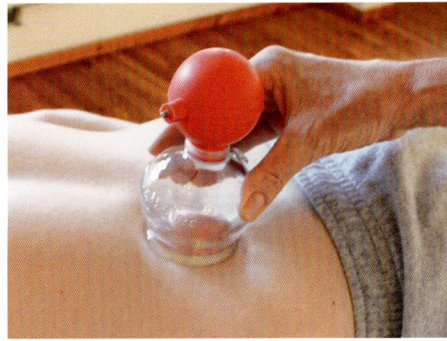

Abb. 137_Schröpfmassage

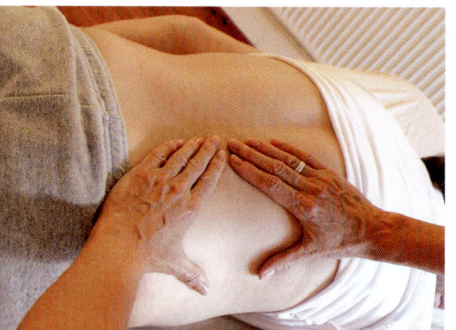

Abb. 138_Bogenförmige Massage der lumbalen myofaszialen Strukturen – ASTE

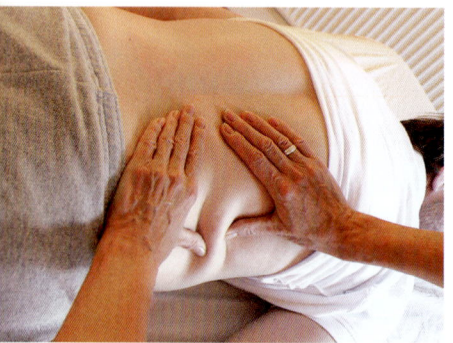

Abb. 139_Bogenförmige Massage der lumbalen myofaszialen Strukturen – ESTE

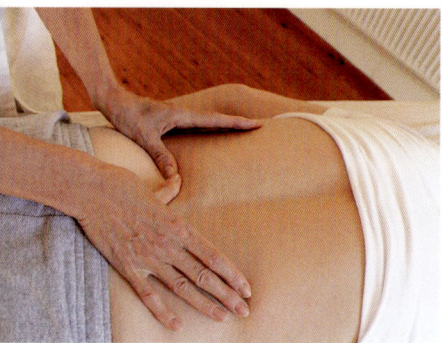

Abb. 140_Einschmelzende Massage

die Petrissage etwas abgewandelt. Diese Abwandlung hat sich bei der Behandlung kontrakter myofaszialer Strukturen gut bewährt.

Als Therapeut ergreifen Sie wieder die Strukturen, die Sie massieren wollen, mit den Daumen und Fingern beider Hände. Bei der Massagebewegung liegt jetzt der Fokus auf einem etwas abgeänderten Bewegungsablauf. Die Daumen geben den Halt, während die Finger das von ihnen gehaltene Gewebe mehrmals sanft in einem Bogen um das Punctum fixum der Daumen ziehen oder es auch einfach nur »schmelzend« halten. Dabei wählen Sie wieder die Bogenrichtung, die dem Patienten angenehm ist (Abb. 138, Abb. 139). Bei Muskeln wie den Mm. pectorales ist diese Technik leicht einzusetzen, und dort tritt rasch eine Entspannung ein. Die Massage zur Behandlung der lumbalen Faszien macht es erforderlich, dass man sich auf kleinräumige Bewegungen mit sehr geringen Bewegungsausschlägen einlässt. Oft werden Sie viele kleine Behandlungsfortschritte erleben, die sich erst über einen längeren Zeitraum einstellen.

Einschmelzende Massage

Das Grundsystem – die Matrix – haben wir Ihnen bereits vorgestellt. Der Wechsel von einem Sol- zu einem überwiegenden Gelzustand der Flüssigkeiten in der Matrix bahnt Verhärtungen und Elastizitätsverluste im Bindegewebe. Die Ausbildung von Eiweißbrücken kann in eine hohe Verfestigung des Gewebes münden. Ida Rolf, eine amerikanische Biochemikerin und Yoga-Lehrerin, entdeckte, dass mechanische Einflüsse – vor allem langsam und ruhig einwirkende tangentiale Kräfte – in der Lage sind, die »geronnene« interstitielle Flüssigkeit wieder dünnflüssiger werden zu lassen. Damit verbessert sich die wechselseitige Gleitfähigkeit faszialer Oberflächen. Die von Ida Rolf entwickelte Behandlungstechnik zur Therapie myofaszialer Strukturen – das Rolfing – stellte ursprünglich den »objektiven« physikalischen Druck und sein Einwirken auf die Biochemie unseres Körpers in den Vordergrund.

In Abwandlung dieses Konzepts laden wir Sie ein, die einschmelzende Massage für die Behandlung der lumbalen Faszien zu nutzen. Dazu nutzen wir Ida Rolfs Erkenntnisse aus der physikalischen Chemie und verbinden sie mit dem gezielten Fokus auf den Tiefenkontakt sowie dem angemessenen Timing, das die Plastizität des Bindegewebes anbahnt. Zuerst nehmen Sie sanft den Tiefenkontakt mit der zu behandelnden Struktur auf. Ihre Finger sind dabei schräg zur Haut mit ca. 30°–45° auf die zu massierenden Strukturen ausgerichtet. Jetzt geben Sie mit langsam zunehmender Kraft einen klaren Schub in Richtung des zu behandelnden Gewebes. Hilfreich ist dabei die Vorstellung, mit den Fingern durch einen zähen Widerstand zu schmelzen, als ob man diese Technik mit kühler Margarine üben würde (Abb. 140).

Falls Sie zu rasch vorgehen oder die Massage zu reizintensiv wird, werden Sie häufig eine zunehmende Abwehrspannung des Gewebes erleben. An festen und stark beanspruchten faszialen Strukturen wie der Lumbalaponeurose ist das angemessene Tempo der Massagebewegung manchmal so gering, dass man das Fortschreiten des Richtungsimpulses in Bruchteilen von Millimetern beim Zuschauen kaum wahrnimmt. Subjektiv wird dabei sowohl vonseiten des Therapeuten wie auch vonseiten des Patienten oft eine erstaunlich großräumige Bewegung erlebt. Wegen der rasch wechselnden Kraftvektoren in der Lumbalaponeurose können Richtungswechsel des Massageimpulses schon nach ein bis zwei Zentimetern notwendig sein. Vertrauen Sie dabei auf die zunehmende Abwehr oder umgekehrt auf das Weichschmelzen des Gewebes. Beide Reaktionen zeigen Ihnen die optimale Wirrichtung an.

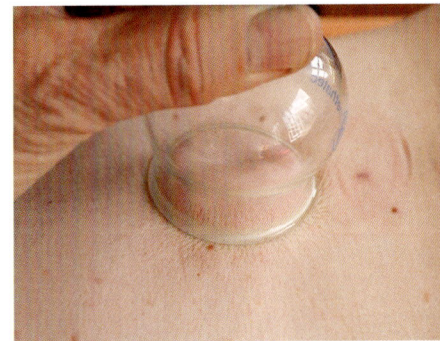

Abb. 141_Einziehung über dem Ligamentum longitudinale

Fasziale Lockerung mit dem Schröpfkopf

Wie bei der Schröpfmassage bereits angesprochen, können wir über einen Schröpfkopf mit ausreichendem Durchmesser und genügend Unterdruck einen deutlichen Zug auf die Fasern der Lumbalaponeurose ausüben. Das Besondere ist dabei die Zugrichtung, die annähernd in einem Winkel von 90° zum Verlauf der meisten Fasern ausgerichtet ist. Dadurch werden die Fasern nicht in die Länge gezogen, was eine Spannungserhöhung auslösen würde, sondern es werden nur die Adhäsionen quer und schräg zum Faserverlauf voneinander gelöst. Besonders deutlich wirkt die Sogübertragung auf tiefere Strukturen, wenn Verklebungen zwischen der Haut und der Oberflächenfaszie vorliegen. Diese Verklebungen finden sich vermehrt in der Bindegewebszone des Dickdarms auf Höhe von L3 bis L5 und über der Dornfortsatzreihe der Wirbelsäule. Beim Anlegen des Schröpfkopfes finden wir bei entsprechenden Belastungen eine längliche Einziehung durch Verklebungen mit dem Ligamentum longitudinale posterior oder knopflochartige Einziehungen über den Dornfortsätzen (Abb. 141). Wahlweise können wir den Schröpfkopf eine Weile auf der jeweiligen Zone ruhen lassen oder mit leichtem Zug am Schröpfkopf eine sanfte Schüttelung durchführen (Abb. 142).

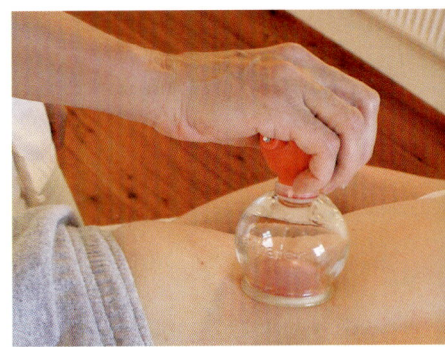

Abb. 142_Fasziales Lockerungsschütteln mit dem Schröpfkopf

Eine Alternative ist die Zugmobilisation in die angenehmste Richtung mithilfe des Schröpfkopfes. Im Gegensatz zur Druckeinwirkung der tangential einwirkenden einschmelzenden Massage üben wir einen schräg wirkenden Zug auf das Gewebe aus. Wie immer soll der Patient angeben, welche Richtung die ihm angenehmste ist (Abb. 143).

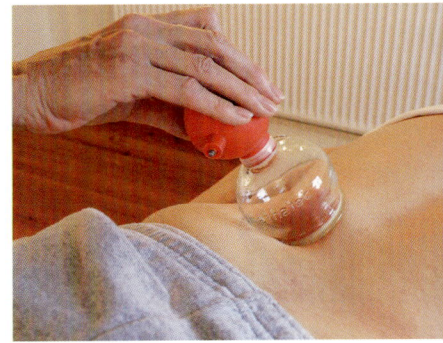

Abb. 143_Tangentiale Zuglockerung

5.7
Fasziengymnastik und Faszientraining

Mit der Zunahme der Kenntnisse über die Anatomie und Physiologie der Faszien werden sicherlich die Techniken des Faszientrainings bzw. der Fasziengymnastik noch weiter ausdifferenziert werden und an Bedeutung zunehmen.

Trotz des aktuell frühen Stadiums der Entwicklung lohnt es, sich darüber Gedanken zu machen, wie wir die physiologische Selbstorganisation der Faszien und der myofaszialen Einheiten durch aktive Techniken unterstützen können.

Es geht darum, das Zusammenspiel der kollagenen und elastischen Fasern mit den Muskelfasern zu unterstützen und in seiner Bewegungsvielfalt zu fördern. Wieder gilt es die Biplastizität zu berücksichtigen sowie das Wechselspiel von Agonisten und Antagonisten. Zum Training und zur Gymnastik unter Einbeziehung der Faszien, die wir hier in einigen Beispielen vorstellen möchten, gehört das Spiel mit den Tempi und der Kraft.

Rumpfrotation im Sitzen

Als Erstes üben wir die Rumpfrotation mit Fokus auf den lumbalen Abschnitten der Wirbelsäule. Dazu sitzt der Patient aufrecht. Er legt seine Hände über Kreuz auf die Schultern. Seine Arme bilden mit dem Rumpf einen 90°-Winkel. Für eine lumbal betonte Rotationsbewegung muss der Patient sich jetzt leicht überstrecken. Wenn der Arm-Rumpf-Winkel eingehalten wurde, zeigen die Ellbogen jetzt etwas zur Decke. Ihr Patient soll den Rumpf nun sehr langsam und weich ein- bis zweimal nach rechts und dann nach links drehen. Dabei achtet er selbst darauf, dass die Bewegung vor allem mit der Lendenwirbelsäule durchgeführt wird. Die Bewegungsausmaße sind dabei meist recht gering.

Zur Unterstützung des Patienten legen Sie während der Drehbewegung eine Hand an die LWS des Patienten bzw. an den thorakolumbalen Übergang. Mit der freien Hand können Sie dem Patienten die Ausgangshaltung und Rotation durch Kontakt am Ellbogen klarer machen (Abb. 144). Beobachten und fühlen Sie, ob die Bewegung tatsächlich ihr Maximum in der LWS entfaltet. Wie ist die Bewegungsamplitude im Seitenvergleich, und wie nehmen Sie und Ihr Patient den Endanschlag wahr?

Im nächsten Schritt laden Sie Ihren Patienten ein, die gleichen Bewegungen etwas rascher auszuführen. Ändern sich dadurch die Bewegungsamplitude oder die Anschlagqualität?

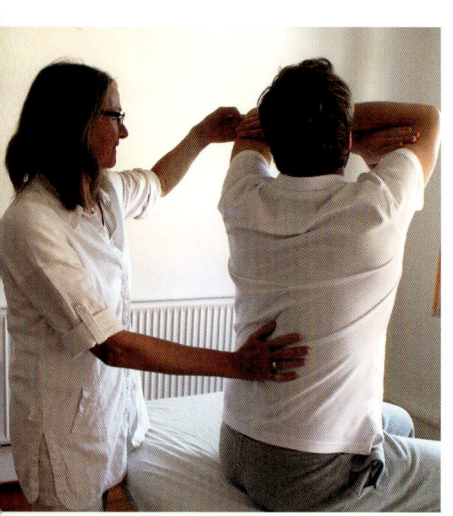

Abb. 144_Rotationstraining mit leichter Extension

Zu welcher Seite ist die Rotation angenehmer? Die langsame Rotation in die angenehme Richtung wird so weit wiederholt, bis sich ein Widerstand aufzubauen beginnt, der den Endanschlag ankündigt. Aus dieser Position darf der Patient einige Male weich in den Endanschlag hineinfedern und sich beim letzten Mal durch den Rückfederimpuls in die Ausgangslage zurücktragen lassen.

Nach einem kurzen Verweilen als Reaktions- und Integrationsphase wird die Bewegung noch einmal durchgeführt. Nach drei Wiederholungen der Rotation in die Vorzugsrichtung wird die Übung einmal achtsam in die Gegenrichtung durchgeführt, allerdings nur so weit, dass keine Missempfindungen auftreten.

Durch Veränderungen der Flexion und Extension der Wirbelsäule können Sie die Höhe des segmentalen Rotationsmaximums variieren (Abb. 145).

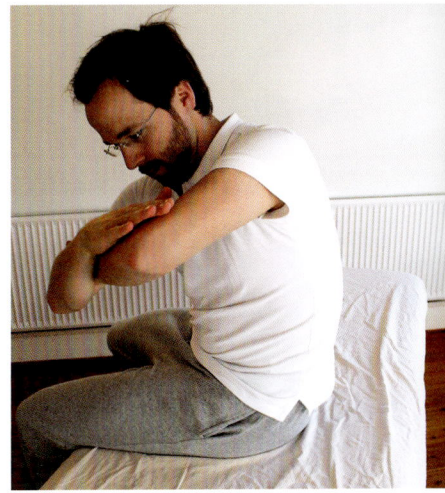

Abb. 145_Rotation mit leichter Flexion – hier liegt das Rotationsmaximum weiter kranial

Behandlungserfahrungen

Die Anleitung unserer Patienten stellt uns vor erhebliche Herausforderungen, wenn es um die oben beschriebene und die nachfolgenden Übungen geht. Viele Patienten sagen spontan: »Ach ja, das kenn ich ja schon!«, weil sie den Bewegungsablauf anscheinend bei einer früheren Gymnastikanleitung schon einmal ganz ähnlich erlebt haben. Prompt machen sie nicht die gewünschte Übung, sondern »nudeln« die vertrauten Abläufe durch. Die drei Kardinalfehler sind dabei immer die gleichen: zu viel Schwung, zu viel Kraft, Bewegungsabläufe ohne bewusstes Miterleben der einzelnen Bewegungskomponenten. Was von außen betrachtet zum Verwechseln ähnlich aussieht, wirkt sich funktionell völlig anders aus, wenn wir langsam und achtsam und ohne Anstrengung die Bewegungen üben. Die Rückmeldung eines sehr sportlichen Patienten hören wir in immer neuen Variationen:

»Also, da bin ich jetzt echt fertig! Zuerst dachte ich mir, was soll dieses ›Klemperleszeug‹ [schwer übersetzbarer schwäbischer, leicht herabsetzender Begriff]. Und jetzt schlauchen mich die Übungen! Ich muss die ganze Zeit tierisch aufpassen, sonst kriege ich die Abläufe nicht gebacken. Das Schlimmste ist, dass ich erst jetzt merke, was ich alles nicht gespürt habe. Ich hätte nie gedacht, dass ich im langsamen Ablauf der Bewegungen immer wieder so unsicher bin. Bei der Diagonalübung nach rechts hatte ich mittendrin ja gar keine Kraft mehr, und die Koordination war ein Witz. Ich habe mich selbst anscheinend immer mit viel Kraft und Schwung beschissen. Ohne Ihre Hände auf der Wirbelsäule hätte ich nie gemerkt, dass ich die Drehung immer auf der gleichen Höhe mache. Da hab ich doch immer geglaubt, ich sei beweglich, und spür erst jetzt, dass ich über weite Strecken steif wie ein Bock bin. Jetzt kapier ich auch, was Sie meinten, als Sie mir gesagt haben, dass ich im Rücken teilweise überbeweglich und teilweise auch deutlich bewegungseingeschränkt bin. Das gibt noch einige

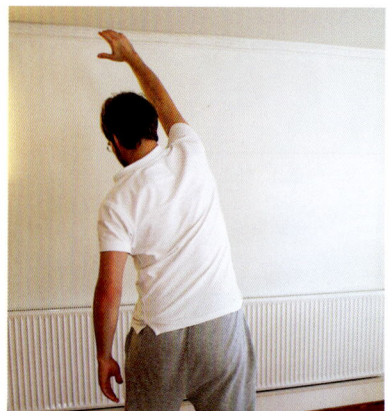

Abb. 146_Übung der Seitneigung

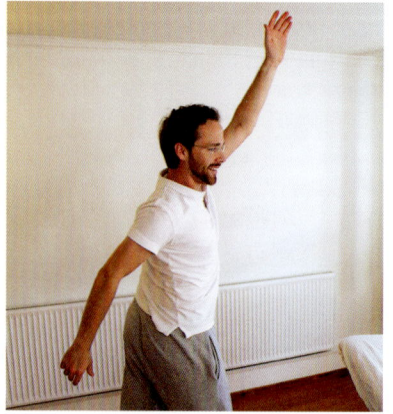

Abb. 147_Diagonale Übung für die Lumbalaponeurose nach rechts

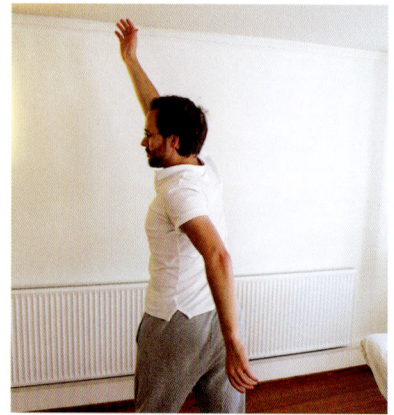

Abb. 148_Diagonale Übung für die Lumbalaponeurose nach links

Arbeit – ist aber auch super spannend!« Manchmal sind Patienten nach der Erfahrung ein wenig beunruhigt und es tut ihnen gut, wenn wir glaubhaft versichern, dass eine unterschiedliche Rotationsinanspruchnahme auf unterschiedlichen Segmenthöhen ganz normal ist. Die Geringschätzung der Übungen ist danach kein Thema mehr.

Seitneigung und Diagonalbewegungen im Sitzen oder Stehen

In den Ablaufqualitäten wird analog zur reinen Rotation zuerst die Seitneigung (Abb. 146) und dann ein eher diagonaler Bewegungsablauf in einer Mischung aus Rotation und Seitneigung geprüft und geübt. Wieder geht es darum, die Bewegungen langsam, ohne viel Kraft und Schwung in ihrem gesamten Verlauf bewusst wahrzunehmen. Wie sieht es aus mit der Koordination? Wann und wie baut sich die Gegenspannung auf – abrupt, in Stufen oder stetig zunehmend? Welche Bewegungskomponenten sind unangenehm und ab welchem Punkt? Stellen wir Ausweichbewegungen fest? Erfolgt die Bewegung nur aus dem Schultergürtel, oder wird auch die Beckenregion aktiviert? Mit den Diagonalübungen trainieren und beüben Sie die diagonale Elastizität und Kraftübertragung der Rumpf- und Thoraxmuskulatur über die Lumbalaponeurose (Abb. 147, Abb. 148). Am Beispiel unseres Modells können Sie sehen, wie sehr sich die Streckung und Drehung nach rechts und links unterscheiden.

Vorbeugen, Aufrichten und Überstrecken im Stehen

Wir bitten den Patienten, sich langsam und bewusst, beginnend mit dem Nacken, unter Abrollen von Wirbel nach Wirbel langsam so weit nach vorne zu beugen, wie es ihm angenehm ist oder ihn die Rückenspannung am weiteren Bücken hindert. Die Arme pendeln während des gesamten Ablaufs entspannt nach unten.

Häufig sehen wir, dass sich beim Vorbeugen die Flexion nicht gleichmäßig über den ganzen Rücken entfaltet. In manchen Abschnitten verzögert sich die Flexionsbewegung und tritt erst auf, wenn die Bewegungsfreiheit der benachbarten Segmente ausgereizt ist. An diesen Stellen kann von einer erhöhten lokalen Gewebespannung ausgegangen werden. Daneben gibt es auch eine komplette Einschränkung der Flexion in einzelnen Abschnitten der Wirbelsäule. Bei einer Flexionseinschränkung der LWS bückt sich der Patient hier gar nicht mehr, sondern führt die weitere Vorbeuge über die Hüftgelenke aus.

Nach der Befunderhebung bitten wir unsere Patienten, sich wieder genauso langsam und bewusst wie beim Vorbeugen Wirbel für Wirbel wieder aufzurichten, um in die Ausgangshaltung zurückzukehren. Bei genauer Beobachtung werden Sie feststellen können, dass die Segmente, in denen die Aufrichtung schwieriger erscheint, sich keineswegs mit den Segmenten decken müssen, an denen wir eine betonte Beugehemmung beobachten konnten.

Daraus folgt, dass der Patient bei Einschränkungen im Vorbeugen und in der Aufrichtung gesonderte Schulungsabläufe benötigt.

Für die Behandlung legen wir eine Kontakthand auf das betroffene Segment der Wirbelsäule. Der Patient soll sich zunächst nur so weit bücken, dass er den Punkt seiner Einschränkung noch nicht erreicht. Von dieser Position aus darf er weich einige Male sanft nach vorne federn (Abb. 149). Für den zweiten Behandlungsschritt richtet der Patient sich wieder auf. Unsere Kontakthand liegt am kaudalen Wirbel des Wirbelpaares, das an der Beugehemmung beteiligt ist. Wir laden den Patienten ein, die kranial gelegenen Anteile des Rückens und Nackens etwas zu überstrecken und sich gegen den Haltewiderstand unserer Hand nach hinten zu lehnen. Wenn ihm diese Position angenehm ist, verweilt der Patient dort einige Atemzüge lang (Abb. 150). Danach kann die Übung bei Bedarf mit den nächsten kaudaler gelegenen Segmenten wiederholt werden. Insgesamt wird das Vorbeugen meist flüssiger und etwas gleichmäßiger erfolgen.

Bei Einschränkungen in der Aufrichtung oder im Überstrecken werden Sie Ihren Patienten analog Segment für Segment behandeln. Durch unterstütztes Federn – mit Ihrem Stützhalt nehmen Sie dem Patienten einen Teil der Schwerkraftbelastung ab – und das segmental betonte Einnehmen der Gegenbewegung findet der Patient den ihm aktuell möglichen Bewegungsspielraum wieder.

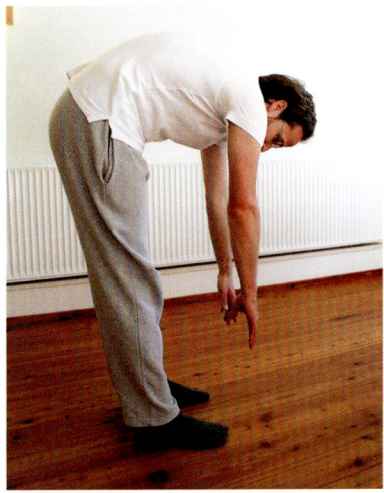

Abb. 149_Vorbeuge bis zur ersten Flexionsgrenze

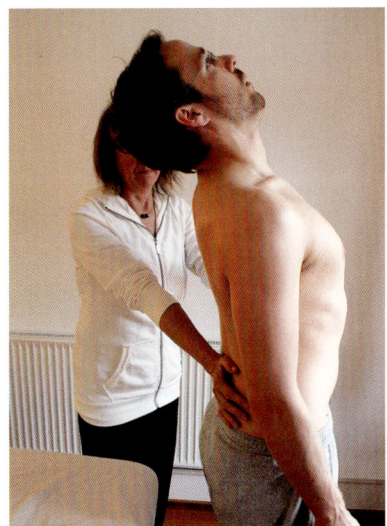

Abb. 150_Hyperextension gegen das vom Therapeuten gestützte Lendensegment

Rhythmische Integration der Wirbelsäule

6.1
Grundlagen

Für die Beschwerdefreiheit unseres Rückens gilt, dass die Wirbelsäule als Ganzes, als Achsenorgan, neben der strukturellen Integrität einer funktionellen Integration der Einzelkomponenten bedarf. Das Vorhandensein unverletzter anatomischer Strukturen ist nicht automatisch gleichzusetzen mit hoher Belastbarkeit und vielseitiger Beweglichkeit unserer Wirbelsäule. Ein anhaltender Mangel an vielfältiger körperlicher Übung führt irgendwann zu einer relativen Einschränkung der Bewegungen, die selten oder nie abgerufen wurden. Bewegung ist ein Grundelement der Funktion der Wirbelsäule. Unser Achsenorgan und die mit ihm verbundenen Strukturen sind selbst in vermeintlicher Ruhe immer in Bewegung. Atemexkursionen begleiten uns unser Leben lang. Zusätzlich und unabhängig von der Atmung oder viszeraler und parietaler Aktivität gibt es fortlaufend autonome rhythmische Tonusänderungen der Skelettmuskulatur, der Faszien und der Sehnen.

Für die Wirbelsäule bilden diese fortwährenden, selten bewusst wahrgenommenen adaptiven Mikrobewegungen eine Grundlage ihrer Stabilität und Anpassungsfähigkeit. Sie erleichtern und unterstützen das Zusammenspiel der einzelnen Segmente und optimieren die Anpassung an die Kräfte, die über die Peripherie, vom Kopf und von den Extremitäten auf die Wirbelsäule einwirken. Denken Sie an das Beispiel eines Boxers, der nur dann bestehen wird, wenn er seine Leichtfüßigkeit und Beweglichkeit im Wettkampf bewahren kann.

Wir unterstützen die spontanen Rhythmen der Wirbelsäule, indem wir ein Schwingen, ein Schaukeln entlang des Achsenorgans anbieten, das sich immer an den Möglichkeiten und Bedürfnissen des jeweiligen Patienten orientiert. Hierbei folgen wir der Devise des amerikanischen Athleten und Arztes Milton Trager, der sich immer wieder die Frage stellte: *»Wie kann ich mich leichter, freier, angenehmer bewegen?«* (Wibbels 1988). Mit der wachsenden Fähigkeit des Patienten, sich freier, bewusster, mit Gespür für die eigenen Grenzen und Möglichkeiten bewegen zu lassen und sich aktiv zu bewegen, gewinnt auch seine Wirbelsäule Beweglichkeit und Stabilität.

Das therapeutische Schaukeln oder Wiegen der Wirbelsäule, nach dem englischen Begriff auch »Rocking genannt«, wirkt in der Umsetzung auf den ersten Blick sehr einfach. Die Schwierigkeiten und Herausforderungen liegen, wie so oft, in den Details der Ausführung.

Das Rocking der Wirbelsäule erfordert einen guten Tiefenkontakt bei jedem Griff und Kontakt. Ziel unseres Bewegungsimpulses ist stets die Skelettachse. Dort muss der Bewegungsimpuls ankommen. Er sollte sich keineswegs in der Mobilisation der aufliegenden Weichteile erschöpfen. Schließlich wollen wir die Wirbelsäule in ein rhythmisches Schwingen versetzen und nicht den Weichteilmantel massieren.

Ausschlaggebend für den Erfolg des therapeutischen Schaukelns sind das Gefühl für das Timing und das Bewegungsausmaß. Die Impulshand kann in der Bewegung den Kontakt am Körper halten oder immer wieder neu weich und rhythmisch am Körper unseres Patienten ansetzen. Die schwingende Bewegung des Patienten wird durch die Impulshand unterstützt, nicht erzwungen und nicht abgebremst.

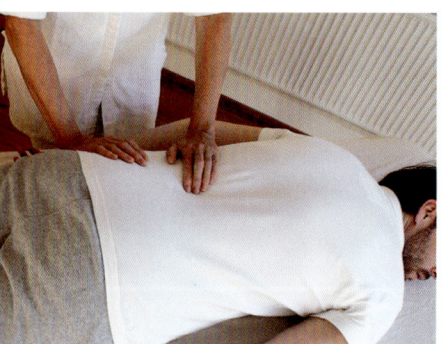

Abb. 151_Rocking Ausgangsstellung: Hände an Becken und LWS

Wir nutzen das therapeutische Schaukeln, das Rocking der Wirbelsäule, sowohl zur Befunderhebung wie zur Therapie. Unsere impulsgebenden Hände wandern die Wirbelsäule entlang. Wir gewinnen dabei einen Eindruck von der Beweglichkeit und der Bewegungsqualität aller Wirbelsäulenabschnitte.

Wenn man als Behandler das Rocking dort betont und dort schwingend verweilt, wo es vom Patienten als besonders angenehm empfunden wird, tritt nach einer kleinen Weile ein sich entlang der Wirbelsäule ausbreitendes Wohlgefühl ein. Die Nachbarsegmente werden bei vorher relativer Starre oft beweglicher, oder der ganze behandelte Wirbelsäulenabschnitt wirkt besser in sich abgestimmt. Bei Vorliegen einer Hypermobilität kann die Wirbelsäule zu einer funktionell angemessenen myofaszialen Spannung zurückfinden.

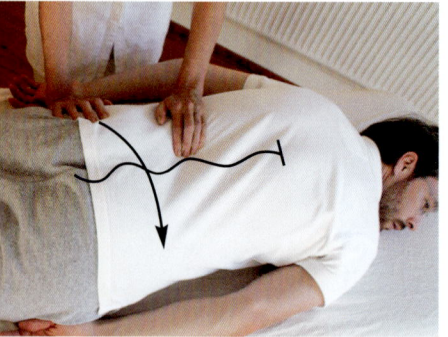

Abb. 152_Rocking Bewegungsendanschlag: Hände an Becken und LWS

Nach der spezifischen segmentalen Behandlung einzelner Abschnitte der Wirbelsäule dient das Schaukeln/Rocking der Integration des Behandlungsergebnisses im Achsenorgan als Ganzes. Dadurch reduzieren wir die störende Wahrnehmung von jetzt deutlicher hervortretenden Spannungsunterschieden, z.B. im Bereich der HWS im Vergleich zur LWS.

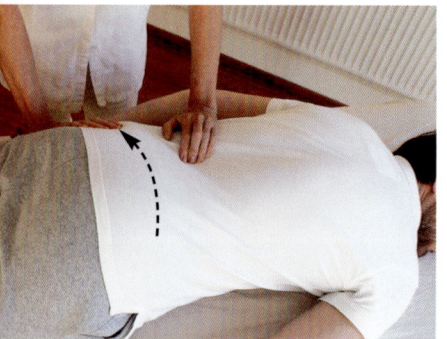

Abb. 153_Rocking Rückschwingen: Hände an Becken und LWS

6.2
Techniken des Schaukelns (Rocking)

Grundtechnik des Rockings

Legen Sie eine Hand an die Hüfte, die andere auf die Lumbalregion des Patienten. Sie beginnen mit einer Hand an der Hüfte oder am Becken und mit der anderen Hand auf den Dornfortsätzen der unteren LWS sanft Schaukelimpulse auf die Wirbelsäule zu übertragen. Die Hand, die auf der LWS liegt, verfolgt schrittweise unter Wechsel der Kontaktpunkte die schlängelnde Bewegung der Wirbelsäule so weit nach kranial, wie diese fortgeleitet wird (Abb. 151).

Sie haben die Möglichkeit, ganz unterschiedliche Schwingungen anzubieten. Es gibt kleine und eher hochfrequente wie auch langsamere Schwingbewegungen mit größerer Amplitude. Wenn sich die Rotationsbewegung des Rumpfes bei großer Bewegungsamplitude (voller Pfeil) über das Becken und/oder die Wirbelsäule dem Endanschlag, dem Ende der Bewegungsfortleitung (quer verlaufender Balken), annähert, dosieren Sie weich ausklingend die Kraft des Bewegungsimpulses (Abb. 152) so, dass sich die Bewegung gerade noch bis zum Anschlagspunkt hin fortleitet. Vom Bewegungsende aus begleiten Sie aufmerksam das Rückschwingen des Patienten (gestrichelter Pfeil) (Abb. 153), ohne ihn abzubremsen. Dann beginnt ein neuer Zyklus.

Ausbreiten der Bewegungswelle beim Rocking

Idealerweise pflanzt sich die Schwingung gleichmäßig von der LWS bis in die HWS fort. Die Amplitude der sichtbaren Bewegung wird dabei auf harmonische Weise kleiner und schwingt an der HWS aus. Bedeutsam sind auffallende, plötzliche Amplitudenänderungen (Abb. 154).

Als Therapeut verfolgen wir die Ausbreitung der Bewegung mit der Palpationshand (im Bild die linke Hand) ausgehend von der LWS Dornfortsatz für Dornfortsatz die Wirbelsäule entlang nach kranial. Die Tasthand registriert dabei die Bewegungen der Wirbelsäule an der Dornfortsatzlinie (Abb. 155).

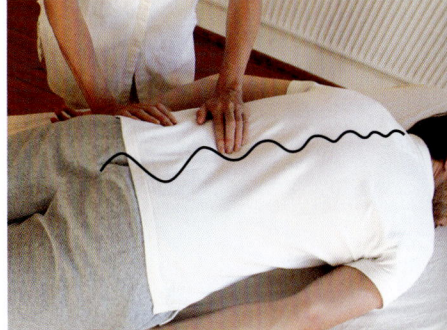

Abb. 154_Ausbreiten der Bewegungswelle mit harmonischem Abklingen nach kranial

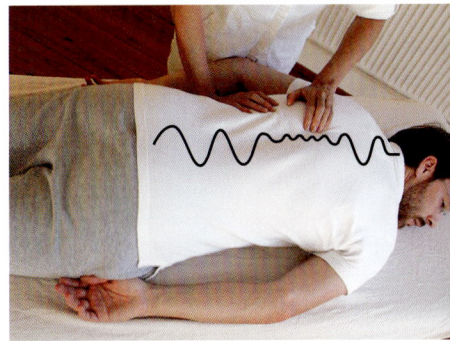

Abb. 155_Ausbreitung der Bewegungswelle am Patienten mit Amplitudenunterschieden

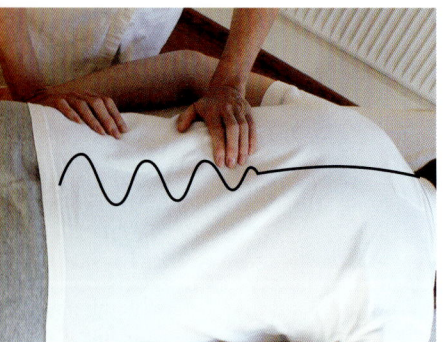

Abb. 156_Bewegungs-Blockierung in der BWS

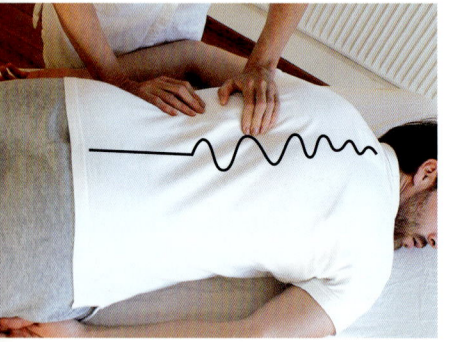

Abb. 157_Bewegungs-Blockierung in der LWS mit großer Amplitude in der BWS

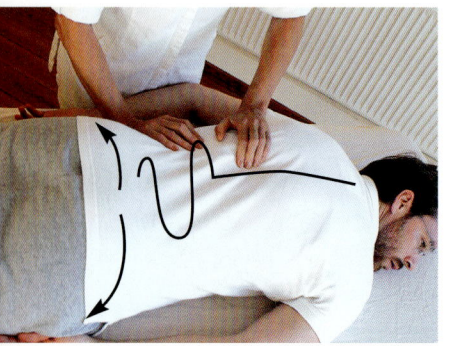

Abb. 158_Hyperrotation des Beckens bei steifer BWS

Wenn eine Bewegung nur bis zu einem bestimmten Punkt fortgeleitet und dann abgestoppt wird, können Sie direkt eine lokale Behandlungstechnik wie die isometrisch-isotonische Entlastung anbieten.

Hinweis:
Chiropraktische Eingriffe sind im Zusammenhang mit dem Rocking nicht zu empfehlen.

Bei einer Bewegungsblockierung in der BWS wird die Bewegung nach kranial kaum mehr fortgeleitet (Abb. 156).

Bei einer absoluten oder relativen Starre in der LWS kann die LWS wie ein Peitschenstil wirken, von dessen kranialem Ende die Bewegung sich mit großer Kraft und Amplitude in der BWS fortpflanzt (Abb. 157). Über den relativ steifen Abschnitt wird durch die große Auslenkung der »versteiften« Abschnitte eine starke Welle weiter kranial induziert. Bei relativ steifer BWS löst eine Rockingbewegung an der BWS oft ein schwungvolles, ausgeprägtes Rotieren des Beckenringes aus. Dabei scheint sich das Becken mit der LWS vorwiegend um den thorakolumbalen Übergang oder die Segmente L1 und L2 zu drehen (Abb. 158).

Behandlung bei Bewegungsdifferenzen

Beachten Sie alle Auffälligkeiten der Bewegungsübertragung, die sich in unterschiedlichen Bewegungen verschiedener Abschnitte zeigen (siehe Abb. 155). Versuchen Sie einen Rhythmus und eine Bewegungsamplitude zu finden, die für alle Übergangsabschnitte stimmig sind. Ein Rocking mit kleinen Amplituden, kombiniert mit einer hohen Frequenz, integriert benachbarte Abschnitte oft sehr gut (Abb. 159). Sie behandeln mit diesem Rhythmus die Wirbelsäule eine Weile lokal und bieten diesen Rhythmus dann den benachbarten kranialen und kaudalen Abschnitten an. Die Schaukelbewegungen unter beiden Händen können dadurch harmonisch weiträumiger und langsamer werden. Jetzt arbeiten beide Hände wieder synchron im gleichen Rhythmus an verschiedenen Abschnitten der Wirbelsäule.

Hinweis:

Wenn durch diese Behandlung keine Änderung eintritt, können Sie die beteiligten Segmente durch eine Positionierungstechnik oder eine Behandlung der neurolymphatischen Reflexpunkte beeinflussen.

Überlagerte Rhythmen

Nicht selten finden Sie zwei Rhythmen, die sich überlagern: einen Rhythmus mit niedriger Frequenz und großer Amplitude und einen darunter liegenden mit kleineren Amplituden und höherer Frequenz. Beide Rhythmen sind aufeinander abgestimmt. Jeder wirkt, für sich gesehen, harmonisch.

Es kann vorkommen, dass eine der parallel möglichen Rhythmusebenen an einer Stelle abbricht. Der kleine, schnellere Rhythmus läuft z.B. noch weiter, während die Bewegung mit der größeren Amplitude nicht fortgeleitet werden kann (Abb. 160).

Als Therapie unterstützen und begleiten Sie den für die ganze Wirbelsäule möglichen Rhythmus, wenn dieser vom Patienten als wohltuend empfunden wird. Meist wird es dem Patienten danach leichter fallen, sich über größere Abschnitte auch in dem anderen Rhythmus zu bewegen.

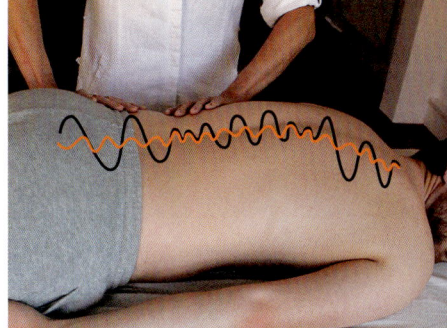

Abb. 159_Arbeit mit kleiner gemeinsamer Amplitude und hoher Frequenz

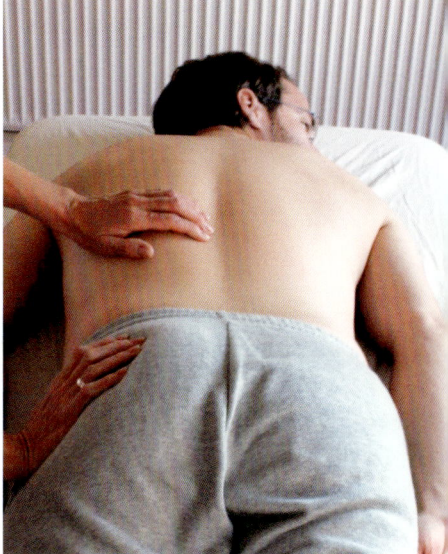

Abb. 160_Inkomplett überlagerte Rhythmen

Die Atmung und ihre Bedeutung für Haltung, Beweglichkeit und Kraft

Solange wir gesund sind und uns die Luft für alle Anstrengungen reicht, machen wir uns nur wenig Gedanken über unsere Atmung. Es sind besondere Anlässe, bei denen wir dem Atem vermehrte Aufmerksamkeit widmen. Das bewusste Atmen spielt eine wichtige Rolle bei Entspannungstechniken, Meditationsübungen, im Yoga, in asiatischen Kampfkünsten und im Sport. Darüber hinaus gibt es noch unterschiedliche therapeutische Atemschulen und Atembehandlungen. Bewusstes Atmen wird z.B. in der Stimmbildung und beim Einsingen eines Chores geübt. Beim Singen werden die Bauchatmung und die gehaltene Druckspannung vom Zwerchfell, der »Stütze«, besonders betont.

7.1
Viszerale und parietale Komponenten der Atmung

Im klinischen Umfeld gilt die Aufmerksamkeit besonders den viszeralen Komponenten der Atmung – der Lunge und den Bronchien. Die parietalen Elemente jeder regelrechten Atemfunktion, die Atem-, die Atemhilfsmuskeln und die Knochen, Knorpel und Gelenke des Thorax, werden im Zusammenhang der Atmung seltener untersucht und noch seltener genutzt.

Zu den Atemhilfsmuskeln gehören die Mm. pectoralis major und minor, die Mm. scaleni, der M. subclavius, die Mm. intercostales und der M. trapezius. Die Einatmung hängt vor allem vom Zwerchfell ab und wird zusätzlich unterstützt von den genannten parietalen Strukturen. Die Ausatmung erfolgt bei gesunden Menschen durch das Zusammenziehen der elastischen Fasern der Lunge.

Es gibt klare Hinweise für die Bedeutung der Wechselbeziehungen der viszeralen und parietalen Anteile der Atmung. Ein Beispiel dafür sind die segmentalreflektorischen Wechselwirkungen über die viszeroparietalen Reflexbögen. Die Regulation in diesen Regelkreisen entfaltet sich sowohl viszeroparietal, vom inneren Organ zu den außen liegenden Strukturen, als auch parietoviszeral, von der Oberfläche in die Tiefe.

Ohne die parietale Unterstützung des Atemaktes durch Muskeln, Faszien, Knochen, Gelenke können wir nur eingeschränkt und mit mehr Mühe atmen.

Aus diesen Zusammenhängen ergibt sich die umgekehrte Fragestellung: Wie anpassungsfähig, wie belastbar und leistungsstark ist unser Bewegungsapparat – insbesondere unser Rücken –, wenn die Abläufe der Atembewegungen eingeschränkt oder gestört sind? Die Bedeutung der Atmung für die Statik der dreidimensionalen Funktionseinheit Thorax (Rippen, Sternum und BWS) ist nicht zu unterschätzen.

Die bekanntesten Atemformen sind die Bauchatmung und die Brustatmung. Die Bedeutung der Flanken- und der Rückenatmung ist weniger bekannt.

7.2
Atmung und Haltung

Jede Atemform beeinflusst auf unterschiedliche Weise unsere Haltung und unsere Körperstatik, Beweglichkeit und Muskelaktivität. Ottmar Glaser (1982) schreibt zur Brust- und Bauchatmung: »*Das Zwerchfell kann sich – in Verbindung mit den Bauchmuskeln – in Richtung auf das Becken hin zusammenziehen. Am Brustkorb dagegen haben die Einatemmuskeln die Neigung, den Arm heran, den Nacken herab und den Rücken krumm zu ziehen, wenn dieser und die Glieder nicht gleichzeitig muskulär oder durch andere Momente (etwa durch äußeren Halt) gefestigt werden. Für die Brustatmung dagegen bedarf es z.B. zusätzlich der Tendenz des Aufgerichtetseins ... der Mensch muss sich auf etwas richten, den Schultergürtel ... festigen oder das ›Haupt erheben‹.*« Und weiter sagt Glaser über Menschen mit Bauchatmung in leichter sternosymphysaler Haltung: »*... dem wird die leicht vorgeneigte Haltung, in der die Atmung am ökonomischsten abläuft, als Idealhaltung erscheinen.*« Für Glaser stellt keine der unterschiedlichen Atemformen und der damit verbundenen Haltung und Muskelspannungen eine Idealform dar. Es kommt ihm darauf an, dass der Mensch die Freiheit bewahrt oder entfaltet, eine der jeweiligen Lebenssituation angemessene Atmung zu nutzen.

Es geht beim Atmen nicht um falsch oder richtig, sondern um eine leichte und individuelle Anpassungsfähigkeit der Atmung und aller sie ausführenden anatomischen Strukturen. Erproben Sie einmal ganz bewusst im Selbstversuch die unterschiedlichen Atemformen, und beobachten Sie dabei die Auswirkungen der jeweiligen Form auf die Haltung Ihres Rückens und Ihre Beweglichkeit.

Alle Atemformen haben deutliche Wirkungen auf die Körperhaltung:

- Die Bauchatmung ← bahnt/unterstützt → die sternosymphysale Haltung.
- Die Brustatmung ← bahnt/unterstützt → die aufgerichtete Haltung.
- Die einseitige Flankenatmung ← bahnt/unterstützt → die Seitneigung und Rotation des Brustkorbs zur Gegenseite.
- Die beidseitige Flankenatmung ← bahnt/unterstützt → die aufgerichtete Haltung.
- Die Rückenatmung ← bahnt/unterstützt → die aufgerichtete Haltung.

7.3
Atmung, Statik und Kraftentfaltung

Aus dem Zusammenhang von Atmung, Kraft und Rumpfstabilität ergibt sich der Stellenwert der Atembehandlung für die Therapie von Rückenschmerzen. Kapandji beschreibt in seiner »Funktionellen Anatomie der Gelenke« den Rumpf als blähbare Struktur. Durch das Aufblähen des Rumpfes in tiefer Einatmung kommt in Verbindung mit der Bauchpresse ein Aussteifungseffekt zum Tragen. Dadurch ist der Kraftaufwand der Rückenmuskulatur beim Bücken um 50–60 % reduziert (Kapandji 1992). Plastisch beschrieben, ähnelt dieser Effekt einem aufblasbaren Paddelboot oder Kajak, das einen verstärkten, steifen, aber in sich nicht ausreichend stabilen Kiel analog zur Wirbelsäule besitzt. Seine endgültige Aussteifung und Stabilität gewinnt das Boot erst durch das Aufpumpen der Luftkammern (Abb. 161).

Betrachten wir, wie Kinder, Jugendliche und die meisten Erwachsenen spontan schwere Gegenstände anheben. Beim Anheben bücken wir uns zu dem Gegenstand hin. Dabei atmen wir ein, halten die Luft an oder pressen bei schweren Lasten die Luft sogar verstärkt in die Blähstruktur des Rumpfes. Erst dann heben wir den schweren Gegenstand an. Solche spontanen Abläufe mit gehaltener Einatmung unter Bauchpresse dürften anatomisch-funktionell angemessen sein, da sie instinktiv von den meisten Menschen genau in dieser Form ausgeführt werden.

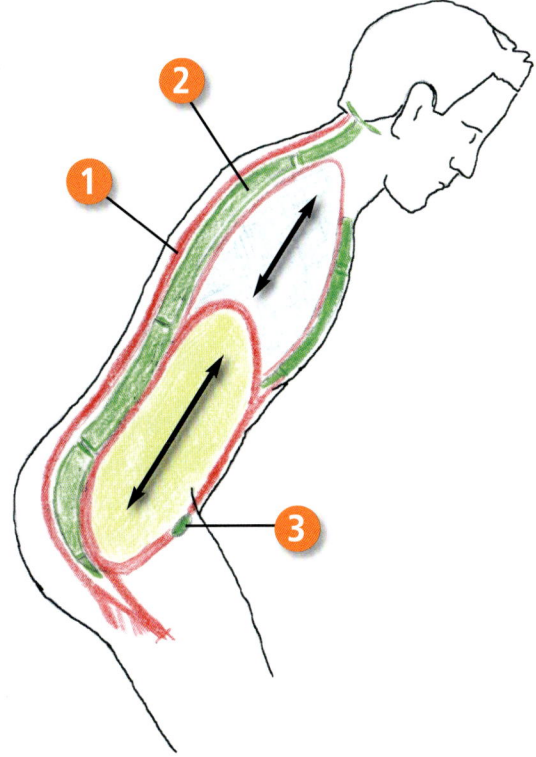

Abb. 161_ Rumpf und Thorax als Blähstruktur: dorsale myofasziale Kette [1], Achsenorgan Wirbelsäule [2], Symphyse [3]

Diese Annahme scheint auf den ersten Blick manchen Schulungstechniken zu widersprechen, bei denen bewusst in Ausatmung angehoben wird. Bedenken Sie jedoch, aus welchen Gründen hier die Ausatmung gewählt wird. Oft werden Patientinnen und Patienten geschult, die unter Schwächen und Krankheiten der Organe des kleinen Beckens und des Beckenbodens leiden. Bei ihnen ist die anatomische Ausgangslage nicht mehr unversehrt. Deshalb müssen diese Patienten den Druck nach kaudal möglichst reduzieren.

In anderen Fällen handelt es sich um besondere Trainingstechniken. Dabei wird eine funktionell ungünstige Ausgangssituation ohne Rumpfblähung gewählt, um mit großer Achtsamkeit die anderen Elemente der Kraft- und Bewegungsentfaltung koordinativ zu schulen. Der eher unphysiologische Schulungsablauf darf nicht zur idealtypischen Lösung für alle Alltagsanforderungen erklärt werden, da er den durchschnittlichen Rücken beim Anheben und Tragen von Lasten deutlich mehr belastet.

Die optimale Stabilisierung von Rumpf und Thorax mithilfe der gehaltenen Einatmung ist von Faktoren abhängig wie:
• der Funktion der Zwerchfellanteile und der Atemhilfsmuskulatur,
• der Elastizität, Festigkeit und Gleitfähigkeit der viszeralen und parietalen Faszien,
• der funktionellen Integration von BWS, Rippen, Sternum, aller beteiligten Gelenken und Syndesmosen,
• der Funktion der benachbarten Diaphragmen, des Beckenbodens und der oberen Thoraxapertur.

Belastungen und Schmerzen eines jeden Elementes beeinflussen mehr oder weniger den Atemvorgang als Ganzes. Dysfunktionale BWS- und Rippenblockierungen hemmen die Atmung und deshalb auch die Rumpfstabilisierung. Bindegewebige Adhäsionen und Narben nach Operationen führen zu chronischen, Prellungshämatome und andere Verletzungen zu akuten Atemeinschränkungen. Vergessen Sie nicht subkutane Verklebungen sowie ventrale und dorsale myofasziale Verklebungen im gesamten Bereich des Thorax durch Haltungsbesonderheiten oder Ähnlichem.

Für die Rumpfaussteifung spielt das Zwerchfell eine zentrale Rolle. Das Wort Zwerchfell suggeriert das Bild eines Organs, das immer auf gleiche Weise als Einheit aktiv ist. In Wirklichkeit handelt es sich beim Zwerchfell um eine Funktionseinheit aus vielschichtig angeordneten Muskeln und Faszien.

Das Zwerchfell kann zumindest als rechte und linke Hälfte durch den rechten und linken N. phrenicus gesondert aktiviert werden. Schon eine einseitige Phrenicusbelastung führt zu Atemveränderungen. Entzündungen der Leber, der Gallenwege und des Magens schränken von kaudal die Bewegungen der angrenzenden Zwerchfellanteile ebenso ein wie basale Rippenfell- oder Perikardreizungen von kranial. In beiden Fällen wird unwillkürlich eine starke Anspannung des Zwerchfells vermieden. Das hat gravierende Folgen für die Rumpf- und Thoraxstabilisierung. Ähnliche Reaktionen erleben wir bei einer dysfunktionalen Stellung der 11. und 12. Rippe. Je nachdem, welche Funktionseinschränkungen des Zwerchfells vorliegen, können eine Schwäche oder sogar Schmerzen in unterschiedlichen Rückenpartien die Folge sein.

7.4
Atmung und Psychosomatik

Atmung, Emotionen und muskuläre Reaktionen sind eng gekoppelt. Sensorische Afferenzen aus der Funktionseinheit Thorax, Rücken/BWS und Atmung können deutlich mit psychovegetativen Färbungen und emotionalen Anteilen gekoppelt sein. Druck im Brustkorb kann z.B. Angst auslösen. Die Alltagssprache weist schon auf den Zusammenhang von Atmung und psychischem Befinden hin: »*Er platzt vor Stolz … Das nimmt ihr den Atem … Mir fällt ein Stein vom Herzen … Ich bekomme hier keine Luft mehr … Das zerreißt mir die Brust … Der hat keinen langen Atem … Dem hat man ganz schön die Luft rausgelassen … Mein Gott, muss er sich so aufblasen?*«

Die psychosomatische Koppelung von Atem, Emotion und muskulärer Reaktion interessiert uns aus mehreren Gründen. Emotionaler Stress führt zu einer Anspannung im Schultergürtel. Bei drängenden Anforderungen von außen verschiebt sich der Atemansatz unwillkürlich von der Lendenregion in den oberen BWS-Bereich (Schmincke 1995). Zusätzlich wird die Atmung flacher. Unter Atemansatz versteht man das Gebiet, von dem die Einatmung ihren Ausgang nimmt. Bei der Verschiebung des Atemansatzes nach kranial wird die Brustatmung in den Vordergrund treten, von der Glaser sagt, dass sie den Menschen darauf vorbereitet, sich auf etwas außerhalb von ihm selbst Liegendes zu richten, auf Anforderungen von außen. Die Brustatmung ist mit einer Aufrichtung und Tonuszunahme im Schultergürtel verbunden und erleichtert kurzzeitige körperliche Höchstleistungen.

Umgekehrt unterdrückt eine flache Atmung die Emotionen etwas. Wenn Sie erschrecken, halten Sie unwillkürlich die Luft an. So können Sie besser überlegen, welche Reaktion jetzt am besten ist, statt von der Emotion Angst gelähmt zu werden.

Anhaltende Überlastungen durch Außenanforderungen können zu einer schmerzhaften Starre der oberen und mittleren BWS führen. Da die Atemhilfsmuskulatur bei der Brustatmung stark mitaktiviert wird, sind Einschränkungen der Beweglichkeit des Rumpfes und der Arme eine mögliche Folge.

Umgekehrt wird die Atemkurve bei einem gelungenen Außenkontakt, bei positivem Interesse des Patienten an der Interaktion eher in einer Sinusform schwingen. Der damit verbundene dynamische Wechsel von Anspannung und Entspannung der Atemhilfsmuskeln erleichtert und unterstützt die Nutzung dieser Muskelgruppen und damit auch des Rückens insgesamt in allen Bewegungsabläufen.

Atemschulung und Atembehandlung erweitern das Spektrum der Verarbeitung von Außen- und Innenanforderungen, steigern die Differenzierung der emotionalen Fähigkeiten und unterstützen u.a. das Wohlbefinden des Rückens.

Da das Atmen lebenswichtig ist, lösen Atemeinschränkungen sehr schnell Unruhe und Angstgefühle aus. Bedrohung oder Angst steigern die nozizeptive Wahrnehmung und bahnen damit eine Schmerzwahrnehmung. Ressourcenorientierte schmerz- und stressfreie Atembehandlungen und Atemübungen (siehe auch Atemtherapie nach Glaser, Schmincke 1995, Ortho-Bionomy®) münden in eine äußerliche und innere Entspannung. Die für den Patienten nachvollziehbaren Techniken machen die Abläufe erfahrbar und wirken beruhigend. Zu den Indikationen der Atemtherapie zählen u.a. Erregungszustände, Schmerzsyndrome des Bewegungsapparates, Lumbalgien, Störungen der Motorik.

Die Atemarbeit bietet uns eine gute Gelegenheit, unsere therapeutischen Qualitäten zu schulen. Den Atemansatz und die Atemausbreitung zu sehen und mit den Händen zu erspüren erfordert einige Übung. Hilfreich sind ein geschulter Transsensus und das Training der gerichteten Aufmerksamkeit, des Fokus. Schmincke definiert den Transsensus als die Fähigkeit, über seine eigenen Körpergrenzen hinausspürend Gegenstände oder einen anderen Menschen in die eigene Körperwahrnehmung mit einzubeziehen. Den Transsensus nutzen wir dauernd im Alltag. Mithilfe meines Transsensus spüre ich über einen Kochlöffel die Konsistenz der eingedickten Suppe am Boden eines Topfes. Mein Transsensus sagt mir,

Die Anleitung zu Übungen mit bewusster Atemführung fördert die physische und psychosoziale Stabilität.

dass meine Skier vorne im pappigen Tiefschnee stecken und hinten auf einer Eisplatte kaum Halt finden. Während der Therapie meldet mir mein Transsensus die zunehmende Rumpfverspannung meines Patienten bei der isotonischen Behandlung des M. pectoralis minor. Es ist der Transsensus, der mir mitteilt, ob meine Berührung die Zielstruktur erreicht.

Neben dem grundsätzlichen Interesse am Patienten ist das maßgebliche Element einer gelingenden Behandlung der Fokus. Mit dem Fokus, meiner gerichteten Achtsamkeit, nehme ich Tiefenkontakt mit dem Gewebe auf und kontrolliere, ob mir der Kontakt mit der Zielstruktur gelingt.

7.5
Atmung, Thorax, BWS – funktionelle Einheit und das Problem der Chronifizierung

Ausgeprägte Beschwerdebilder der BWS, im Bereich der Thoraxorgane, des Oberbauchs, der Rippen und des Schultergürtels verlocken dazu, jedes dieser Symptome als eigenständiges Krankheitsbild zu behandeln. Das parallele Vorliegen einer Regulationsstörung mehrerer Partner der Funktionseinheit Atmung – der inneren Organe und der äußeren Strukturen des Stütz- und Bewegungsapparates – wird leicht übersehen.

Es ist immer sinnvoll, den atemassoziierten Funktionskomplex zunächst als Ganzes zu verstehen und therapeutisch als Einheit anzusprechen.

Für die Atemabläufe sind lang anhaltende habituelle Schonhaltungen und Ausweichbewegungen bedeutsam. Ob bei längeren Erkrankungen oder nach Verletzungen: Nie ist eine strenge Ruhigstellung zur Schonung möglich. Es gibt immer nur eine relative Schonung. Die Rekonvaleszenz wird dadurch erschwert und verzögert. Entsprechend lange bestehen Beschwerden nach einer Pneumonie, einem Keuchhusten oder nach einer Rippenfraktur fort, mit der Gefahr, dass Patienten spontane Schonhaltungen, Ausweich- und Hilfsbewegungen abspeichern und bleibend in ihr Körperschema integrieren. Das führt seinerseits zu neuen funktionellen Einschränkungen und Beschwerden. Die mit den anhaltenden Bewegungseinschränkungen einhergehende Kontraktur der Bindegewebe fördert die Entwicklung von Bewegungs- und Funktionseinschränkungen. Aus dem anfänglich sinnvollen Schonverhalten entwickeln sich langfristig chronische dysfunktionelle Belastungen.

7.6
Zusammenfassung

Atemtyp und Atemführung beeinflussen Haltung und die Beweglichkeit des Rumpfes. Eine funktionell gut integrierte Atmung trägt zu einer höheren Rumpfstabilität und Belastbarkeit des Rückens bei. Psychischer Stress wie positive psychische Aktivierung wirken sich auf den Atemansatz, die Körperhaltung und die Koordination der Rumpf- und Armmuskulaturen aus. Die Atembehandlung trägt dazu bei, Patienten zu schulen, Rückensymptome als Einschränkung und weniger als Schmerz wahrzunehmen. Die Atembehandlung unterstützt die Therapie von skoliotischen Fehlhaltungen, chronischen BWS-Beschwerden, Interkostalneuralgien, Thoraxasymmetrien, chronischen Atemwegserkrankungen, Zwerchfelldysfunktionen und funtkionellen Oberbauchbeschwerden.

Die Koppelung der Atemfunktionen mit psychosomatischen Reaktionen, der Atemansatz und die Atemform beeinflussen das Selbsterleben und den Selbstausdruck. Eine einseitige Betonung der Bauchatmung ist nicht unbedingt nützlich. Die Atmung in den oberen Thorax in Richtung Brustbein fördert das emotionale Erleben. Die Brustatmung unterstützt die Bewältigung von Anforderungen von außen. Das Atmen in die Flanken und den Rücken fördert die Selbstsicherheit und den inneren Rückhalt.

Beginnen Sie mit einer Behandlung des Thorax als Funktionseinheit. Techniken zur Unterstützung der Atemfunktionseinheit als Ganzes erleichtern die funktionelle Abstimmung und die Integration der Einzelelemente.

Mit klar definierten, der Selbstwahrnehmung leicht zugänglichen und überschaubaren Techniken können wir hoffen, unsere Patienten für die nötige Eigenarbeit zu motivieren.

Ebenso wichtig wie eine korrekte Handanlage ist bei der Atembehandlung die gelungene verbale und nonverbale therapeutische Kommunikation. Besonders gute therapeutische Wirkung wird der Griff, die Behandlung zeitigen, die dem Patienten persönlich etwas bedeuten, ihn auf körperlicher Ebene, in seinem Vegetativum und als Person ansprechen.

Beachten Sie immer die Behandlungsprinzipien. Nehmen Sie sich die notwendige Zeit, um einen wirklichen Kontakt mit Ihrem Patienten herstellen zu können. Würdigen Sie den qualitativen Nichtkontakt, bei dem Sie das Gefühl haben, den anderen nur anzufassen und nicht wirklich zu berühren, als wichtige Information. Hier ist die Kommunikation und damit die Reagibilität – aus welchen Gründen auch immer – eingeschränkt.

Neben den objektiven Befunden sind die subjektiven Qualitäten bedeutsam. Eine Atemexkursion kann starr, schwach, zögernd, ängstlich oder aggressiv gestaut wirken. Respektieren Sie unbedingt die Rückmeldungen Ihrer Patienten. Vermeiden Sie vorschnelle eigene Interpretationen. Achten Sie darauf, selbst möglichst bequem zu stehen, da sich Ihre Anspannung schnell auf Patienten überträgt und damit dessen Selbstregulation irritiert.

7.7
Atembehandlung

Oben haben wir Ihnen die für uns wichtigen theoretischen Zusammenhänge der Physiologie und Anatomie vorgestellt. Jetzt erinnern wir noch an die Th12-Region. Ihre Bedeutung für den Rücken haben wir bereits kennengelernt. Sie spielt natürlich auch in der Atembehandlung wieder eine große Rolle. Die Zwerchfellfunktion ist in großem Maße abhängig von den parietalen Strukturen des Th12-Segments.

Zwerchfell

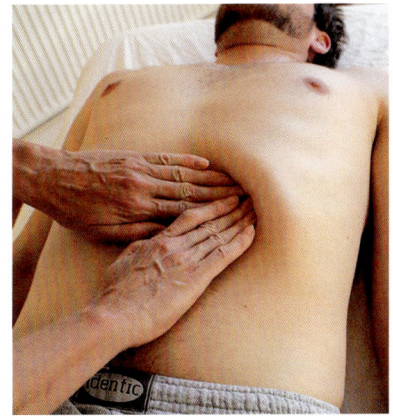

Abb. 162_Palpation der Zwerchfellansätze mit den Fingerspitzen

Palpation Zwerchfellansatz
Wir palpieren entweder mit den Daumen oder mit den Fingerspitzen unterhalb des Rippenbogens nach verspannten Stellen. Wichtig ist, dass wir mit unserer Palpationsrichtung um den Rippenbogen herum die Ansätze des Zwerchfells an der Innenseite der untersten Rippen fokussieren (Abb. 162, Abb. 163). Wir möchten schließlich den Ansatz des Zwerchfells ertasten und nicht die viszeralen Organe.

Globale Zwerchfellentlastung
Wenn Patienten ganz allgemein sehr verspannt sind, ist es kaum möglich, einzelne verspannte Strukturen im Bereich der Zwerchfellansätze gezielt zu ertasten. Die Abwehrspannung der Bauchdecken ist von vorneherein zu hoch. Bei diesen Menschen beginnen wir unsere Behandlung mit einer generellen Entlastung der Bauchdecken und des Zwerchfells.

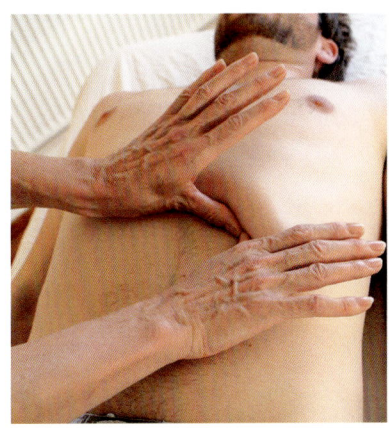

Abb. 163_Palpation der Zwerchfellansätze mit den Daumen

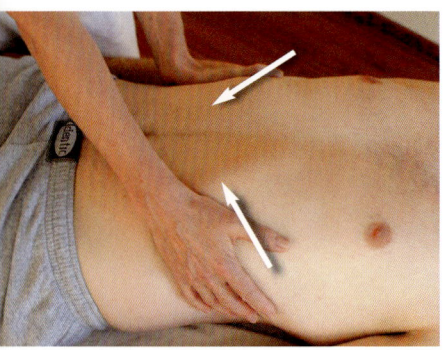

Abb. 164_Handanlage für die globale Zwerchfellentlastung

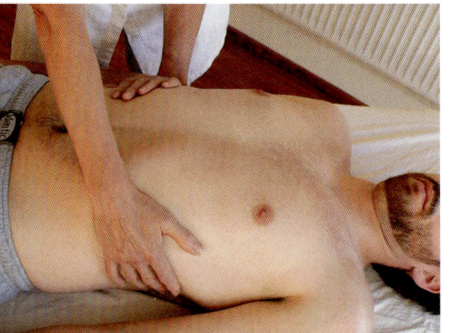

Abb. 165_Globale Zwerchfellentlastung mit Schub-Zugtechnik

Dazu umfassen wir beidseits den Brustkorb im unteren Anteil und ziehen sanft beide Hände in Richtung Bauchnabel (Abb. 164).

Durch diese Positionierung werden die Bauchdecken entspannt, die Zwerchfellansätze an der Basis des Brustkorbs angenähert und das Zwerchfell so insgesamt entlastet. Wir halten die Position ein bis zwei Atemzüge und begleiten den Patienten danach langsam in die Ausgangslage zurück. Nach unserer Erfahrung ist diese Technik sehr angenehm. Ihnen wird es anschließend leichter fallen, verspannte Zonen zu ertasten und einzeln zu behandeln.

Falls Ihnen diese Technik aufgrund der Größenverhältnisse nicht bequem sein sollte, bieten wir Ihnen eine Variante an. Wieder stehen Sie neben dem Patienten. Mit Ihrer dem Kopf des Patienten zugewandten Hand schieben Sie sanft den Thorax auf Ihrer Seite in Richtung Bauchnabel. Mit der anderen Hand ziehen Sie gleichzeitig die gegenüberliegende Thoraxhälfte ebenfalls in Richtung Bauchnabel (Abb. 165).

Behandlung lokaler Abschnitte des Zwerchfellansatzes

Nach der globalen Behandlung folgt die Entlastung angespannter abgegrenzter Einzelzonen. Mit unserm Fühlfinger nehmen wir Kontakt mit der jeweiligen verspannten Muskelzone auf. Dann bieten wir über einen Zug am Arm des Patienten eine Entlastung an. Dafür umfassen wir den Arm proximal des Handgelenks und legen ihn dicht an den Brustkorb (Abb. 166). Das Anmodellieren des Armes ermöglicht uns die für die Entlastung notwendige Kraftübertragung auf den Thorax. Es geht nicht primär um den Zug am Arm, sondern um die Bewegung des Brustkorbs. Sobald der Patient den Eindruck gewinnt, dass Ihr Zug mehr in der Schulter als an den Rippen des Brustkorbs ankommt, müssen Sie Ihre Technik korrigieren. Eine Möglichkeit besteht darin, den Arm des Patienten am Ellbogen an den Thorax anzumodellieren (Abb. 167). Der anmodellierende Zug erfolgt in die Richtung, in der die Spannung unter dem Palpationsfinger weicher wird.

Wir möchten wieder darauf hinweisen, dass der Zug langsam erfolgen und im Ansatz weich sein muss. Erinnern Sie sich: Das Bindegewebe reagiert wie ein Sicherheitsgurt. Bei Beschleunigung verriegelt es, um den Menschen zu schützen. Erfolgt die Bewegung achtsam und dem Patienten angepasst, ist analog zum Sicherheitsgurt viel Bewegung möglich.

Eine weitere Behandlungsmöglichkeit ist der direkte Zug über den Thorax. Wir halten mit unserem Fühlfinger Kontakt zur verspannten Struktur

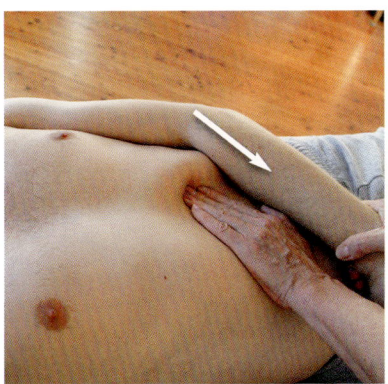

Abb. 166_ Punktentlastung am Zwerchfell über den Armzug

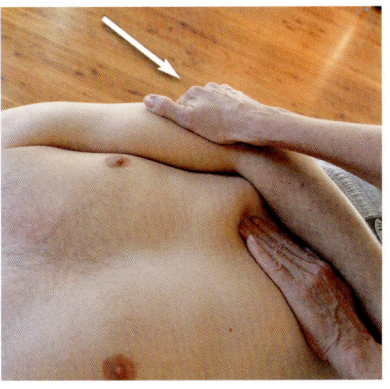

Abb. 167_ Punktentlastung am Zwerchfell über den Armzug mit Kontakt am Ellbogen

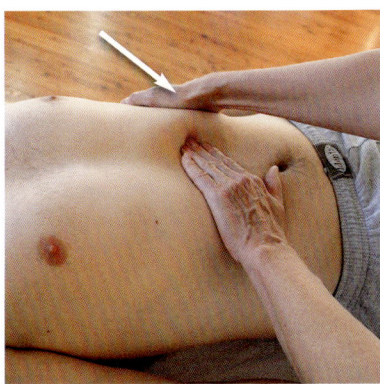

Abb. 168_ Punktentlastung am Zwerchfell über direkten Zug am Thorax

und ziehen den Thorax zum Tastpunkt hin, so als ob wir den Rippenbogen über den Finger hinweg heben wollten, bis die angespannte Stelle weicher wird (Abb. 168).

Entlastung über den neurolymphatischen Punkt für das Zwerchfell
Sehr bewährt hat sich die Behandlung des neurolymphatischen Punktes für das Zwerchfell. Diese Reflexzone findet sich bei positiven Befunden mit druckschmerzhafter Verquellung beidseits lateral des M. erector trunci auf der Fläche der 10. Rippe. Der Patient liegt für die Behandlung auf dem Bauch. Sie kontaktieren den schmerzhaften Punkt, nehmen Tiefenkontakt mit der 10. Rippe auf und ziehen die Rippe weich in Richtung Wirbelsäule. Durch die Behandlung wird der schmerzhafte Punkt entlastet. Bitte beachten Sie, dass Chapman-Punkte nach der Behandlung noch schmerzen können. Positive Punkte verschwinden in der Regel nicht durch eine einmalige Behandlung (Abb. 169, Abb. 170).

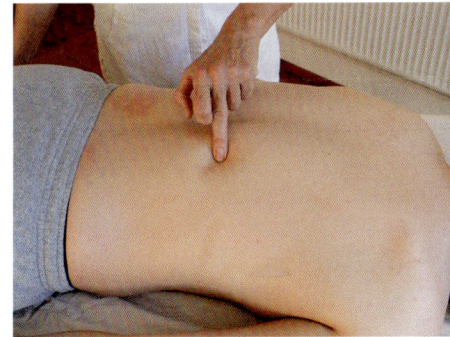

Abb. 169_NLP-Zone Zwerchfell auf der 10. Rippe

Thorax

Als nächster Schritt bietet sich die passive Prüfung der Elastizität des Brustkorbs an, an die sich die Behandlung von Elastizitätsdifferenzen anschließt.

Die passive Prüfung der Elastizität und Bewegungspräferenz des Thorax erfolgt zunächst in sagittaler (ventral-dorsaler) Richtung. Beide Brustkorbhälften werden in mehreren Schritten zuerst in Rückenlage und anschließend in Bauchlage untersucht.

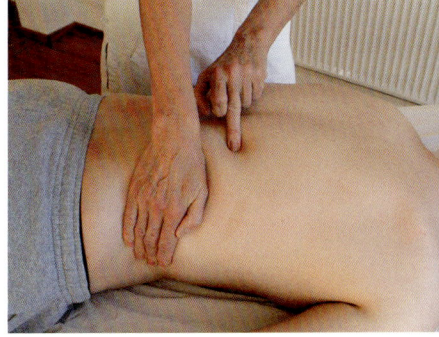

Abb. 170_ Entlastung der NLP-Zone Zwerchfell

Zu Beginn legen Sie Ihre Handflächen einseitig oder beidseits kaudal der Schlüsselbeine auf die oberen Thoraxpartien. In einem liegenwärts gerichteten Wechselschub rechts und links prüfen Sie die Elastizität der kranialen Anteile des Brustkorbs. Der Patient gibt Rückmeldung, auf welcher Seite ihm der Schub angenehmer ist (Abb. 171, Abb. 172). Zur Behandlung schiebt man die Vorzugsrichtung sanft in Richtung Liege. Auf der anderen Seite legen Sie Ihre Hand zwischen Liege und Brustkorb und heben den Thorax gleichzeitig etwas in Richtung Decke. Für das Anheben geben Sie über die Fingerflächen einen sanften Schub nach ventral (Abb. 173).

Achten Sie darauf, immer auf der anzuhebenden Seite zu stehen, um eine Rotation des Thorax zu vermeiden.

Danach wiederholen Sie diese Prüfung auf Höhe der Rippenbögen (kaudal der Brust). Wieder wird der Patient rückmelden, auf welcher Seite sich der Schub liegenwärts angenehmer anfühlt. Die Behandlung erfolgt analog zu den kranialen Thoraxanteilen.

Im dritten Schritt erfolgt die gleichseitige vergleichende Prüfung der Elastizität der kranialen gegenüber den kaudalen Kompartimenten des Thorax auf der rechten sowie der linken Körperseite. Die Behandlung erfolgt wie bisher unter Betonung der Vorzugsrichtungen (Abb. 174, Abb. 175).

Als Viertes verschaffen Sie sich einen Eindruck von der passiven Beweglichkeit in den Diagonalen im Vergleich von rechts kaudal mit links kranial und von links kaudal mit rechts kranial (Abb. 176, Abb. 177). Auch bei der Behandlung der Diagonalmuster achten Sie wieder darauf, auf der anzu-

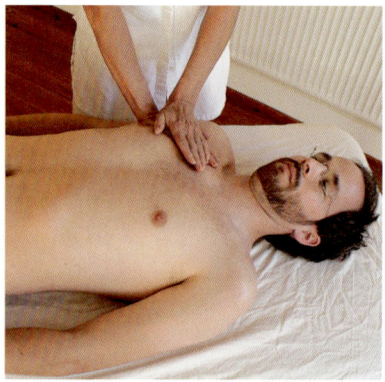

Abb. 171_Prüfung der Elastizität von ventral am kranialen Thorax rechts

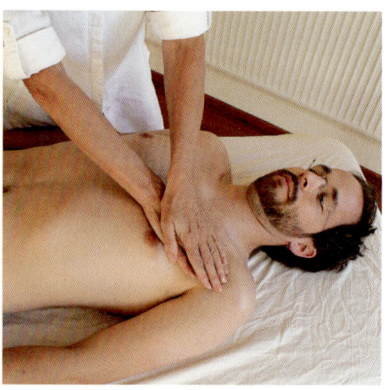

Abb. 172_Prüfung der Elastizität von ventral am kranialen Thorax links

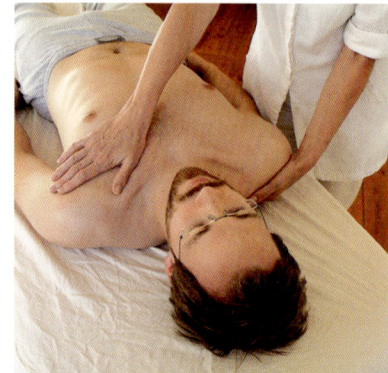

Abb. 173_Entlastung der Bewegungspräferenz am oberen Thorax

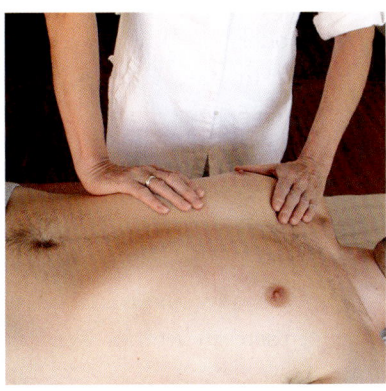

Abb. 174_Prüfung der Thoraxelastizität kranial gegen kaudal

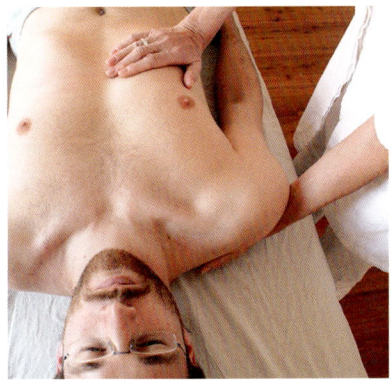

Abb. 175_Entlastung des Thorax kranial und kaudal mit Präferenz nach ventral kranial und nach dorsal kaudal

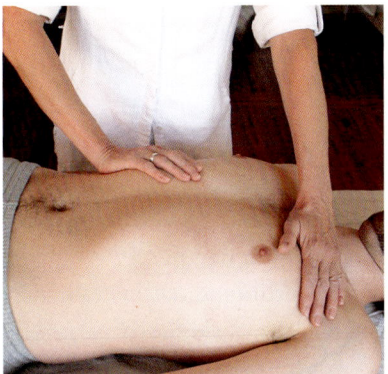

Abb. 176_Prüfung der Elastizität des Thorax in der Diagonalen

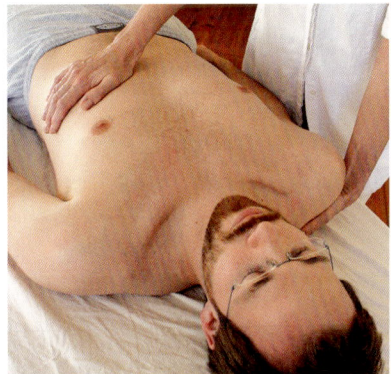

Abb. 177_Entlastung des Thorax in der Diagonalen mit Präferenz nach ventral rechts oben

hebenden Seite zu stehen, um eine Rotation des Thorax zu vermeiden.

Zum Abschluss erfolgt die Prüfung der translatorischen Beweglichkeit nach rechts und links (Abb. 178, Abb. 179) und das Halten der Präferenzrichtung für zwei bis drei Atemzüge.

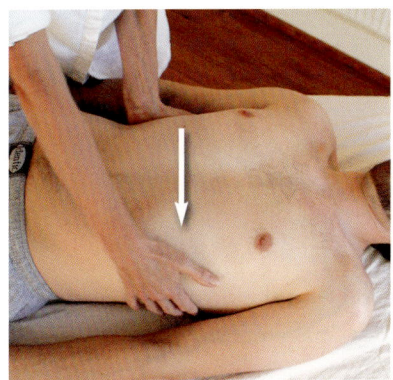

Abb. 178_Translatorische Prüfung von rechts nach links

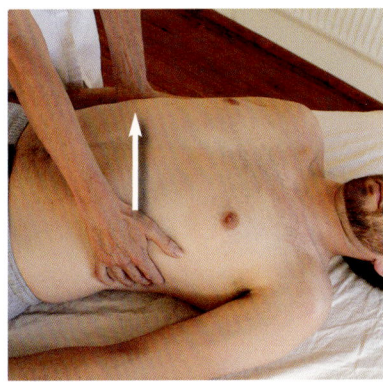

Abb. 179_Translatorische Prüfung von links nach rechts – bei Präferenz zur Entlastung hier halten

Die Atembewegung – Analyse und Therapie

Betrachtung der Atemexkursion

Nach der Behandlung des Thorax und des Zwerchfells betrachten wir die Atmung unserer Patienten, ihren Rhythmus und ihre Ausbreitung bzw. ihre Ausprägung am Thorax, am Rücken und am Abdomen. Um die feinen Unterschiede in der Atemausbreitung sicher wahrzunehmen, bedarf es einiger Übung, da die damit verbundenen Bewegungen des Körpers oft recht gering sind.

Die Atmung kann in aufrechter Körperhaltung, in Rückenlage und in Bauchlage beobachtet werden. Jede Ausgangslage hat Einfluss auf die Atmung.

Registrieren Sie zunächst am stehenden oder sitzenden Patienten ruhig und aufmerksam die mit der Atmung verbundenen Bewegungen des Brust- und Bauchraums. Lassen Sie Ihrem Patienten Zeit, sich auf diese Beobachtung einzustellen. Das Wissen, beim Atmen beobachtet zu werden, beeinflusst oft die Atmung des Beobachteten. Viele Patienten finden erst nach einer Weile zu ihren spontanen Atemabläufen zurück. Umso markanter sind Auffälligkeiten wie Asymmetrien in der Atemausbreitung oder der Atemtiefe, die trotz der Beobachtungssituation hervortreten.

Bedenken Sie einige mögliche Fehlerquellen. Patienten ziehen den Bauch ein oder versuchen gerader zu stehen, damit sie besser aussehen oder um nicht für ihre Haltung getadelt werden. Vielleicht ist ihnen die eigene Figur peinlich, oder sie fühlen sich unwohl wegen ihrer spärlichen Bekleidung. All das verändert die Atmung.

Gegebenenfalls bitten Sie Ihren Patienten, eine Weile durch den Raum zu gehen und sich anschließend einen Moment ruhig hinzustellen. Dann fällt es oft leichter, sich einen Eindruck von der spontanen Atmung zu machen.

Einige routinemäßige Fragestellungen können die Befundung der Atemexkursion im Seitenvergleich systematisieren und erleichtern. Wir empfehlen Ihnen, sich die wichtigsten optischen Befunde zu notieren, um allen Beteiligten mögliche Veränderungen im Verlauf der Behandlung deutlicher bewusst zu machen.

Wo beginnt die Atmung, der Atemansatz in Rückenlage? (Abb. 180)

- Im oberen Brustbeinbereich?
- In der Thoraxmitte?
- Im Bauchraum?
- In den Flanken?

Wo beginnt die Atmung in Bauchlage?

• In der oberen BWS?

• In der mittleren BWS?

• Im thorakolumbalen Übergang?

• In den Flanken?

• In der LWS?

Welche Unterschiede fallen auf? (Abb. 181, Abb. 182)

• Im Bewegungsausmaß der jeweiligen Abschnitte?

• In der Bewegungsintensität, d.h. der Auffälligkeit und Präsenz der Atmung in unterschiedlichen Abschnitten?

• In den möglichen Variablen im Bewegungsablauf?

  - Eine Seite beginnt, die andere holt auf

  - Die Atmung läuft fließend oder ruckelnd ab

  - Schnelle Inspiration wechselt ab mit langsamer Expiration und umgekehrt

  - Die Atembewegung verläuft mit und ohne Ausweichbewegungen etc.

• Im Seitenvergleich?

• Bezüglich der Integration in das umgebende Körperareal?

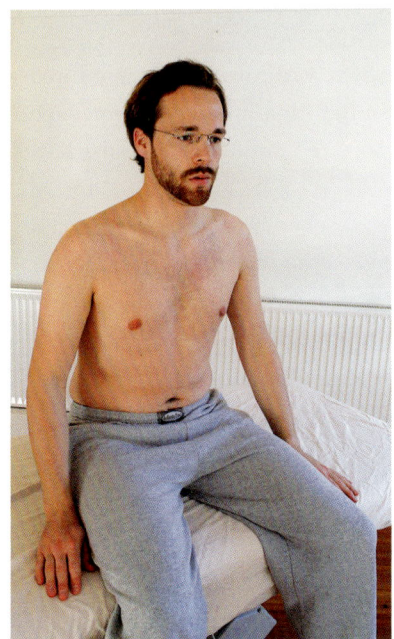

Abb. 180_Beobachtung der Atemexkursion

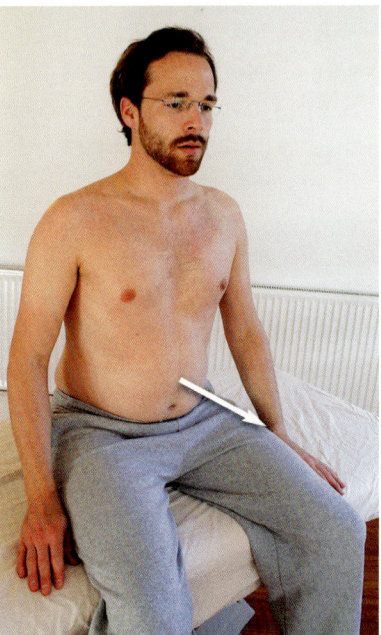

Abb. 181_Atmung mit Betonung der Bauchatmung

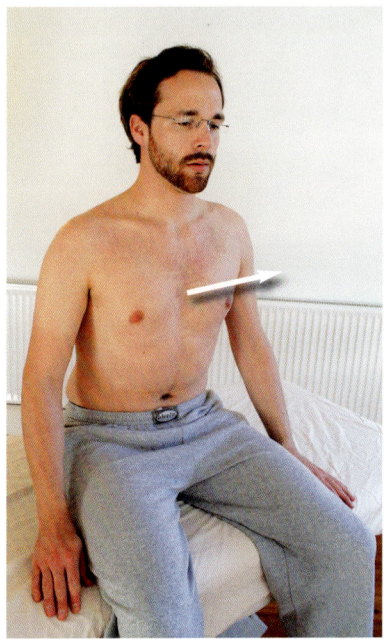

Abb. 182_Atmung mit Betonung der Thoraxatmung

Betrachtung der körperlichen Strukturen im Zusammenhang der Atmung

Jetzt betrachten wir den stehenden und/oder liegenden Patienten unter einem anderen Blickwinkel. Unser Interesse gilt dem Brustkorb, der Wirbelsäule und dem Körperbild als Ganzes.

Welche Formausprägung des Thorax fällt uns auf?

- Ist der Thorax lang und schmal oder kurz und tief gebaut? Wie verlaufen die Rippen? Liegt ein Fassthorax vor?
- Gibt es spontan sichtbare Asymmetrien? Ist eine Brustkorbhälfte oder ein Thoraxquadrant im Stehen oder Liegen dorsaler oder ventraler gewölbt als auf der Gegenseite?
- Findet sich eine ausgeprägte Glockenform?
- Weist der Patient eine Trichter- oder Hühnerbrust auf oder einen ausgeprägten Flachrücken mit breitem, aber flachen Thorax?
- Wie wirken die Verhältnisse von Brust- und Bauchraum zueinander?

Erkennen wir Zeichen einer funktionellen Belastung oder ausgeprägte pathologische Befunde an der Wirbelsäule, am Beckenring oder im Schultergürtel?

- Wie steht der Patient?
- Liegt eine spontan sichtbare Skoliose oder eine Beckenkippung vor?
- Sind die Schultern auffällig vorgezogen? Wirken die Atemhilfsmuskeln angespannt?
- Gibt es interkostal Zeichen einer paradoxen Atmung mit einem Einziehen des Zwischenrippengewebes unter der Einatmung oder umgekehrt die sichtbare Aufblähung der Lungenspitzen am lateralen Halsdreieck unter der Ausatmung?
- Sind Operationsnarben am Brustkorb zu sehen?
- Zeigen sich weitere Auffälligkeiten und Veränderungen?

Wie verändert sich der Brustkorb unter Bewegung?

- Entwickelt sich ein einseitiger Rippenbuckel beim Bücken?
- Verläuft die Krümmung beim Bücken gleichmäßig? Wie weit ist der Finger-Boden-Abstand?
- Gibt es Seitendifferenzen in der Rotation?
- Neigt sich die Wirbelsäule in Seitneigung symmetrisch, harmonisch geschwungen oder mit Einsteifungen oder einem deutlichen Knick? Liegen die Krümmungsscheitel bei Rechts- und Linksneigung auf gleicher Höhe (Abb. 183, Abb. 184)?

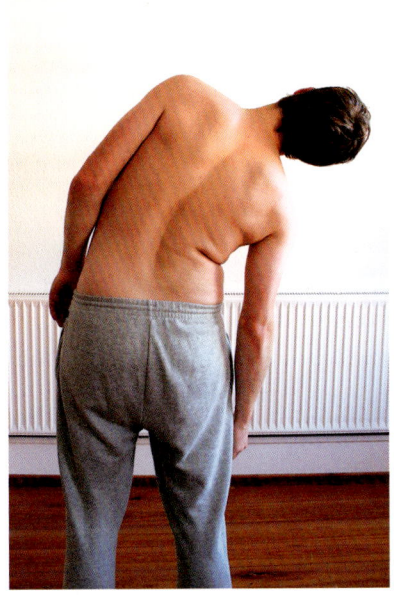

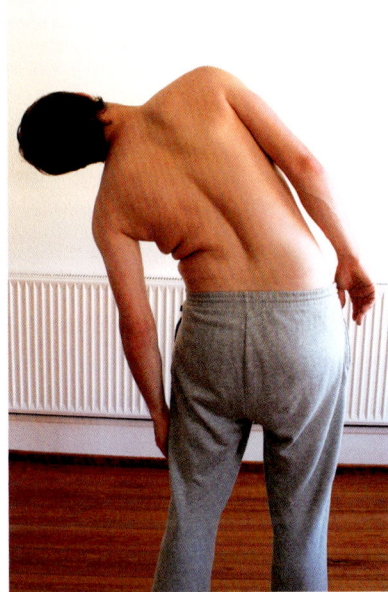

Abb. 183_Seitneigung nach rechts   **Abb. 184**_Seitneigung nach links

Palpation der Atemexkursion

Nachdem Sie die Atembewegung und die Körperstruktur beobachtet haben, kann sich Ihr Patient wieder anziehen. Das Angekleidetsein mindert die Befangenheit und verbessert die therapeutische Interaktion. Ihr Patient wird bekleidet meist unbefangener atmen.

Für die palpatorische Untersuchung und manuelle Befundung legen Sie die Hände nacheinander an mehrere definierte Positionen, erst an den Brustkorb und abschließend auf den Bauch des sitzenden bzw. stehenden Patienten.

Ihre Hände berühren flächig mit einem leichten, dabei zugleich klaren Kontakt den Körper des Patienten. Sie verfolgen in jeder Position aufmerksam die Abläufe der Atembewegungen unter Ihren Händen. Achten Sie bitte auf ein immer gleiches »Auflagegewicht« Ihrer Hände bei der Ein- und Ausatmung. Es geschieht leicht, dass man, ohne es zu wollen, die Atemexkursion in eine oder sogar beide Richtungen bahnt oder hemmt.

Mithilfe des direkten manuellen Kontaktes können wir gänzlich neue Eindrücke gewinnen. Manche Qualitäten, die zu einer vollständigen Beschreibung der Atembewegung gehören, wie ein zögerlicher Atem in einem definierten Abschnitt der Atemexkursion oder ein stockender, abgehackter Atem, werden unter der Berührung deutlicher als bei der bloßen Betrachtung. Sicher beeinflusst beides, die körperliche Berührung ebenso wie das Zusehen, die Atmung des Patienten. Dennoch ergeben sich durch die Befunde wichtige Hinweise für die anschließende Therapie.

Die Atmung ist oft eng mit Emotionen gekoppelt. Bei der Atemarbeit berühren wir den Menschen im Wortsinn wie auch im übertragenen Sinne. Sollte die Atembegleitung in uns selbst emotionale Assoziationen wachrufen oder sollten wir gar vegetativ zu reagieren beginnen, so ist große Aufmerksamkeit geboten. Wir raten Ihnen, das als Signal für die Beendigung der aktuellen Behandlung zu würdigen. Lösen Sie in diesem Fall respektvoll und mit angemessener Gelassenheit den Kontakt zum Patienten. Es kann durchaus angemessen sein, dem Patienten von Ihrem eigenen Erleben zu berichten.

In der Praxis hat es sich bewährt, mit den Händen in mehreren Schritten den Atemraum zu erkunden.

- **Position 1:** Eine Hand liegt ventral auf der kranialen Sternalregion, die zweite als Gegenkontakt im oberen BWS-Bereich (Abb. 185).

- **Position 2:** Eine Hand liegt auf der kaudalen Brustbeinregion, die andere als Gegenhalt im unteren BWS-Bereich (Abb. 186).

- **Position 3:** Eine Hand ruht auf dem Oberbauch, die andere Hand kontaktiert im oberen Lumbalraum (Abb. 187).

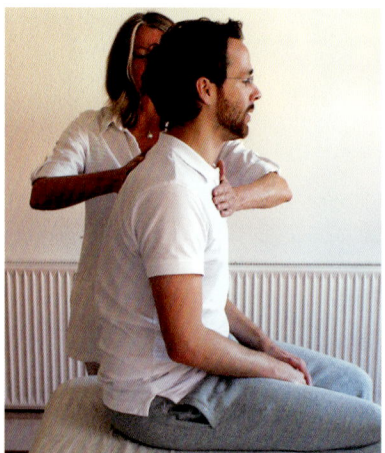

Abb. 185_Begleitung der Atemexkursion kranial

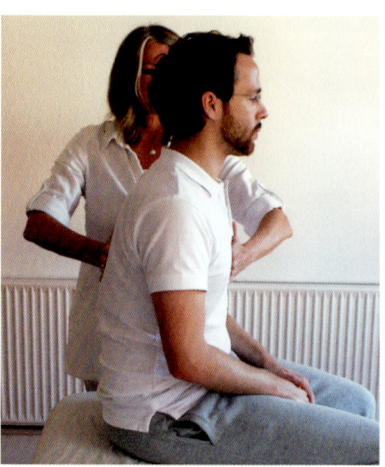

Abb. 186_Begleitung der Atemexkursion auf Höhe der Körpermitte

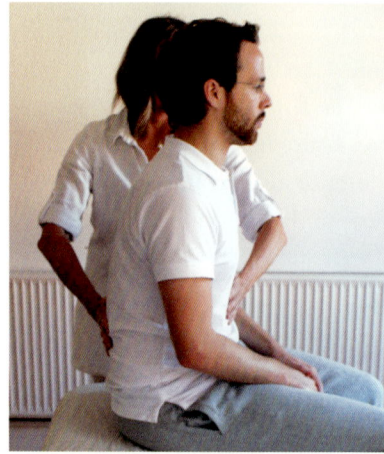

Abb. 187_Begleitung der Atemexkursion am Bauch und lumbal

- **Position 4:** Legen Sie beide Hände kaudal der Achseln seitlich flach an den Thorax an. Achten Sie auf Asymmetrien der Abläufe beider Seiten wie das verspätete Einsetzen der Inspiration oder Expiration einer Seite, unterschiedliche Atemtiefe, Variationen im Ablauf (Abb. 188).

- **Position 5:** Mit beiden Händen seitlich am kaudalen Brustkorb verfolgen Sie die Atembewegungen im Seitenvergleich wie in den kranialen Thoraxabschnitten (Abb. 189).

- **Position 6:** Eine Hand liegt in der Mammilarlinie ventral, die andere Hand auf gleicher Höhe dorsal am Thorax. Jetzt beobachten bzw. spüren Sie in mehreren Etagen die Atembewegungen auf dieser ventral-dorsalen Ebene im Seitenvergleich.

Sie können den Ablauf der Atemausbreitung in unterschiedlichsten Variationen verfolgen, indem Sie Ihre Hände in neuen Kombinationen in unterschiedlicher Lage und Höhe anlegen. Insbesondere nach Operationen oder Thoraxtraumen können Varianten der Untersuchung Aufschluss geben über die durch diese Ereignisse veränderte Atemmechanik (Abb. 190).

Mit zunehmender Erfahrung wird es Ihnen gelingen, nicht nur die Atemausbreitung ventral am Thorax, sondern auch die Auswirkungen der Atmung über den Thorax hinaus zu registrieren. Dazu zählen Druckveränderungen im Bauchraum und eine auffallende Aktivierung der Atemhilfsmuskulatur.

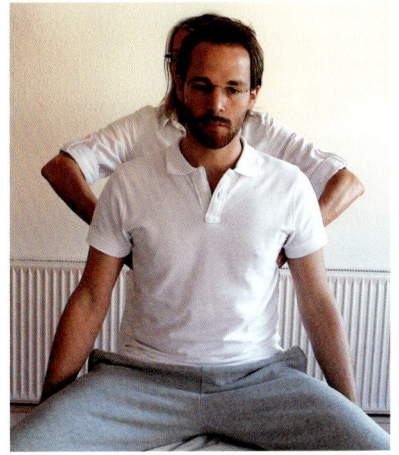

Abb. 188_Begleitung der Atemexkursion lateral-kranial

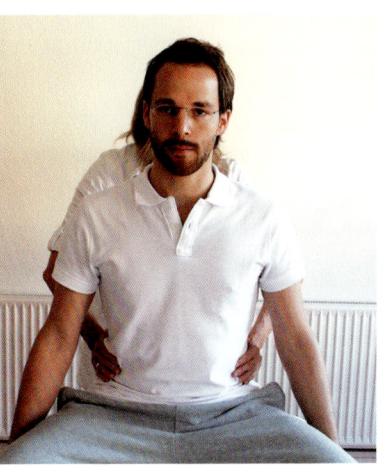

Abb. 189_Begleitung der Atemexkursion lateral-kaudal

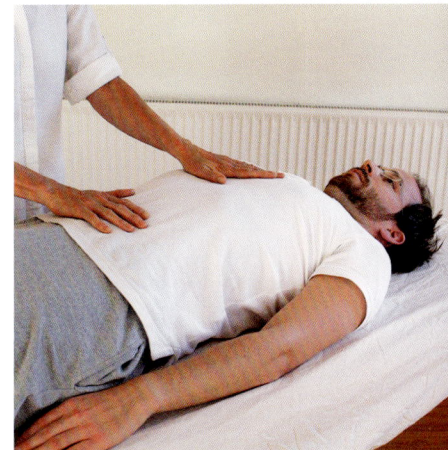

Abb. 190_Prüfung der Atemausbreitung

Aus der Praxis

Behandlungserfahrungen

Patienten mit Beschwerden der Atemwege haben wenig Mühe, den Sinn der Atemübungen zu verstehen, und sind deswegen relativ leicht zu motivieren, das notwendige Training zu Hause fortzusetzen. Bei Rückenbeschwerden mittleren Grades – wirklich Schmerzgeplagte probieren geduldig fast alles aus – eine anhaltende Motivation für die Atemübungen zu wecken ist eine Kunst für sich. Manche Motivationshilfen sind klar, manche eher überraschend.

Ein 13-jähriges Mädchen mit Skoliose hasste ihr Korsett inbrünstig. Im Zusammenhang mit einer notwendigen kieferorthopädischen Regulierung hatte sich ihre Skoliose verschlechtert, und die Spezialisten verlangten das Tragen eines neuen, stärker korrigierenden Korsetts ohne nennenswerte Tragepausen. Dem Klagen ihrer Tochter nachgebend, holten sich die geplagten Eltern den Rat eines befreundeten Physiotherapeuten, und so landete sie schließlich bei uns. Ein Behandlungsplan mit kraniomandibulären Techniken, WS-Behandlungen, isotonischen Übungen und Atemtraining wurde entworfen. Tochter und Eltern konnten sehen, wie sich mit den Atemtechniken der Rücken aufrichtete und diese Besserung auch kurze Zeit beibehielt. Ein Orthopäde wurde gefunden, der den Verlauf engmaschig zu kontrollieren bereit war, um keine Verschlechterung zu übersehen. Die erste Motivationsstütze war sportlicher Ehrgeiz. Isolierte Atembewegungen nicht hinzukriegen, die diese – aus der Sicht des Mädchens – uralten Therapeuten so ärgerlich mühelos vormachten, das stachelte den Ehrgeiz der jungen Dame an. Engmaschige Kontrollen mit deutlichen Unterschieden bei schlampigem bzw. konsequentem Üben mit der Korsettdrohung im Hintergrund trugen das Ihrige bei. Irgendwann machte das Mädchen die Übungen ziemlich automatisiert beim Warten auf den Bus, in der Schule, wenn es ihr langweilig war, abends vor dem Fernseher. Das Skoliosezentrum meldete nach einem Jahr zu unser aller Überraschung und Freude, dass das wenig getragene Korsett nicht mehr notwendig sei. Die ortho-bionomische Behandlung beim Physiotherapeuten läuft weiter, inklusive der regelmäßigen Ermunterung, die Übungen nicht zu vergessen.

Eine für mich überraschende Motivation entdeckte ein 20-jähriger Versicherungskaufmann: die Schönheit. Gekommen war er wegen rezidivierender Nacken-Schulter-Beschwerden. Nebenbei berichtete er von seinem heimlichen Ärgernis: Eine Rippe auf Höhe der Mitte des linken Rippenbogens war relativ eingesunken, sodass der Patient linksseits einen leichten Glockenthorax hatte, den er scheußlich fand. Also wählten wir neben der manuellen Behandlung Übungen, die seinem Nacken und der BWS guttaten und sich vielleicht auch auf die Thoraxform auswirken würden – das Atemtraining. Und siehe da: Unser Patient stürzte sich mit Feuereifer in die Übungen. *»Ja, ja, meinem Nacken geht es schon lange wieder gut. Aber schauen Sie mal! Mein Brustkorb ist fast wieder normal!«* Ich hätte es nicht geglaubt, aber eines Tages kam der junge Mann tatsächlich, um stolz seinen perfekt geformten Thorax zu präsentieren. Von einem persönlichen Wermutstropfen muss ich allerdings auch berichten: Nie wieder hat ein Patient eine so eindrückliche ästhetische Verbesserung seiner Thoraxform erreicht wie dieser junge Mann.

Befundorientierte Therapie

Mit den bisherigen Untersuchungsschritten können Sie einen sehr differenzierten Eindruck von der Kraft, der Ausbreitung, der Übertragung der Symmetrie und der Qualität der Atembewegungen gewinnen.

Grundlage der Therapie sind die bekannten Behandlungsprinzipien: Wir betonen zunächst die vorgefundenen Atem- und Bewegungsmuster, integrieren und üben anschließend die neu gewonnenen Freiheitsgrade und Bewegungsmöglichkeiten. Auf diesem Wege erreichen wir mehrere positive Effekte.

- Da die Atmung im Allgemeinen eher unbewusst abläuft, erfordert die aktive Arbeit mit der Atmung von unseren Patienten ein hohes Maß an neu zu entfaltender Körperbewusstheit. Dabei wird es unseren Patienten leichter fallen, bewusst mit den Bewegungen zu arbeiten, die sie bevorzugen, weil diese ihnen ganz natürlich zur Verfügung stehen.

- Es ist nicht einfach, Bewegungen zu üben, die vonseiten des Patienten nicht genutzt wurden oder gar ausgeblendet waren. Das Betonen und Überzeichnen einer Bewegung bahnt immer auch die Gegenbewegung an, die der Patient sich nach der Übertreibung dann leichter vorstellen kann. Der spontane Ausgleich einer Überzeichnung stellt bereits den Beginn der Gegenbewegung dar.

- Die bewusste Aktivierung der Atmung einer Seite stimuliert konsensuell die Atemexkursion auf der Gegenseite und gleicht damit reflektorisch funktionelle Einschränkungen aus.

- Die Aktivierung der Atmungsausbreitung und der Atemtiefe durch Betonen dieser Bewegungen überträgt sich automatisch auf die Begleitbewegungen der benachbarten Zonen. Der variantenreich gewordene Atem integriert sich so in ein anpassungsfähigeres Bewegungsbild des Gesamtorganismus.

Nehmen Sie sich immer wieder die Zeit, den Patienten klarzumachen, warum die Übungen ihnen guttun werden!

Behandlungsabfolge

1. Wir beginnen mit der Region, in der uns die Atmungbewegung besonders frei, lebendig und stimmig erschien. Nehmen Sie diesen Thorax-
abschnitt sanft zwischen Ihre Hände, und fordern Sie den Patienten
auf, dreimal langsam, bewusst und tief in den Raum zwischen Ihren
Händen hineinzuatmen.

2. Danach atmet der Patient einige Atemzüge nach eigenem Bedürfnis,
um nicht zu hyperventilieren.

3. Anschließend erfolgt der Wechsel zur zweit-, dritt- und viertbesten
Thoraxzone, die in gleicher Weise behandelt werden. Durch diese
Übungen verändern sich ganz spontan die globale Atemtiefe und der
freie Atemfluss.

4. Bei seitendifferenten Befunden fordern Sie Ihren Patienten auf, Ihre
Hand dreimal in die freie Richtung »wegzuatmen«, also Ihre Hand mit
seinem Einatmen etwas wegzudrücken. Kaum einem Patienten ist bewusst, dass es möglich ist, die Atemexkursion gezielt in verschiedene
Thoraxareale zu lenken. Am Ende der Einatemphase soll er die Luft
bewusst verstärkt in dieses Areal pressen, dort den Druck 3 – 5 Sekunden aufrechterhalten und dann langsam gegen den leichten Widerstand der geschlossenen Lippen ausatmen (Abb. 191).

5. Anschließend atmet der Patient bewusst einmal in die weniger freie
Richtung der Gegenseite – wieder gegen den leichten Widerstand Ihrer
Hand. Den Vorgang lassen Sie zwei bis dreimal wiederholen. Nach die-
ser Übung lässt sich oft eine Angleichung der Atemexkursion beider
Seiten feststellen.

6. Danach legen Sie Ihre Hand auf die Zone, an der die Atembewegung
des Patienten spontan beginnt, und die andere Hand dorthin, wo die
Atembewegung sich als Letztes ausprägt. Der Patient atmet bewusst
zuerst gegen die erste Hand und dann im gleichen Atemzug gegen die
zweite Hand und kann sich dabei die Frage stellen, ob er sich eine Verbindung zwischen den beiden Kontaktzonen vorstellen kann (Abb. 192,
Abb. 193). Sollte das nicht möglich sein, arbeiten wir erst einmal mit
kürzeren Distanzen.

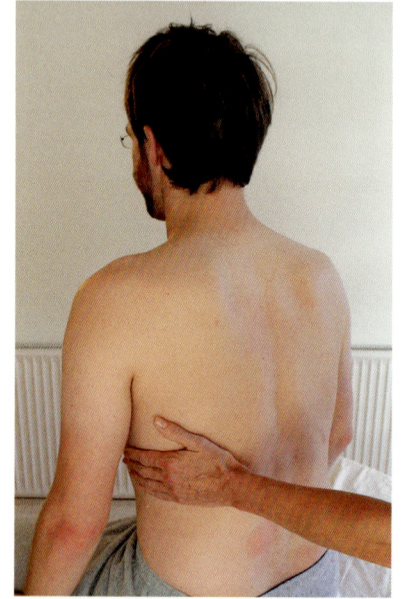

Abb. 191_Wegatmen der Hand des
Therapeuten in die freie bevorzugte
Atemrichtung – hier nach links-lateral

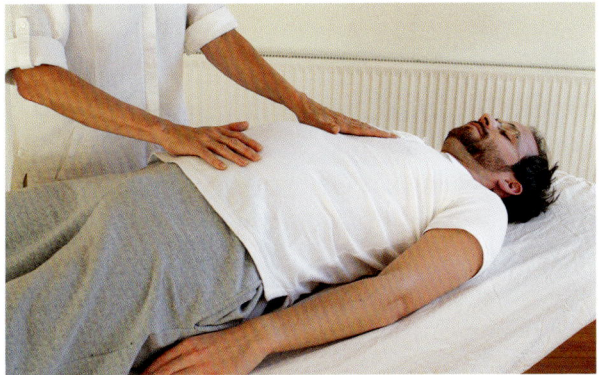

Abb. 192_Atmung erst gegen die Hand am Bauch, wenn die Einatmung dort beginnt

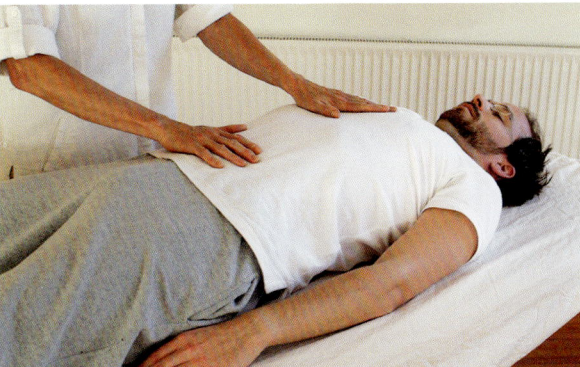

Abb. 193_Atemabschluss im Sternalbereich

7. Wenig geübt ist die Atmung in den Rücken. Indem wir die Patienten gegen die Hände im Rücken atmen lassen, fördern wir ihr Gespür für den eigenen inneren Rückhalt, wir helfen ihnen, den Rücken »freizuhalten« oder frei zu machen (Abb. 194).

8. Sie sind wie immer eingeladen, frei und kreativ befundorientiert mit den therapeutischen Möglichkeiten der Atembehandlung zu experimentieren.

Zusammenfassung

Die vorgestellten Atemtechniken verbessern die Statik und Dynamik des Rumpfes und des Rückens. Damit können sie ein wichtiger Baustein in der Behandlung von Rückenschmerzen sein. Die Betonung der Atmung in die freie Richtung und das gezielt dorthin gerichtete Pressen der Luft in der Endphase der Inspiration mobilisieren den Thorax und unterstützen die funktionelle Integration der Rippenbewegungen. Gleichzeitig werden parietale und viszerale Faszien mobilisiert. Nicht zuletzt fördern die Atemübungen die Bewusstheit für die eigene Haltung und die Entwicklung freier und harmonischer Bewegungsabläufe im Bereich des ganzen Rückens.

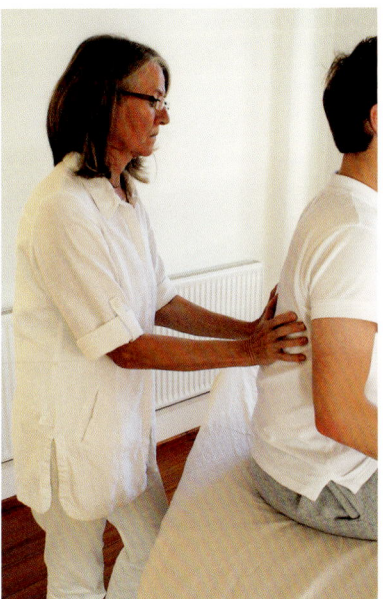

Abb. 194_Atmung in den Rücken

Atemtechniken zur Selbstbehandlung

Zusätzlich zur Behandlung durch den Therapeuten ist die Eigenaktivität des Patienten von großer Bedeutung, wenn es um die therapeutische Nutzung der Atembewegungen geht. Leiten Sie Ihren Patienten an, im Alltag eine bis maximal zwei Übungen selbst durchzuführen. Aus unserer Praxis wissen wir, dass es sinnlos ist, mehr als zwei Übungen mitzugeben. Wieder einmal gilt der Satz: *»Weniger ist mehr.«*

Es ist gut, wenn Sie Ihrem Patienten die Atembewegungen selbst vormachen können und Ihr Patient vielleicht sogar an Ihnen mit seinen Händen die Qualität der Atemausbreitung spüren kann.

Für die Anleitung zur Selbstbehandlung übertragen, variieren und adaptieren Sie die oben beschriebenen passiven Behandlungstechniken. Beziehen Sie für die Selbstbehandlung sowohl den Bauch als auch den ganzen Thorax mit seinen seitlichen, ventralen, dorsalen, kranialen und kaudalen Abschnitten ein.

Atemausbreitung vom Bauch in den Brustkorb

Schritt 1: Wir beginnen mit einer betonten Bauchatmung (Abb. 195). Wenn die Bauchatmung mühelos gelingt, bitten wir unseren Patienten, mit leichter Bauchpresse betont hinter das Brustbein zu atmen. Eine Hand auf dem Brustbein unterstützt den Atemfluss in diese Richtung (Abb. 196).

Schritt 2: Falls die Atemführung in den ventral-kranialen Brustraum schwerfällt, soll der Patient tief und forciert in den Bauch atmen, sodass sein Bauch sich deutlich anhebt (Abb. 197).

Schritt 3: Der nächste Schritt hilft dem Patienten, die Möglichkeit einer thorakalen Atmung überhaupt erst einmal zu erleben. In der tiefen Inspiration im Bauch (Schritt 2) hält der Patient die Luft

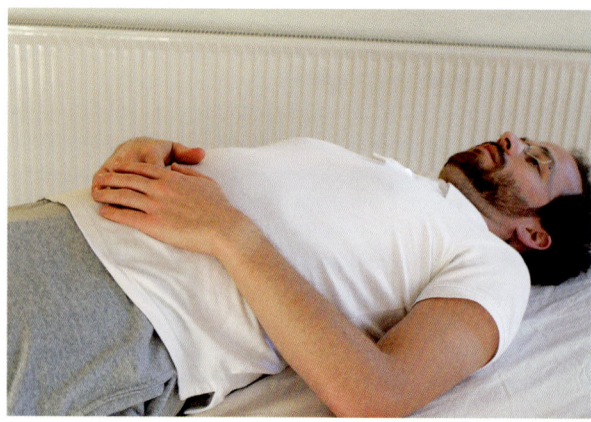

Abb. 195_Übung Bauchatmung

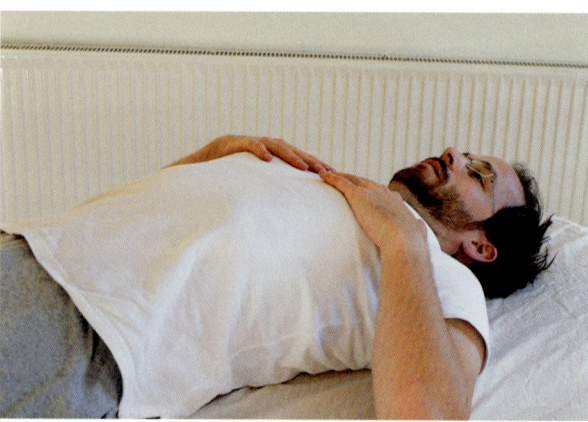

Abb. 196_ Anleitung zur Thoraxatmung

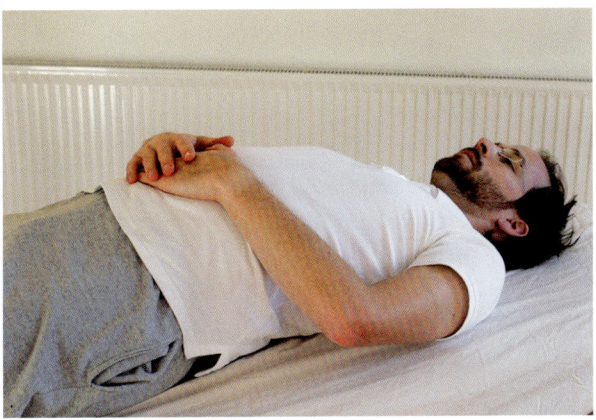

Abb. 197_Forcierte Bauchatmung

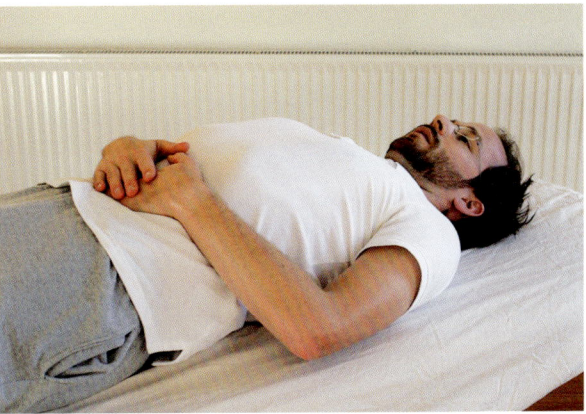

Abb. 198_»Umleitung« des Atems in den Thorax

an und drückt mit Unterstützung seiner Hände die Luft nach oben unter das Brustbein. Selbst wenn der Patient zunächst keine Vorstellung davon hat, wie es ihm gelingen könnte, den Atem direkt dorthin zu lenken, wird er mit dieser Technik ein anderes Thoraxgefühl kennenlernen. Es ist ein erster Schritt auf dem Weg, seinen retrosternalen Raum besser wahrzunehmen. Nach einigen Wiederholungen entwickeln die meisten Patienten eine Vorstellung davon, wie es ihnen gelingen könnte, den Atem ohne Zuhilfenahme der Hände einzuladen, sich auch im oberen Thorax nach ventral auszubreiten (Abb. 198).

Flankenatmung

Die bewusste Flankenatmung gehört mittlerweile zu unserem Standardrepertoire bei der Behandlung juveniler Skoliosen. Nicht nur dieser Patientenkreis profitiert von der Flankenatmung. Sie unterstützt die Stabilität und Elastizität der Wirbelsäule bei allen Formen von Rückenschmerzen. Die Untersuchung erfolgt oft noch im Liegen (Abb. 199), die Anleitung ist meist leichter im Sitzen. Wir können in beiden Positionen Ausweichbewegungen und Begleitverspannungen erkennen.

Schritt 1: Sie beginnen die Anleitung der Flankenatmung, indem Sie Ihre Hände links und rechts an den unteren Thorax des Patienten legen.

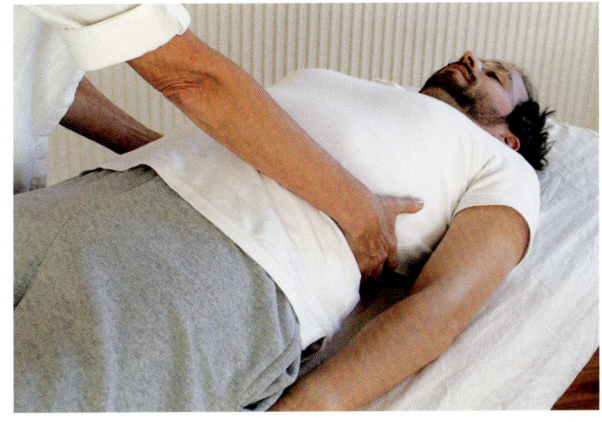

Abb. 199_Anleitung der Flankenatmung

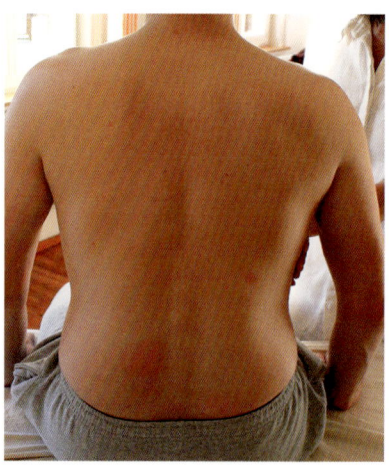 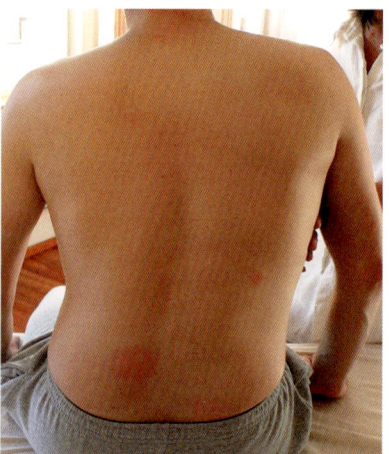

Abb. 200_ Forcierte Einatmung seitlich rechts

Abb. 201_ Forcierte Einatmung seitlich rechts mit »Mogeln« durch Seitneigung

Schritt 2: Dann fordern Sie Ihren Patienten auf, erst gegen Ihre eine Hand, dann gegen die andere Hand zu atmen (Abb. 200). Achten Sie darauf, dass Ihr Patient dabei nicht »mogelt«, indem er zum Ausgleich einer Atemhemmung den Rücken krümmt (Abb. 201). Bei Vorliegen einer Seitendifferenz der Atemexkursion wird die Atemführung in die Richtung, die leichter fällt, einige Male wiederholt.

Schritt 3: Danach übt der Patient selbstständig zuerst das dreimalige Atmen in die beweglichere Flanke, um dann ein-zweimal die Atemführung in die bisher eingeschränkte Richtung zu üben. Für die Selbstbehandlung legt der Patient die Handfläche seitlich an den Brustkorb und kontrolliert seine Atemexkursionen (Abb. 202). Dabei kann er die Hände mit überkreuzten Armen seitlich am Thorax anlegen oder aber die Hände ein- und beidseits direkt seitlich einstützen.

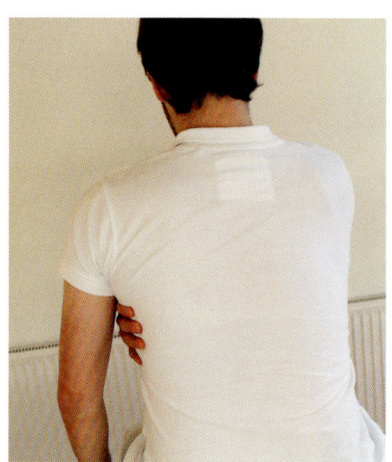

Abb. 202_ Selbstkontrolle der Flankenatmung

Seitendifferente ventrale Atemführung im oberen Thorax

Die Bauchatmung und die sternale Atmung fallen vielen Patienten noch einigermaßen leicht. Ähnlich anspruchsvoll wie die seitendifferenzierte Flankenatmung ist die Aufgabe, bewusst im Wechsel links und rechts in die kranialen Thoraxpartien zu atmen (Abb. 203).

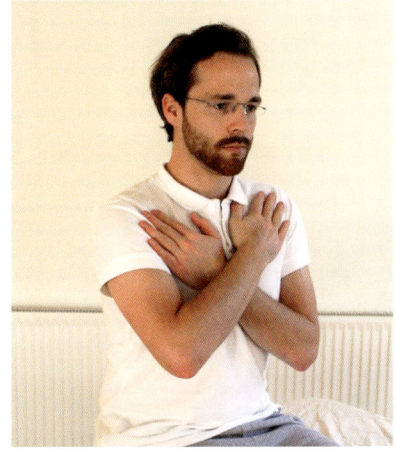

Abb. 203_Atmung in die kranialen Thoraxpartien

Atemführung in den Rücken

Dass man seinen Atem links und rechts in den Rücken lenken kann, ist für Anfänger oft kaum vorstellbar. Die Technik bedarf einiger Übung. Wie immer legen Sie Ihre Hände an den Thorax Ihres Patienten, diesmal links und rechts am Rücken. Die Höhe der Handanlage können Sie variieren (Abb. 204, Abb. 205).

Für die Kontrolle der Selbstbehandlung legt der Patient, je nachdem, wie gelenkig er ist, seine Handflächen oder die Handrücken kaudal an seinen Rücken. Die kraniale dorsale Atmung kann er mit den Fingerspitzen prüfen, die dabei in etwa auf den Schulterblättern liegen.

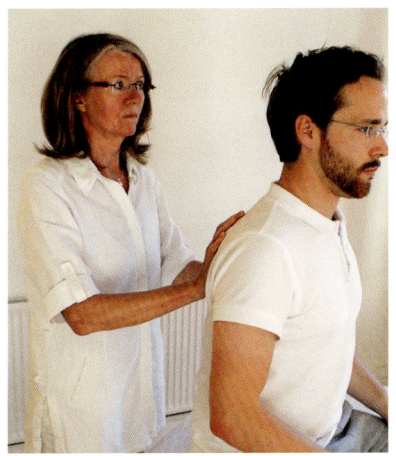

Abb. 204_Atmung in den Rücken gegen die Behandlerhände

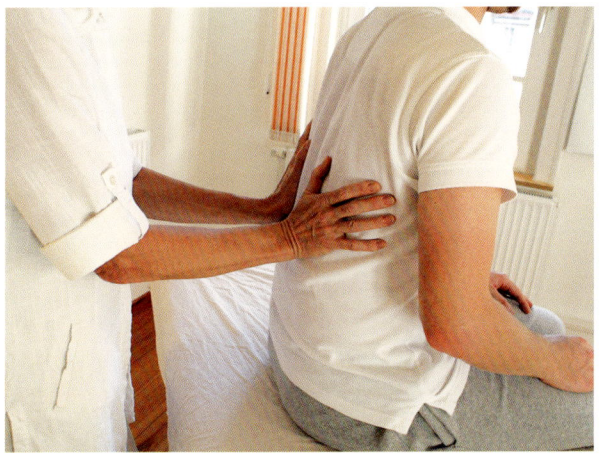

Abb. 205_Atmung in den Rücken gegen die Hände des Therapeuten

Prüfung und Behandlung der Beweglichkeit der Wirbelsäule

8.1
Grundlagen

Unsere Wirbelsäule ist auf Bewegung ausgelegt. Heute herrscht weitgehend Einigkeit darüber, dass eine Bewegungsreduktion bei Rückenschmerzen in aller Regel zu keiner Beschwerdebesserung führt. Bei einer subakuten oder chronischen Symptomatik und selbst bei funktionellen akuten Schmerzen sind von einer Ruhigstellung eher negative Auswirkungen zu erwarten. Allgemeiner Bewegungsmangel oder sehr einseitige Bewegungsmuster sind mit verantwortlich für die Entstehung von Rückenschmerzen. Voraussetzung für eine Bewegungsvielfalt und für die Freude an der Bewegung ist natürlich eine gute Beweglichkeit der Wirbelsäule. In Kapitel C – »Rückenschmerzen vorbeugen« – erfahren Sie mehr über die Bedeutung der Bewegung und Bewegungstechniken.

8.2
Halswirbelsäule

Rotationseinschränkungen

Prüfung der HWS-Rotation in der Neutrallage

Die Prüfung der HWS-Rotation ohne Differenzierung des Segments erfolgt im Seitenvergleich in aufrechter Haltung. Der Patient sitzt. Wir achten darauf, eine reine Prüfung der Rotation ohne Seitneigung oder Reklination durchzuführen. Die Rotationsprüfung des Kopfes erfolgt passiv, mit Handwechsel bei Richtungswechsel, langsam und achtsam nach beiden Seiten durch eine gegenläufige Bewegung der am Kopf angelegten Führungshände.

Ihre Hand, die am Hinterhaupt des Patienten anliegt, verhindert bei der Rotationsprüfung eine kompensatorische Reklination. Die andere Hand legen Sie sanft seitlich an die Kinnspitze gegenüber der Prüfrichtung. Bei einer Rechtsrotation liegt die Hand links neben der Kinnspitze (Abb. 206, Abb. 207). Die Prüfung erfolgt langsam, weich, mit minimaler Kraft. Es

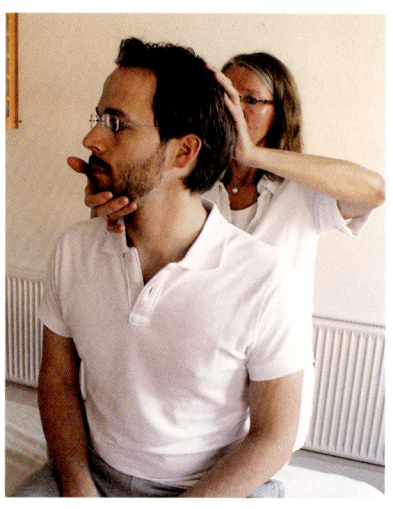

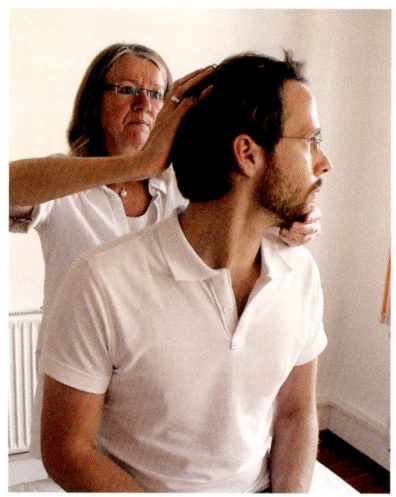

Abb. 206_ Rotationsprüfung nach rechts in Neutralstellung

Abb. 207_ Rotationsprüfung nach links mit Handwechsel in Neutralstellung

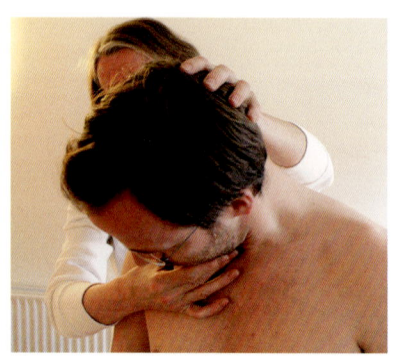

Abb. 208_ Prüfung der HWS-Rotation kranial in Beugung

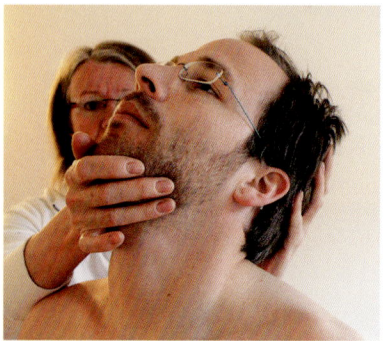

Abb. 209_ Prüfung der Rotation in der unteren HWS in Extension

geht nicht darum, den objektiven anatomischen Endanschlag festzustellen, sondern darum, die Bewegungsqualität während des gesamten Ablaufs zu spüren und den Beginn des ersten wahrnehmbaren Widerstands gegen die Prüfbewegung zu registrieren. Sollte Ihr Patient keine rein passive Prüfung zulassen, akzeptieren Sie die Mitarbeit Ihres Patienten als Zeichen eines erhöhten Schutzbedarfes seinerseits.

Die Prüfung der HWS-Rotation mit Beugung im oberen HWS-Bereich gibt Ihnen Auskunft über die Rotationsfreiheit vor allem im Segment C1/C2. Die Beugung der oberen HWS entspricht dabei einer Kopfnickbewegung (Abb. 208).

Die Prüfung der HWS-Rotation in Überstreckung gibt Ihnen Auskunft über das Ausmaß der Rotationsmöglichkeiten in der unteren HWS (Abb. 209)

Isotonie und Isometrie

Durch akustische und optische Reize ausgelöstes räumlich gerichtetes Interesse bahnt unsere Kopfwendung an. Wir wenden unser Gesicht instinktiv der Reizquelle zu. Angesichts der Empfindlichkeit der Nackenregion genügt es für die Isometrie und Isotonie oft, allein diese physiologische Reaktion therapeutisch zu nutzen. Zur Anbahnung des Kraftimpulses fordern wir den Patienten auf, den Blick auf einen Gegenstand zu richten, der am Rand des Sehfeldes in Gegenrichtung zur Bewegungsführung bzw. zum isometrischen Widerstand liegt. Die Blickwendung mit den Augen zum Sehfeldrand initiiert eine Nachführrotation des Kopfes.

Behandlung der HWS: Rotationseinschränkung in Neutralstellung

Isotonie

Vergessen Sie bitte nie die Grundregel: Der Therapeut bewegt seinen Patienten in die für diesen angenehme Richtung. Dabei bittet er seinen Patienten, diese Bewegung sanft etwas abzubremsen. Wenn die passive Kopfdrehung nach rechts als angenehm empfunden wird, führen Sie den Kopf des Patienten also aus einer leichten Linksrotationslage nach rechts, während der Patient interessiert nach links blickt. Die Blickwendung sorgt für die isotonisch-exzentrische Aktivierung der Antagonisten. Mit etwas Übung können Sie wahrnehmen, ob der Patient zwar die Augen in die geforderte Richtung dreht, sich aber nicht für diese Richtung interessiert. Der Bewegungswiderstand lässt sofort nach! Vom Endpunkt der isotonischen Behandlung führen Sie den Kopf des Patienten in die Ausgangsposition zurück. Die Übung wird drei- bis viermal wiederholt. Nach einer kurzen Pause erfolgt die beidseitige Beweglichkeitskontrolle. Bei einem Ausgleich der Beweglichkeit kommt es vor, dass die zuvor sehr weit freie Richtung schneller eine Gegenspannung aufbaut, da die kompensatorische Hypermobilität dieser Seite nicht mehr gebraucht wird (Abb. 210).

Der Therapeut bewegt seinen Patienten immer in die für diesen angenehme Richtung.

Isometrie

Ausgehend von der Rotationsprüfung, bittet man seinen Patienten, aus der Nullstellung gegen den Widerstand der Therapeutenhand am Kinn sanft den Kopf nach rechts und nach links zu drehen. Auch hier ist der beschriebene Handwechsel zu empfehlen. Die sanfte isometrische Anspannung gegen die Hand des Therapeuten wird immer in der für den Patienten angenehmen Richtung einige Atemzüge lang gehalten (Abb. 211).

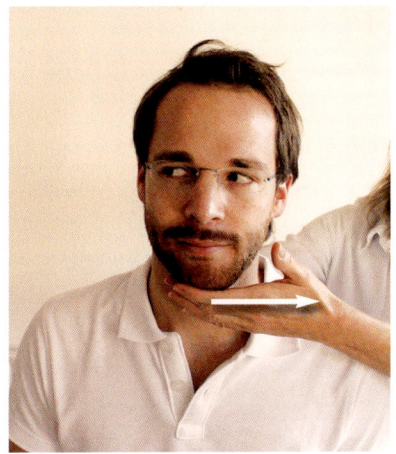

Abb. 210_Isotonische Entlastung nach links bei HWS-Rotationseinschränkung nach rechts

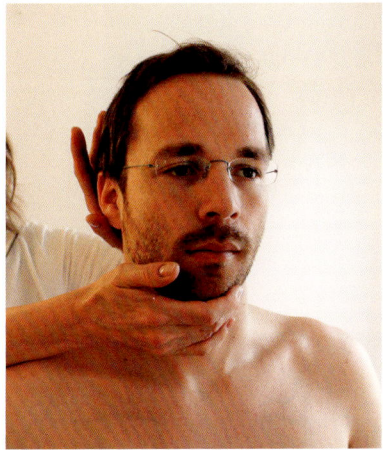

Abb. 211_Isometrische Entlastung der Rotationseinschränkung der HWS

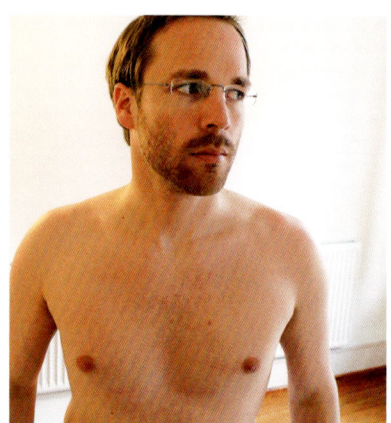

Abb. 212_ Movement Patterns nach links bei Rotationseinschränkung nach rechts

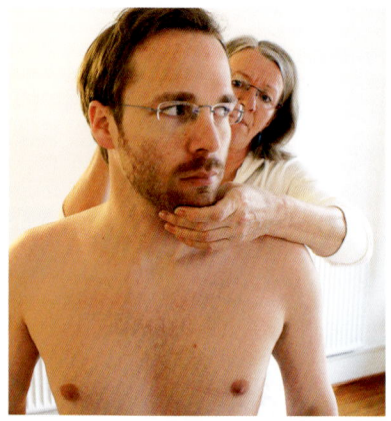

Abb. 213_ Movement Patterns nach links mit Unterstützung durch die Therapeutin

Aus der Praxis

Movement Patterns

Wie immer benutzen wir bei den Movement Patterns Techniken, die für den Patienten spontan die angenehmste Bewegung induzieren. Bei einer Einschränkung nach rechts dreht der Patient unter bewusster Blickwendung der Augen nach links einige Male seinen Kopf langsam und achtsam nach links (Abb. 212). Anschließend erprobt und übt er ein- bis zweimal das Ausmaß der neu hinzugewonnenen Bewegungsfreiheit nach rechts, indem er den Kopf vorsichtig in die vorher relativ gesperrte Richtung wendet.

Ergänzend zur Eigenaktivität des Patienten können Sie als Therapeut eine Hand auf den Scheitel des Patienten, die andere an dessen Nacken legen. Während der Rotationsbewegungen stabilisieren Sie mit einem leichten axialen Schub in Richtung Wirbelsäule und mit der Hand am Nacken die HWS (Abb. 213).

Die beschriebenen Techniken kann man analog für die Behandlung von Rotationseinschränkungen der oberen und unteren HWS einsetzen.

Behandlungserfahrungen

Die positive Wirkung der Behandlung der neurolymphatischen Reflexpunkte auf die Rotationsbeweglichkeit der HWS ist manchmal schier unglaublich. Meine eigene prägende Erfahrung hatte ich als Leiter und Dozent einer ärztlichen Weiterbildung. Ein Kollege, seines Zeichens Orthopäde, fragte, was man denn machen könne, wenn eine ältere Dame erhebliche Rotationseinschränkungen der HWS habe. Schulmedizinisch sei alles abgeklärt, sie sei schon bei den lokalen Koryphäen der Physiotherapie, manuellen Therapie, Akupunktur, Osteopathie und Neuraltherapie gewesen – ohne Erfolg. *»Ach, und übrigens – es handelt sich um meine Mutter, und ich habe sie dabei. Kommst du bitte mal vor, Mama?«* Hundert Augenpaare blickten amüsiert, neugierig und gespannt auf den armen Dozenten. Ich hatte nur noch die eine Idee: Was hat sicher keiner der Kollegen bisher versucht? In meiner Not fiel mir ein Artikel zur Applied Kinesiology ein, in dem neurolymphatische Punkte nach Goodheart erwähnt wurden. Auch eine Abbildung war dabei gewesen, aber keine Anleitung – nichts sonst! Also behandelte ich sanft einige Sekunden nach unseren bekannten Behandlungsprinzipien den Punkt, von dem ich gelesen hatte, und siehe da! »Mama« drehte völlig verwundert und völlig beschwerdefrei den Kopf nach rechts und links und verließ unter dem Applaus der Kollegen zufrieden den Saal. Die Behandlung eines neurolymphatischen Punkts hatte sich erstmals bewährt und gilt mittlerweile wegen ihrer Wirksamkeit als eines der »goldenen Eier« der Ortho-Bionomy® und der NRT.

Neurolymphatische Reflexpunkte

Bei Rotationseinschränkungen der HWS sind einige neurolymphatische Reflexpunkte therapeutisch sehr effektiv. Etwa 70 % unserer Patienten weisen nach Behandlung dieser Punkte eine deutliche Besserung der Beweglichkeit und des Befindens auf.

Erfolgreich wird eine Behandlung nur dann sein, wenn der auf der Seite der Rotationseinschränkung liegende Punkt bei der Palpation druckempfindlich ist und als Verquellung oder als Knötchen imponiert. Die Wirkung erklärt sich aus dem Ansatz der Mm. scaleni an der 1. und 2. Rippe. Eine Kontraktur oder Dysfunktion der Scaleni führt zur gleichseitigen Bewegungseinschränkung. Über die Scalenusansätze können Sie wegen der Gegenspannungsfortleitung auch die tiefe dorsale Nackenmuskulatur entlasten.

Lage

Die Reflexzone der Nasennebenhöhlen liegt in der Medioclavicularlinie direkt unterhalb des kaudalen Randes der Clavicula. Den Punkt Nase finden Sie am Unterrand der Clavicula im Winkel von Brustbein und Schlüsselbein (Abb. 214).

Behandlung

Wir bauen dem empfindlichen Punkt ein »Nest«, indem wir die umgebenden Weichteilstrukturen annähern und dabei den Punkt entlasten. Dabei ruht der Palpationsfinger schmerzfrei auf dem Reflexpunkt. Wenn die Punkte nicht zu empfindlich sind, können Sie die Zone ruhig und sanft wie bei einer Lymphdrainage massieren. Der Kontakt unter dem Palpationsfinger ist von der Vorstellung geprägt, dass Sie mit dem Finger in das Gewebe einschmelzen.

Für die Entlastung haben sich mehrere Techniken bewährt. Zum einen legen Sie den Arm des Patienten am Thorax an, sodass er mit seinem Ober- und Unterarm den M. pectoralis major und das Brustgewebe einbettet. Indem man den am Körper anmodellierten Arm unter Verschiebung der

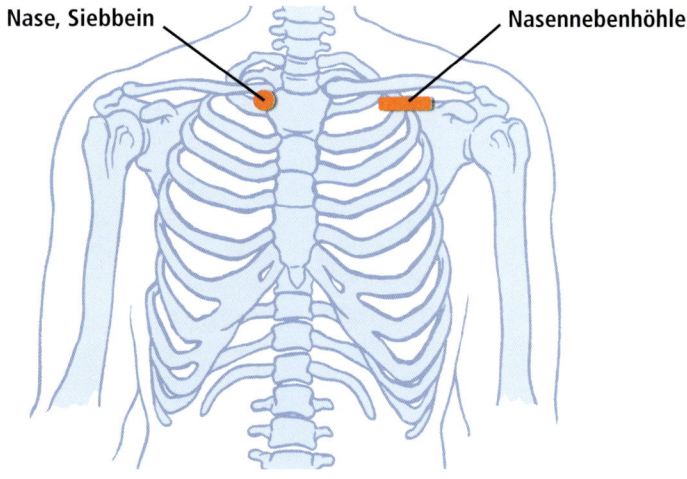

Abb. 214_Reflexpunkte Nasennebenhöhle und Nase

Weichteilgewebe langsam in Richtung der Chapman-Punkte bewegt, entspannt sich das Gewebe an den Reflexpunkten, und die Palpation wird völlig schmerzfrei (Abb. 215, Abb. 216).

Bei der zweiten Möglichkeit stehen Sie an der dem Punkt gegenüberliegenden Liegenseite. Umgreifen Sie den Arm des Patienten proximal des Handgelenks oder am Ellbogen. Indem man den Arm etwas in Richtung Zimmerdecke anhebt und ihn dann etwas zu sich herzieht, baut man den Punkten wieder ein »Nest« (Abb. 217).

Der Entlastungskontakt bzw. die sanfte Massage des Punktes erfolgt über drei bis vier Atemzüge und kann zwei- bis dreimal wiederholt werden. Fordern Sie Ihren Patienten direkt im Anschluss auf, ein Glas Wasser zu trinken. Die Aktivierung des lymphatischen Systems kann zur Freisetzung von im Zwischenzellgewebe abgelagerten Toxinen führen. Das Trinken direkt nach der Therapiesitzung beugt unangenehmen Begleitreaktionen als Folge der Behandlung vor.

Die Behandlung der Rotationseinschränkung der HWS über einen neurolymphatischen Reflexpunkt gehört zu den effektivsten und einfachsten therapeutischen Techniken.

Positionierung

Zur Positionierungsbehandlung der HWS im Liegen wird der Kopf des Patienten nach der Rotationsprüfung mit einer Hand ein wenig – auf jeden Fall nicht endgradig – in die freie Richtung gedreht. Mit der anderen Hand stützt man den Nacken des Patienten. Über den Scheitel üben

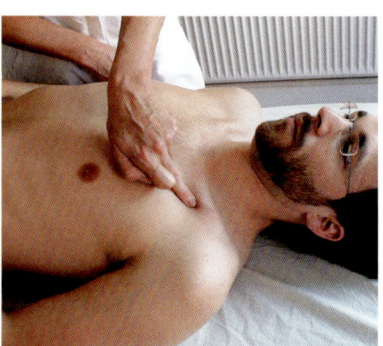

Abb. 215_Palpation der Zone Nackenrotatoren

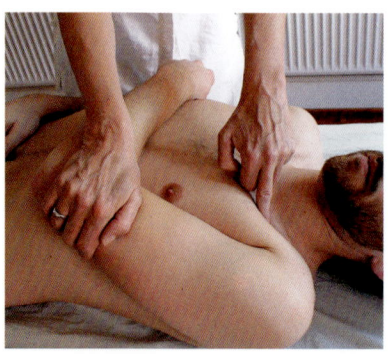

Abb. 216_Entlastung der NL-Zone für die Nackenrotatoren mit angelegtem Arm

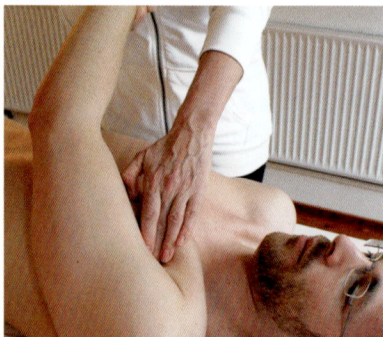

Abb. 217_Entlastung der NL-Zone für die Nackenrotatoren durch Armzug

Sie jetzt mit der Führungshand einen sanften Halteschub in Richtung der HWS aus. Dieser stützende Schub vermittelt dem Patienten, dass die HWS sicher gestützt und gehalten wird. Die Gelenkfacetten sitzen satt, aber ohne unangenehmen Druck aufeinander. Die Hand des Therapeuten am Nacken des Patienten unterstützt die Wirkung des Entlastungsschubs (Abb. 218). Halten Sie die Position zwei bis vier Atemzüge und führen Sie dann Kopf zurück in die Neutralposition.

Flexion und Extension der mittleren und unteren HWS

Globale Prüfung der Flexion und Extension

Die globale Prüfung der Beugung und Überstreckung der HWS erfolgt meist im Liegen. Sie heben den Kopf Ihres Patienten in einer Flexionsbewegung achtsam aus der Ruhelage an, bis eine deutlich wahrnehmbare Gegenspannung einsetzt oder Ihr Patient Ihnen rückmeldet, dass die Bewegung jetzt unangenehm zu werden beginne. Der Patient schaut in der Endstellung sozusagen seine eigenen Zehen an (Abb. 219).

Bei der Extensionsprüfung können Sie mit einer Hand den Nacken unterstützen. Es entsteht eine deutliche Hyperextension der HWS. Für die Beurteilung gelten die gleichen Kriterien wie bei der Flexion (Abb. 220).

Ergänzend zur Bewegungsprüfung im Liegen können Sie am sitzenden Patienten eine isometrische Prüfung der HWS mit Vorbeugespannung und Rückbeugespannung durchführen. Achten Sie bitte darauf, dass Sie

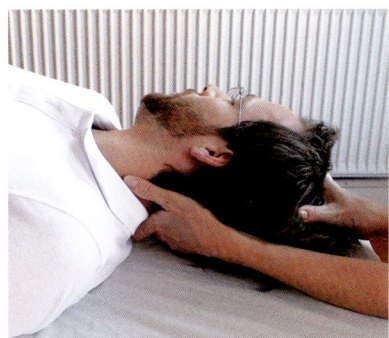

Abb. 218_Positionierung leicht rechts rotiert bei Linksrotationseinschränkung

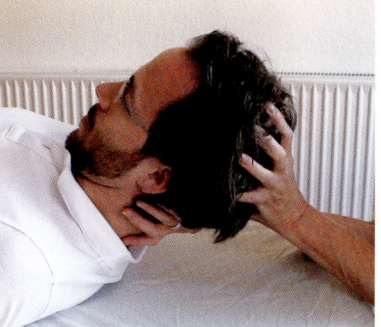

Abb. 219_Globale Prüfung der Beugung der HWS

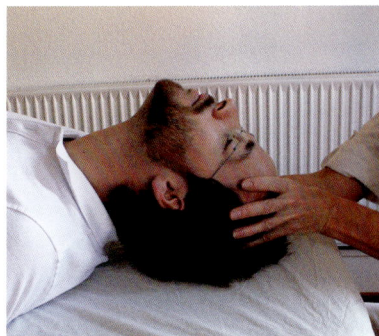

Abb. 220_Globale Prüfung der Überstreckung der HWS

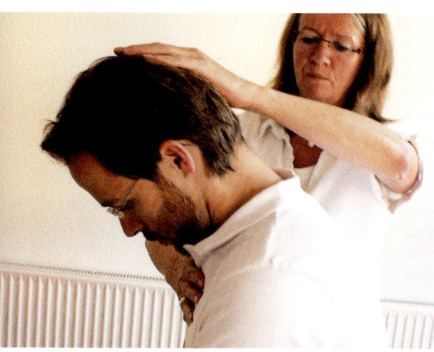

Abb. 221_Isometrische Prüfung der gebeugten HWS mit Extensionsspannung

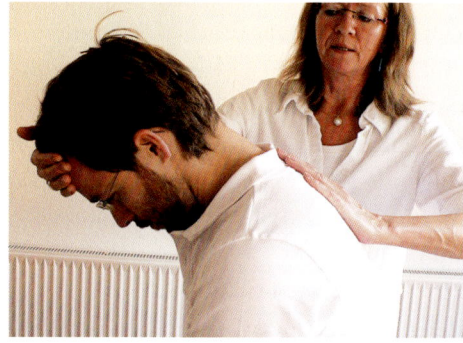

Abb. 222_Isometrische Prüfung der gebeugten HWS mit Flexionsspannung

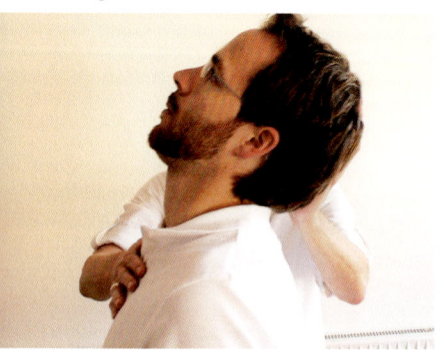

Abb. 223_Isometrische Prüfung der überstreckten HWS mit Extensionsspannung

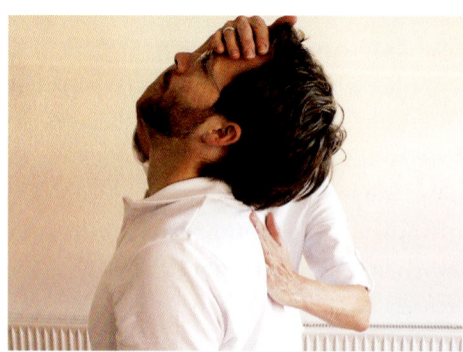

Abb. 224_Isometrische Prüfung der überstreckten HWS mit Flexionsspannung

sowohl in der Flexion wie in der Hyperextension die Prüfung in die Vor- und Rückspannung anbieten (Abb. 221, Abb. 222, Abb. 223, Abb. 224).

Die Behandlung ergibt sich stets aus der Befunderhebung unter Beachtung der Behandlungsregeln.

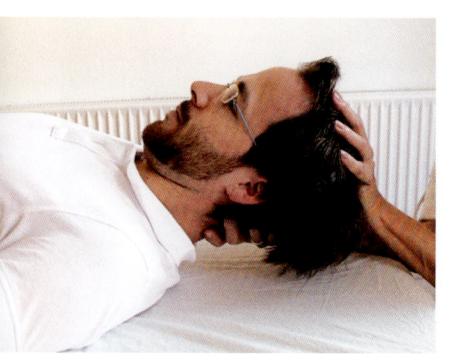

Abb. 225_Positionierung bei Bevorzugung der Flexion

Positionierung

Falls die Flexion angenehmer ist, werden Sie Ihren Patienten in eine Flexionsposition bringen und mit einem sanften Halteschub vom Scheitel in Richtung Wirbelsäule die Position einige Atemzüge lang halten (Abb. 225). Bei Extensionspräferenz gilt die Technik analog in Extension.

Movement Patterns

Die Behandlung bei bevorzugter Flexion erfolgt in die für den Patienten freie Richtung der Flexion. Diese Richtungsregel gilt auch für den Fall, dass die scheinbar objektiv freiere Richtung die Extension zu sein scheint.

Die Rückmeldung des Patienten ist die allein maßgebliche Größe für diesen Behandlungsschritt.

Falls dem Patienten die Extension des Nackens angenehmer ist, erfolgt die Behandlung analog zur Behandlung bei Präferenz der Flexion – diesmal nur mit umgekehrten Richtungsvektoren.

In der Durchführung führen Sie den Kopf und die HWS Ihres Patienten passiv einige Male durch eine Vor- oder gegebenenfalls eine Rückneigebewegung (Abb. 226, Abb. 227). Dabei können Sie zusätzlich einen leichten Stabilisierungsschub in Richtung Wirbelsäule anbieten. Anschließend kann man vorsichtig die Gegenbewegung erproben, um zu erfahren, ob sich ein neues Bewegungsgleichgewicht eingestellt hat.

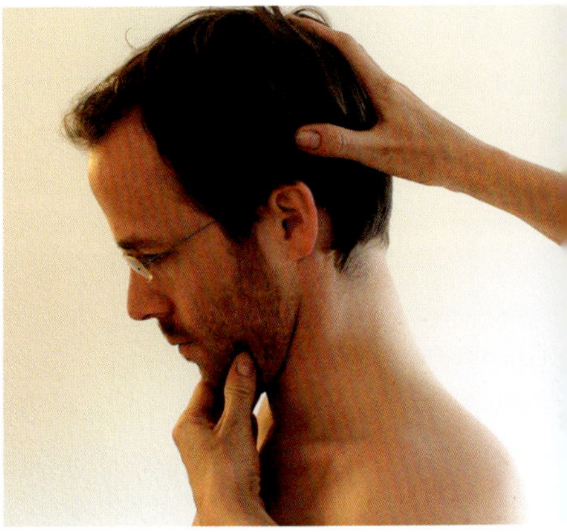

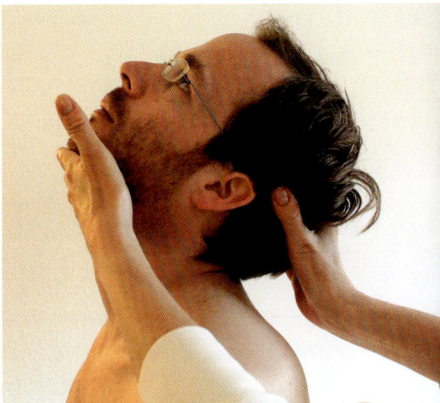

Abb. 226_Flexionsbetonung mit Movement Patterns durch Therapeuten

Isometrie

Die Behandlung ergibt sich aus der oben beschriebenen Prüfung. In einer ihm angenehmen Flexion bzw. Extension drückt der Patient seinen Kopf entweder mit der Stirn oder dem Hinterhaupt gegen den isometrischen Widerstand Ihrer Hand. Im Handwechsel stabilisieren Sie jeweils mit der Gegenhand den Rumpf Ihres Patienten. Der Patient gibt die Richtungspräferenz an. In diese Richtung erfolgt zwei- bis dreimal die isometrische Aktivierung mit langsam anschwellender Kraft, die jeweils einige Atemzüge gehalten und dann langsam aufgelöst wird. Es geht dabei nicht um ein Krafttraining. Zur Anbahnung eines optimierten neurophysiologischen Gleichgewichts genügt ein für beide Partner – Patient und Therapeut – gerade überschwellig wahrnehmbarer Krafteinsatz.

Abb. 227_Extensionsbetonung mit Movement Patterns

Neurolymphatische Reflexpunkte

Sowohl bei Flexions- wie bei Extensionseinschränkungen der HWS können die bei der Rotationseinschränkung besprochenen Punkte (siehe weiter oben) für die Nasennebenhöhlen und die Nase Anwendung finden.

Flexion und Extension im Bereich der Kopfgelenke

Passive Vor- und Rückbeugeprüfung C0/C1

Sie können die Vorbeuge und Reklination im Arthron C0/C1 am sitzenden oder liegenden Patienten passiv mit einer Nickbewegung nach ventral und dorsal prüfen. Für die Flexionsprüfung im Liegen legen Sie eine Hand scheitelwärts des Hinterhauptwulstes unter den Kopf des Patienten. Danach bieten Sie mit der anderen Hand über die Oberkieferknochen

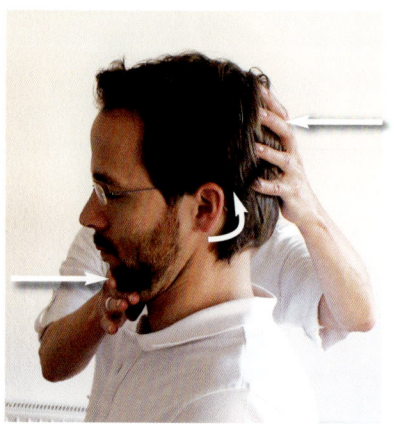

Abb. 228_Passive Vorbeugeprüfung C0/C1

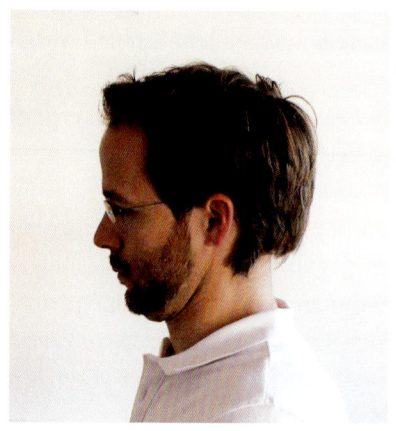

Abb. 229_Movement Patterns für die Kopfgelenke in die Flexion

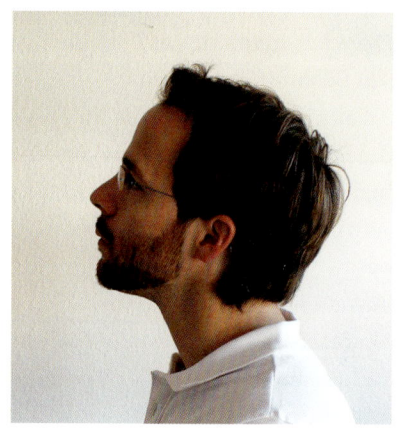

Abb. 230_Movement Patterns für die Kopfgelenke in die Extension

einen sanften Schubimpuls in Richtung Liege an. Idealerweise müsste der Schädel des Patienten ein wenig um den Drehpunkt des Atlantookzipital-gelenks schwingen, sein Kinn also etwas in Richtung dorsal federn. Für die Prüfung im Sitzen legen Sie eine Hand scheitelwärts auf das Hinter-haupt Ihres Patienten, während die andere Hand das Kinn umfängt (Abb. 228). Die Prüfung erfolgt durch einen weichen, gegenläufigen Fede-rungsimpuls aus der spontanen Endstellung der Nickbewegung. Eine Starre ohne Federn weist auf eine relative Bewegungseinschränkung der Roll-Gleit-Verschieblichkeit der Kopfgelenke von C0/C1 hin.

Positionierung

Falls eine differenzierte und fokussierte Einstellung möglich ist, nutzen wir die freien Bewegungsanteile der Flexion und Extension (Nickbewe-gung) für eine Positionierung der Kopfgelenke in Verbindung mit einem sanften Entlastungsschub in Richtung der Wirbelsäule.

Movement Patterns

Für die Movement Patterns bitten wir den Patienten, seinen Kopf wieder-holt durch die Winkelgrade der freien und angenehmen Anteile der Nick- oder Extensionsbewegung zu führen (Abb. 229, Abb. 230). Um die Gefahr einer Überlastung zu vermeiden, kann der Patient anfangs passiv vom Therapeuten durch das Bewegungsspiel geführt werden. Auch hier ist wieder eine Akzentuierung des Musters durch einen sanften Halteschub während der Bewegung sinnvoll.

Isometrische Behandlung

Für die Isometrie bieten sich zwei Strategien an. Einmal können Sie den Kopf des Patienten je nach dessen Präferenz in der Inklination oder Extension halten und in dieser Position einen isometrischen Widerstand anbieten. Ob dieser Widerstand in Richtung Inklination oder Extension gerichtet ist, hängt wieder von der Präferenz des Patienten ab.

Als Zweites nutzen wir die isometrische Behandlung des Atlas für die Verbesserung der translatorischen Beweglichkeit im Segment C0/C1 nach rechts und links. Sie palpieren dazu den Atlasquerfortsatz zwischen dem Mastoid und dem Kieferwinkel. Als behandlungsbedürftig gilt die Seite, an der der Querfortsatz besonders hervorzutreten scheint oder druckempfindlich ist (Abb. 231). Während der Tastfinger Kontakt mit dem Querfortsatz hält, fordern Sie den Patienten auf, seinen Unterkiefer nach links bzw. rechts zu verschieben. Ausgangslage ist das Bewegungsende der angenehmeren Bewegungsrichtung für den Unterkiefer. Hier bietet der Therapeut mit einer Hand einmal links, dann rechts am Kinn des Patienten einen isometrischen Widerstand gegen die Kieferbewegung des Patienten an. Dieser Widerstand wird in der Richtung, in der er als angenehm empfunden wird, zwei bis drei Atemzüge lang gehalten (Abb. 232, Abb. 233).

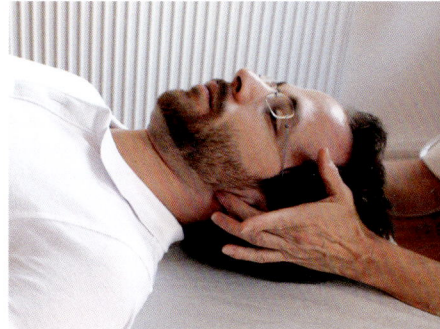

Abb. 231_Palpation des Atlasquerfortsatzes

Neurolymphatische Reflexpunkte

Zur Behandlung der Kopfgelenke können Sie wieder die neurolymphatischen Punkte für Nase und Nasennebenhöhle nutzen.

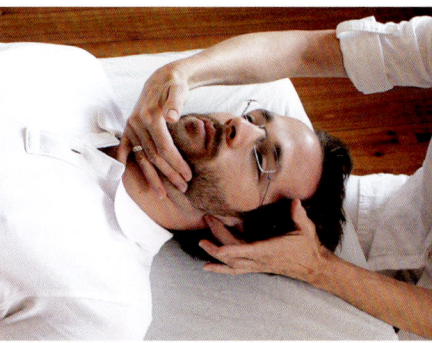

Abb. 232_Isometrische Entlastung C0/C1 mit Widerstand nach links

Seitneigung der HWS

Seitneigungsprüfung

Die Prüfung der Seitneigung erfolgt bei Rückenlage des Patienten. Führen Sie den Kopf ohne eine begleitende Rotationsbewegung sanft zur Seite. Das Ohr wird der Schulter angenähert, die Nase richtet sich immer Richtung Zimmerdecke. Beachten Sie neben dem Bewegungsablauf, den unterschiedlichen Freiheitsgraden und dem sich aufbauenden Endwiderstand auch die Form der Schwingung der HWS bei der Seitneigung. Nur bei einer Minderheit unserer Patienten erfolgt die Seitneigung gleichmäßig und über alle Wirbelsegmente harmonisch verteilt. Ein Großteil der Patienten weist bei der passiven Prüfung eine Seitneigung auf, die sich zu Beginn vor allem im zervikothorakalen Übergang realisiert. Bei anderen

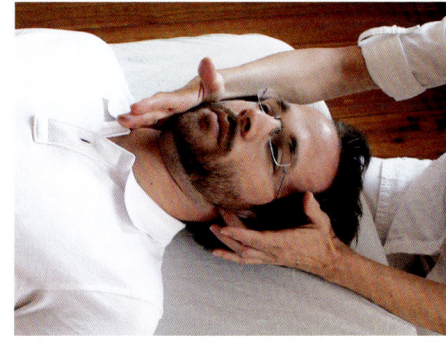

Abb. 233_Isometrische Entlastung C0/C1 mit Widerstand nach rechts

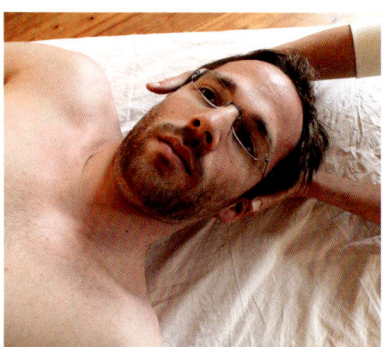

Abb. 234_Seitneigungsprüfung der HWS im Liegen nach rechts

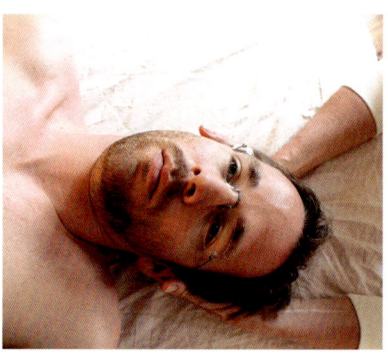

Abb. 235_Seitneigungsprüfung der HWS im Liegen nach links

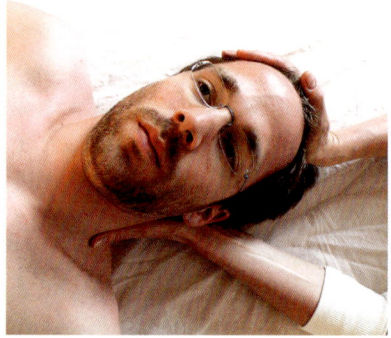

Abb. 236_Positionierung nach rechts bei Einschränkung der Seitneigung nach links

Patienten beginnt die Seitneigung isoliert in der oberen HWS (Abb. 234, Abb. 235). Diese Befunde wirken sich auf das therapeutische Vorgehen aus.

Positionierung

Die Positionierung in der angenehmeren Bewegungsrichtung, verbunden mit einem Schub in Richtung der Wirbelsäule, erfolgt analog zur Therapie der Rotationseinschränkung (Abb. 236). Beachten Sie bitte die festgestellten Seitendifferenzen. So kann es sinnvoll sein – entsprechende Befunde vorausgesetzt –, rechts eine Positionierung mit Seitneigung nur der oberen HWS eingestellt und mit einem Halteschub zu verbinden, während auf der linken Seite eine Seitneigung nur der unteren HWS eingestellt und durch den Halteschub betont und unterstützt wird.

Isometrie und Isotonie

Neben der passiven Bewegungsprüfung ist die isometrische Prüfung und Behandlung der HWS zuerst in Nullstellung gegen Seitneigespannung nach links und rechts eine sehr gute Therapieoption bei Patienten mit weitgehend eingeschränkter Seitneigung (Abb. 237, Abb. 238). Als Behandlungsrichtung wird wie immer die Richtung genommen, die dem Patienten angenehmer ist. Hier setzen Sie dem mit langsam anschwellender Kraft angesetzten Seitneigungsimpuls des Patienten ein bis drei Atemzüge lang einen isometrischen Widerstand entgegen.

Sollte sich durch diese Behandlung die Beweglichkeit bessern, kann die isometrische Behandlung in der frei gewordenen Richtung wiederholt werden (Abb. 239), wobei erneut beide Richtungen angeboten werden. Die Präferenzrichtung der isometrischen Gegenspannung muss in jeder neuen Position neu geprüft werden.

Für die Isotonie führen wir den Kopf des Patienten zu der für diesen angenehmeren Seite. Der Patient bremst dabei unseren Bewegungsimpuls sanft ab. Auf unserer Abbildung wird der Kopf des Modells nach rechts geführt (Abb. 240).

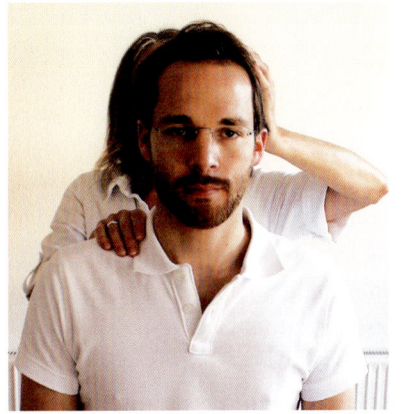

Abb. 237_Isometrische Prüfung der HWS mit Seitneigespannung in Null-lage nach links

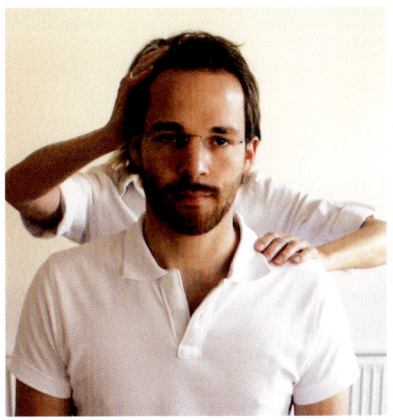

Abb. 238_Isometrische Prüfung der HWS mit Seitneigespannung in Null-lage nach rechts

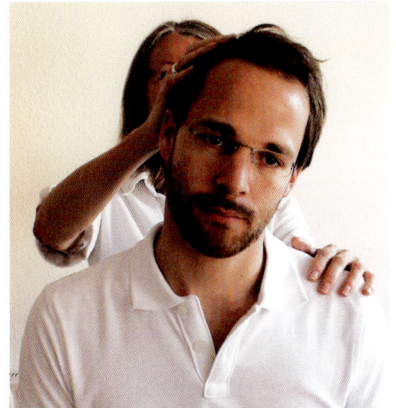

Abb. 239_Isometrie in leichter Seit-neigung mit Widerstandspräferenz auf der rechten Seite

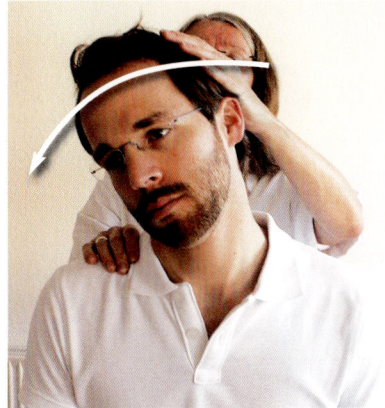

Abb. 240_Isotonie in die Seitneigung nach rechts

8.3
Brustwirbelsäule

Die Brustwirbelsäule ist beteiligt an der Beugung und Streckung, der Rotation und der Seitneigung der Wirbelsäule sowie an allen Kombinationen der drei Bewegungskomponenten. Vergessen Sie nicht, dass der Thorax eine dreidimensionale Struktur ist und wir deshalb die BWS sinnvollerweise nicht streng isoliert betrachten können. Ergänzende manuelle Techniken für die Behandlung der Rippen und des Brustbeins finden Sie u.a. in unserem Buch »Weiche manuelle Techniken der Ortho-Bionomy®« (Weber, Wiese 2005).

Rotation der BWS

Prüfung
Für die Befunderhebung der Rotationsbeweglichkeit kann es sinnvoll sein, das der Patient den Oberkörper für die Untersuchung entkleidet. Wir bitten unseren Patienten, seine Arme zu verschränken, sie auf 45–90° anzuheben und langsam eine Rotation erst nach rechts und dann nach links in einem Bewegungsausmaß durchzuführen, das ihm noch angenehm ist (Abb. 241, Abb. 242). Die Befunde im Stehen und Sitzen können sich dabei etwas unterscheiden. Bei der Rotationsprüfung ist viel Schwung zu vermeiden. Schwung täuscht in Verbindung mit der Körpermasse über manche Schwierigkeiten im Bewegungsablauf hinweg. Wirkt das endgradige Bewegungsausmaß symmetrisch? Entfaltet sich die

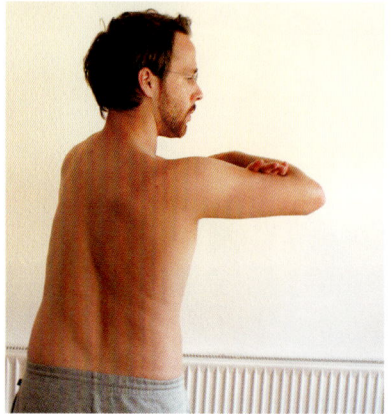

Abb. 241_Rumpfrotation nach rechts im Stehen

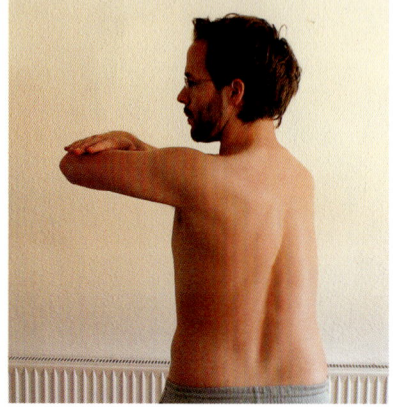

Abb. 242_Rumpfrotation nach links im Stehen

Bewegung in der Rotation gleichmäßig über die gesamte BWS? Werden unterschiedliche Segmente nacheinander in Anspruch genommen? Werden Segmente in der Bewegung ganz ausgespart?

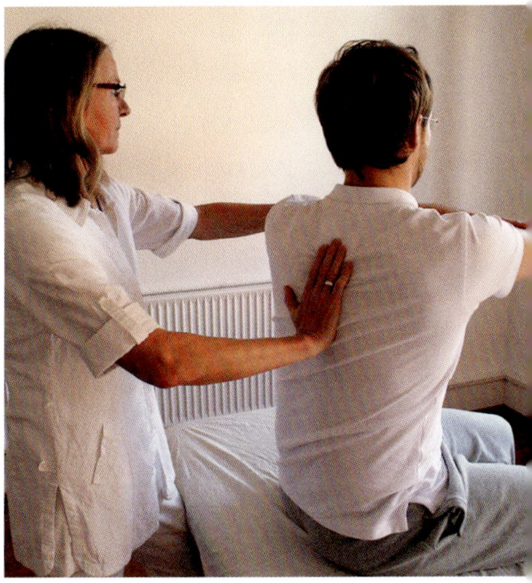

Movement Patterns

Für die Behandlung mit Movement Patterns nimmt der Patient die gleiche Ausgangsstellung ein wie bei der Rotationsprüfung. Nun können wir unseren Patienten mit einer Hand an den Unterarmen fassen und ihn mit der anderen Hand an der BWS kontaktieren. Danach werden wir ihn achtsam passiv mehrfach durch die Bewegung zur Präferenzseite hin führen (Abb. 243). Anschließend prüfen wir erneut die Bewegungsqualität zuerst zur freien und dann zur eingeschränkten Seite.

Nach einer entsprechenden Anleitung soll der Patient die therapeutische Bewegung selbstständig mehrfach in die Präferenzrichtung durchführen. Wir unterstützen ihn in der Rücksichtnahme auf das angemessene Tempo und die notwendige Achtsamkeit. Die Bewegung darf fließend sein, aber nicht mit so viel Schwung ausgeführt werden, dass die Massenträgheit der Arme und des Rumpfes den Patienten über die Grenze der eigenen Wohlfühlbewegung hinausführt (Abb. 244, Abb. 245).

Abb. 243_Movement Patterns für die BWS durch den Therapeuten

Segmentaler Einsatz der Movement Patterns

Zur Behandlung einzelner BWS-Abschnitte leiten wir die Patienten an die Rotationsbeweglichkeit in wechselnden Graden der Beugung und Aufrichtung zu erkunden. Mit zunehmender Beugung der BWS werden bei der Rotation um die Wirbelsäulenachse vor allem die kranialen BWS-Seg-

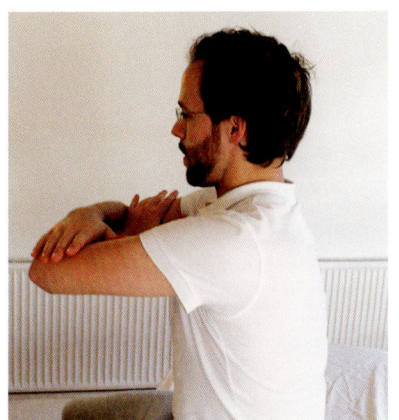

Abb. 244_Movement Patterns selbstständig durch den Patienten – ASTE

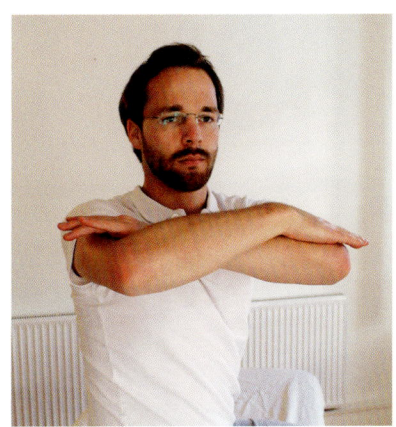

Abb. 245_Movement Patterns selbstständig durch den Patienten – ESTE

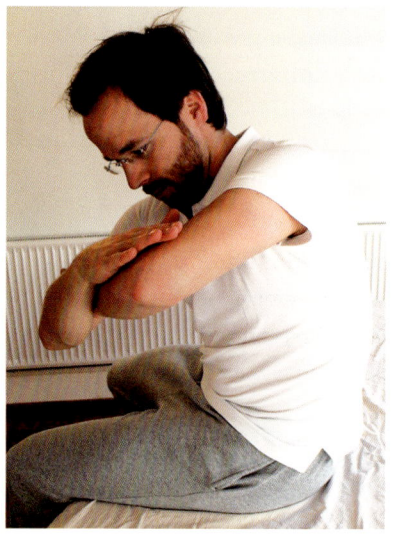

Abb. 246_Rotation der BWS in gebeugter Haltung

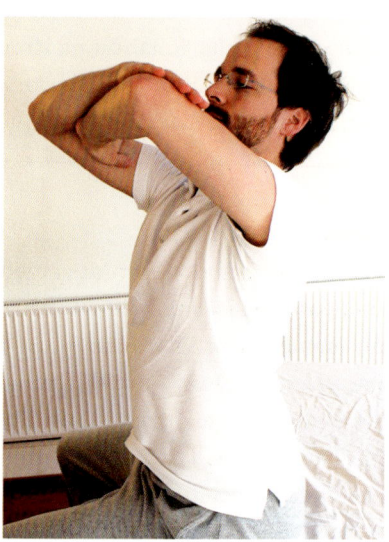

Abb. 247_Rotation der BWS in überstreckter Haltung

mente einbezogen (Abb. 246). Bei einer Rotation in sehr aufrechter oder gar überstreckter Haltung wird sich die Bewegung vor allem in den kaudalen Segmenten und im thorakolumbalen Übergang abspielen (Abb. 247). Die Behandlung erfolgt wieder über das Betonen der jeweiligen freien, angenehmen Bewegungsmuster in Beugung und Streckung des Oberkörpers.

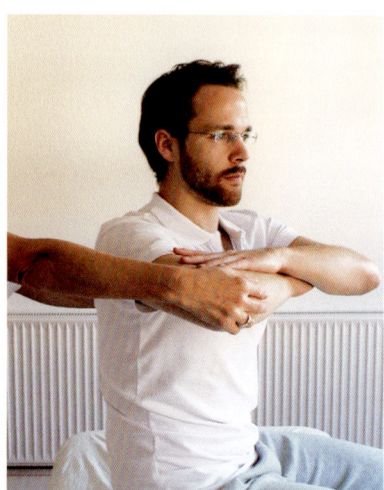

Abb. 248_Isotonie bei Rotationseinschränkung der BWS – ASTE

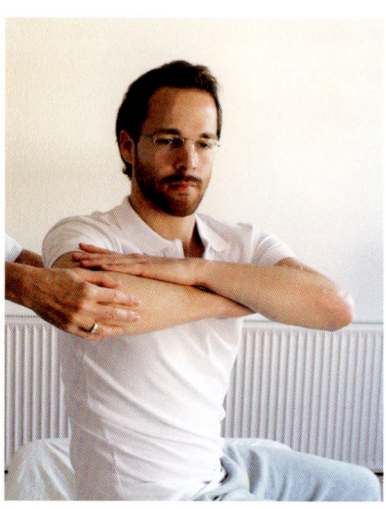

Abb. 249_Isotonie bei Rotationseinschränkung der BWS – ESTE

Isotonie

Bei der isotonischen Behandlung einer Rotationseinschränkung der BWS führt der Therapeut den Patienten achtsam in die für diesen angenehme Richtung. Gleichzeitig bremst der Patient seinerseits den Bewegungsimpuls des Therapeuten sanft ab. Ausgangslage der isotonischen Bewegung ist die Nullstellung oder eine Positionierung ein wenig in die eingeschränkte Richtung, sofern diese Ausgangsposition von dem Patienten problemlos eingenommen werden kann (Abb. 248, Abb. 249).

Die isotonische Behandlung kann natürlich auch in Beugung und Überstreckung angeboten werden um die BWS auf unterschiedlichen Höhen gezielt anzusprechen (Abb. 250).

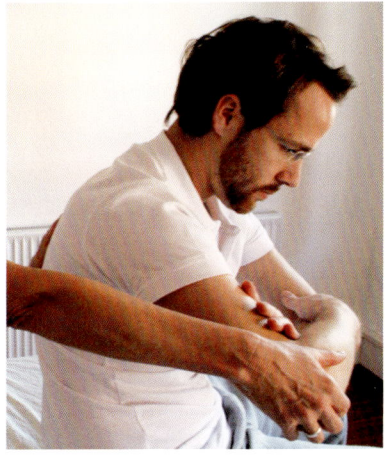

Abb. 250_Isotonie bei Rotationseinschränkung der oberen BWS

Isometrie

Bei starken Beschwerden oder wenn schon geringe Ausmaße der aktiven und passiven Rotation Beschwerden auslösen, empfehlen wir eine achtsame isometrische Behandlung mit geringstmöglichem Krafteinsatz. Legen Sie auf Höhe der Beschwerdezone eine Hand an die Dornfortsätze der BWS. Ihre andere Hand stabilisiert von ventral die Schulter bzw. den Ellbogen des Patienten. Bei einer Prüfung oder Behandlung in der Linksrotation legen Sie eine Hand auf die entsprechenden Dornfortsätze und die andere Hand ventral an die rechte Schulter. Für die Isometrie gegen eine Rechtsrotation liegt eine Hand auf den Dornfortsätzen der betroffenen Segmente. Mit der anderen Hand können Sie entweder an der linken Schulter, durch eine ventrale Handanlage am linken Ellbogen oder außen am rechten Ellbogen die Bewegung abstoppen. Der Widerstand gegen den Zug (Abb. 251) oder den Gegendruck (Abb. 252) erfordert die Aktivierung unterschiedlicher Muskeln. Die Betonung der einzelnen Segmente erfolgt vor allem durch die Handanlage an der BWS. Sie kann durch die jeweilige Extension und Flexion noch verstärkt werden. Sie wählen die Technik, die Ihrem Patienten am angenehmsten ist.

Die mit der isometrischen Prüfung in Neutralstellung nach rechts und links gefundene Vorzugsrichtung der Krafteinwirkung wird einige Atem-

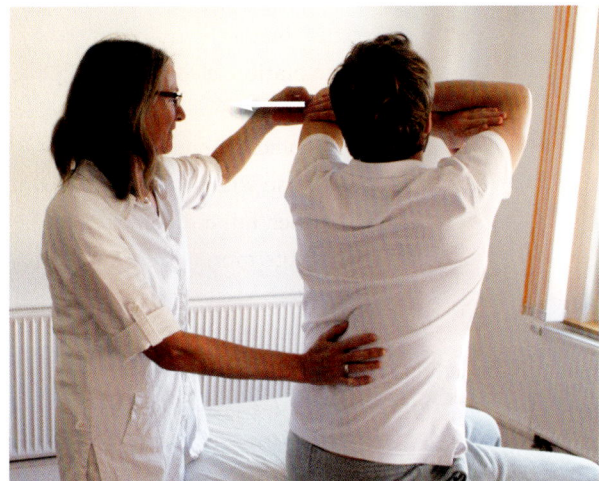

Abb. 251_Isometrie gegen Rechtsrotation für die lumbalen Anteile der BWS in Überstreckung

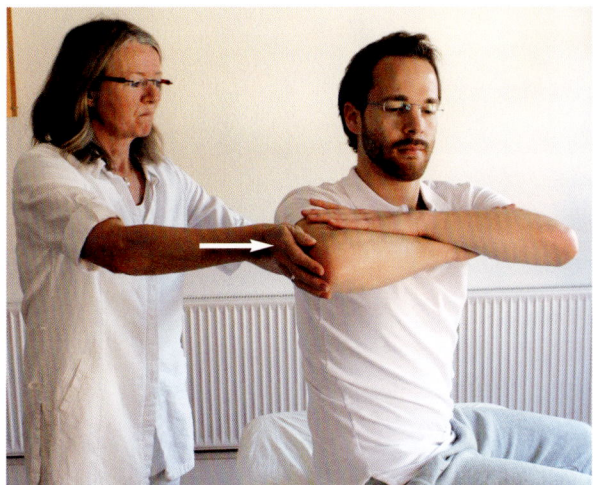

Abb. 252_Isometrie gegen Rechtsrotation für die mittleren Anteile der BWS in aufrechter Neutralhaltung

züge lang gehalten und danach ruhig und behutsam aufgelöst Nach dreimaliger Anwendung kann man vorsichtig erneut die aktuelle Beweglichkeit in beide Richtungen prüfen.

Seitneigung der BWS

Prüfung

Analog zur Rotation prüfen wir jetzt am entkleideten Patienten die Seitneigung der BWS im Seitenvergleich. Der Patient kann dabei sitzen oder stehen. Mehr als das absolute Bewegungsausmaß interessieren uns dabei die Entfaltung, die Abläufe und die Stimmigkeit der Bewegung. Wenn Sie einen deutlichen »Knick« der WS unter der Seitneigung entdecken, so weist das darauf hin, dass der Großteil der Bewegung aus einem einzigen Bewegungsabschnitt realisiert wird. Das kann auf eine lokale Hypermobilität als Ausgleich für benachbarte Bewegungseinschränkungen hinweisen (Abb. 253, Abb. 254). In diesem Fall kann es zur Erlangung von Beschwerdefreiheit für den Patienten sinnvoll sein, isoliert zuerst mit den bewegungseingeschränkten Segmenten zu arbeiten. Unter dieser Behandlung stabilisiert sich oft der hypermobile Abschnitt, während die Nachbarzonen beweglicher werden. Insgesamt wird durch diese Vorgehensweise eine gleichmäßigere Schwingung angebahnt, mit der sich die Winkelbelastungen physiologisch auf mehrere Abschnitte verteilen.

Für die Behandlung kann der Patient sich ankleiden.

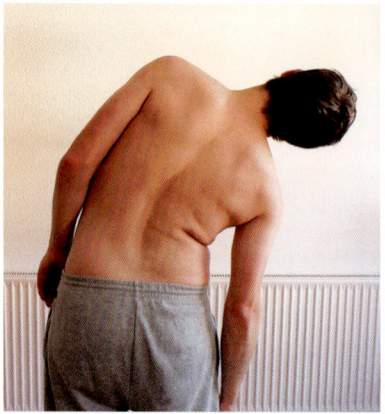

Abb. 253_Prüfung der Seitneigung nach rechts

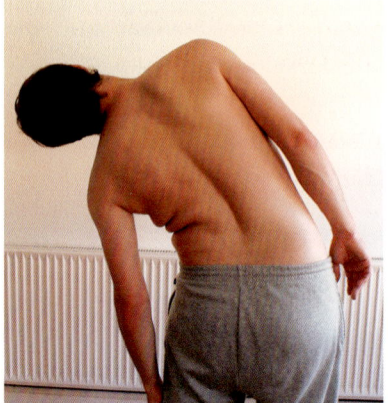

Abb. 254_Prüfung der Seitneigung nach links

Movement Patterns

Nach den bekannten Behandlungsprinzipien unterstützen Sie Ihren Patienten, indem Sie seine Bewegungsmuster zuerst passiv betonen und ihn darin schulen, diese Muster aktiv zu wiederholen. Diese Anleitung stellt beide Seiten vor einige Herausforderungen. Relativ einfach ist die Anleitung der Betonung der global gesehen freien Richtung der Seitneigung. Hier soll der Patient einige Male sanft in die ihm angenehme Seit-

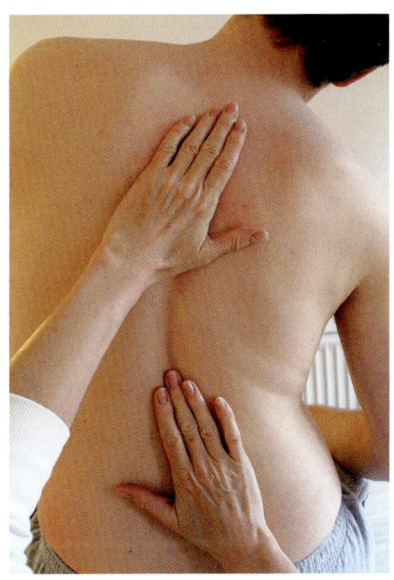

Abb. 255_Betonung der segmentalen Seitneigung durch Handanlage kranial und kaudal

neigung federn, bevor er achtsam erneut die Gegenbewegung erprobt.

Sehr viel anspruchsvoller ist die Behandlung und Anleitung bei segmentalen Seitneigungsunterschieden. Betrachten Sie unser Modell, dessen Seitneigung als Ganzes sowohl nach rechts wie nach links die gleichen Winkelgrade aufweist. Allerdings realisiert er dabei die Rechtsneigung in der unteren und mittleren BWS, die Linksneigung dagegen auf einer ganz kurzen Strecke auf Höhe des thorakolumbalen Übergangs. In diesem Fall können Sie den jeweiligen Scheitelpunkt der Bewegung erfahrbar machen, indem Sie Ihre Hände kranial und kaudal von diesem Scheitelpunkt auf die Dornfortsatzreihe legen. Bei der Seitneigung betonen Sie den Ort und die Richtung der Seitneigung über einen Schub über die Dornfortsätze (Abb. 255).

In manchen Fällen sind die unterschiedlichen Höhen der Scheitelpunkte der Seitneigung auch von ventral zu sehen. In diesem Fall kann die Anleitung des Patienten zur segmentalen Selbstbehandlung vor einem Spiegel erfolgen.

Schwieriger ist die Behandlung der relativ bewegungseingeschränkten Segmente. Wenn es um die Behandlung der BWS kranial eines relativ hypermobilen Segments geht, können Sie versuchen, mit beiden Händen die Dornfortsätze in der direkten Umgebung der hypermobilen Zone zu fixieren. Dann bitten Sie den Patienten, sich ganz langsam und mit nur geringem Bewegungsausmaß so weit nach rechts und dann nach links zu neigen, bis er den Widerstand Ihrer Fixierungshände wahrnimmt.

Bei kaudal gelegenen festen Segmenten stabilisieren Sie die obere BWS, indem Sie beide Hände neben die Dornfortsatzreihe oder eine Hand auf die Dornfortsatzreihe legen. Mit dem Gefühl einer stabilisierten oberen BWS soll der Patient nun so weit möglich die Seitneigung in den kaudalen Segmenten prüfen (Abb. 256).

Wie immer erfolgt die Behandlung durch Betonen und Wiederholen der angenehmen Bewegungsrichtung.

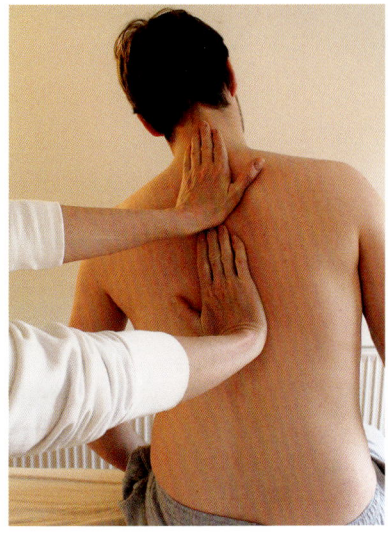

Abb. 256_Seitneigung mit stabilisierter oberer BWS

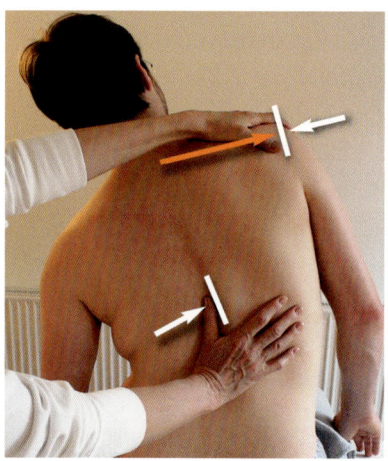 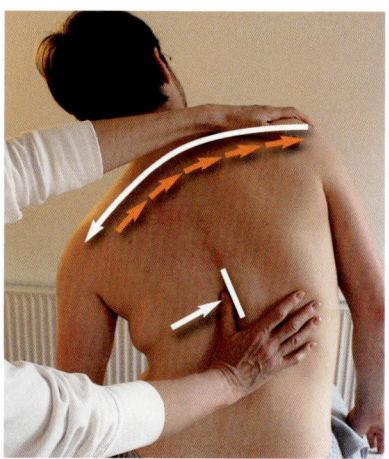

Abb. 257_Isometrie nach rechts mit in Linksneigung fixierter BWS

Abb. 258_Isotonie nach links mit punctum fixum an der mittleren bis unteren BWS

Isometrie und Isotonie

Die isometrische und isotonische Aktivierung erfolgt analog zur Behandlung der Rotationseinschränkungen. Falls der Befund einer segmentalen Hypermobilität mit Knickbildung vorliegt, ist Folgendes zu beachten: Mit den Handballen einer Hand fixieren Sie die BWS auf Höhe des Knicks. Die andere Hand liegt seitlich **an der Gegenschulter und gibt den notwendigen Widerstand bei der Isometrie (Abb. 257). Das Punctum mobile wird so zum Punctum fixum für den** isometrischen Kraftimpuls.

Isotonie

Bei der isotonischen Behandlung dient wieder eine Hand seitlich an den Dornfortsätzen als Stabilisator am Areal mit dem stärksten Seitneigungswinkel. Gegen dieses Punctum fixum bewegen Sie mit der anderen Hand an der Gegenschulter den Patienten in die von ihm vorher definierte angenehmere Seitneigung. Wieder soll der Patient Ihren Bewegungsimpuls sanft abbremsen (Abb. 258).

Beugung / Streckung der BWS

Prüfung

Die Prüfung der Beugung und Streckung in der BWS erfolgt vorzugsweise bei sitzender Haltung des Patienten. Ursache einer Streckhemmung der BWS kann neben anatomischen Einschränkungen in der BWS, etwa durch einen M. Bechterew, einen M. Scheuermann oder Osteoporose, vor allem die Verkürzung der ventralen Muskelketten sein. Wir verweisen an dieser Stelle noch einmal auf das Kapitel B_2 (Abb. 259, Abb. 260).

Movement Patterns

Mit den Movement Patterns induzieren wir die Selbstregulation wie bisher durch das Betonen der vorliegenden Bewegungsmuster. Auch wenn das therapeutische Prinzip stets dasselbe ist, zeichnet sich die Arbeit mit den Movement Patterns durch die Vielfalt der individuellen Bewegungsabläufe aus, die es wahrzunehmen und zu nutzen gilt. Sowohl bei der Flexions- wie bei der Extensionsprüfung wird ein Großteil der Bewegung zugleich in der LWS realisiert werden. Die Differenzierung der LWS- und BWS-Anteile bei der jeweiligen Prüfungsbewegung kann im Einzelfall schwerfallen.

Für die Behandlung der Extensionshemmung können wir ein weiches, passives Federn in die Beugung anbieten, das über die Induktion der faszialen Elastizität und Rückstellkontraktilität die Aufrichtung erleichtert und unterstützt. Zu Beginn dieses Federns sitzt der Patient leicht nach vorne gebeugt, aber noch relativ aufrecht. Von seinen Schultern aus geben wir federnde Schubimpulse nach kaudal (Abb. 261). Damit erreichen wir vorrangig die oberen bis mittleren Segmente der BWS. Unter weiterem weichem Federn führen wir den Schultergürtel des Patienten sukzessive in kleinen Schritten nach ventral, sodass er in der Endstellung deutlich nach vorne gebeugt ist. Damit erreichen wir die kaudalen Anteile der

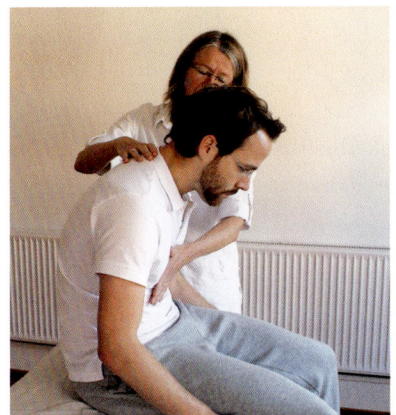

Abb. 259_Prüfung der Beugung der BWS

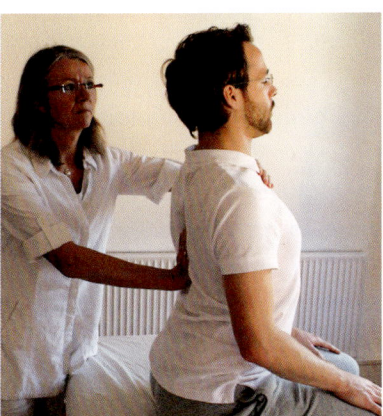

Abb. 260_Prüfung der Streckung der BWS

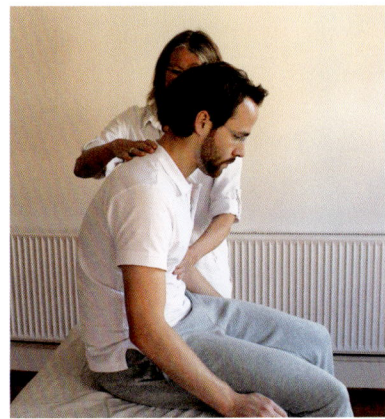

Abb. 261_Federn in mittelgradiger Flexion für die obere und mittlere BWS

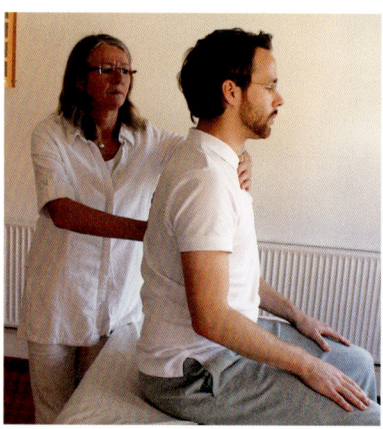

Abb. 262_ Isometrie in die Aufrichtung für die BWS

BWS und den thorakolumbalen Übergang. Umgekehrt kann man den Rumpf des Patienten federnd etwas nach dorsal bringen, um die Impulse betont in den kranialen Segmenten wirken zu lassen.

Eine gute Behandlungsoption zur Anleitung der Selbstbehandlung der BWS ist die SSB-Übung im Stehen, die Sie in Kapitel C_2.4 finden.

Isotonie und Isometrie

Aufgrund der anatomischen Gegebenheiten ist die Behandlung der Flexion und Extension mit Isotonie und Isometrie schwierig. Es gilt vor allem, die korrekte Anlage der Hände als Gegenlager für die Übung der Beugung und Aufrichtung zu bedenken. Bei der Arbeit in die Extension liegt eine Hand am Rücken auf Höhe des Segments das wir behandeln wollen. Die andere Hand bietet ventral und weiter kranial anliegend den Aufrichtungsimpuls an (Abb. 262). Schwieriger und manchmal auch nicht umzusetzen ist die Arbeit in die Flexion. Hier liegt die ventrale Hand als Hypomochlion (Drehpunkt) ventral kaudal auf dem Sternum oder quer über dem kranialen Beginn des Rippenbogens. Die Schubhand auf der Wirbelsäule des Patienten liegt immer kranial der ventralen Hand.

Neurolymphatische Punkte

Zur Behandlung der myofaszial fixierten Flexions- und Extensionshemmung der BWS empfehlen wir die Entlastung der Punkte der Nase, der Mm. pectorales, des M. rectus abdominis und der Zonen der sakrospinalen Muskelgruppe (siehe Kapitel B_4).

Kombinierte Bewegungsmuster

Die meisten Veränderungen der Beweglichkeit der BWS lassen sich nicht auf die beschriebenen, eher zweidimensional definierten Bewegungen reduzieren. Regelmäßig finden wir eine Kombination aus Seitneigung, Rotation und Flexion/Extension. Für diese Behandlungsanforderung kombinieren Sie bitte situationsangepasst die Behandlungselemente der Einzelschritte.

8.4
Lendenwirbelsäule

Prüfung

Die größte Beweglichkeit weist die LWS in der Beugung und Streckung bzw. Überstreckung auf. Die Seitneigung und besonders die Rotation spielen eine viel geringere Rolle. Zur Untersuchung am stehenden Patienten gehören die Aufrichtung und der Finger-Boden-Abstand. Auf die Bedeutung der Lumbalaponeurose für die Beweglichkeit und Stabilität der LWS und die sich daraus ergebenden therapeutischen Möglichkeiten wurde in Kapitel B_5 eingegangen (Abb. 263).

Flexion / Extension im Stehen

Das weiche Flexions- und analog das Extensionsfedern im Stehen, besser noch im Sitzen, in die Vorzugsrichtung verläuft im Prinzip ähnlich wie bei der Behandlung der BWS. Da ein Großteil dieser Beuge- und Streckbewegungen den BWS-Bereich mit einbezieht, bedarf der Patient gelegentlich einer Fokussierungshilfe im Bereich der LWS. Dazu legen wir eine Hand leicht auf die Lumbalregion. Der Reiz des Fremdkontaktes erleichtert dem Patienten die achtsame Wahrnehmung der Bewegung in der LWS (Abb. 264).

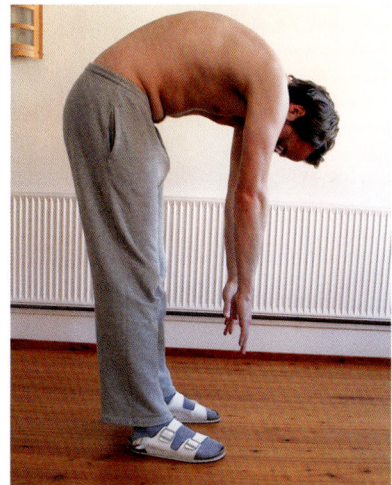

Abb. 263_ Finger-Boden-Abstand

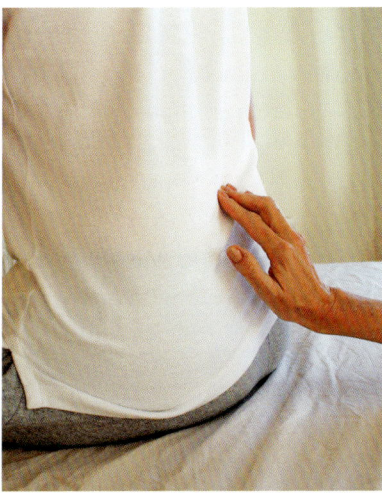

Abb. 264_ Kontakt im LWS-Bereich in Extension

Aus der Praxis

Behandlungserfahrungen

Eher selten trifft man auf Patienten, die die ihnen aufgetragenen Eigenübungen zu oft und zu intensiv ausführen. Mir ist das einmal mit einem älteren Patienten widerfahren, der zu allem Überfluss zu meinem Bekanntenkreis gehörte. Wegen seiner akuten Lumbalgie hatte ich ihm in der Praxis die Flexions-Extensions-Übung gezeigt. Die Schmerzlinderung überzeugte ihn. So machte er sich daran, die Übung täglich oft und intensiv zu wiederholen. Seine Tochter – selbst frischgebackene Ärztin – fragte ihn warnend: *»Papa, meinst du wirklich, dass das noch gesund ist?«* Weiter fleißig übend, erreichte er den Zustand der völligen Schmerzfreiheit, um schließlich unter weiterem Üben bei einem neuen Schmerzbild zu landen: Durch die mittlerweile sehr ausgeprägte Lordosierbarkeit seiner LWS hatte er sich ein Baastrup-Syndrom angezüchtet, eine Periostreizung durch »Kissing Spines«, also durch den zu intensiven Kontakt benachbarter Dornfortsätze miteinander.

Flexion / Extension im Sitzen

Behandlung für die Flexion – Extension im Sitzen

Die Behandlung erfolgt in der Kombination von Movement Patterns mit einer zarten Isotonie. Der Patient geht von seiner subjektiven Neutralstellung der LWS langsam und vorsichtig zuerst nach vorne in eine Hohlkreuzhaltung und kehrt dann zurück in die Ausgangsstellung. Von dort aus drückt er seine LWS nach hinten in eine Art kaudalen Katzenbuckel. Sein Fokus sollte stets auf den Bewegungsabläufen in der LWS liegen.

Als Behandler berührt man bei jedem Durchgang einen anderen Dornfortsatz der LWS. Wenn der Patient sich auf die wechselnde Höhenlokalisation des Kontaktes eingestellt, hat spürt er sehr deutlich die Unterschiede der muskulären Aktivierung, die wir ihm abverlangen. Wir empfehlen, mit dem Segment zu beginnen, bei dem die Flexion und Extension am mühelosesten erscheint. Danach wiederholen wir die Übung auf verschiedenen Höhen. An jedem Dornfortsatz wird entweder die Flexion oder die Extension geübt, je nachdem, welche Bewegung dem Patienten angenehmer ist.

Schritt für Schritt wiederholt der Patient diese Übung an allen fünf Lendenwirbeln, eventuell noch am zwölften Brustwirbel. Mit den Übungen unterstützen Sie die abgestufte Beweglichkeit und Stabilisierung über alle Segmente.

Während der Lordosierung betonen wir die Bewegung durch einen leichten Schub mit unserer Fingerkuppe. Bei der Kyphosierung bieten wir mit unserem Kontaktfinger einen sanften, zugleich deutlich wahrnehmbaren lokalen Widerstand gegen die Bewegung an. Unser Patient soll jetzt den Kontaktfinger nach hinten wegdrücken, ohne dabei eine Rundrückenhaltung auf Höhe der BWS einzunehmen. Der Widerstandkontakt erleichtert unserem Patienten die gezielte segmentorientierte Bewegung (Abb. 265, Abb. 266).

In der Therapiephase geht unser Patient dreimal entweder in die Kyphose oder in die Lordose, je nachdem, welches für ihn die angenehme Richtung ist. Danach folgt eine kurze Pause in einer entspannten neutralen Ruheposition. Anschließend werden vorsichtig noch einmal beide Bewegungsrichtungen erprobt. Die Bewegungsveränderungen sind oft kaum zu sehen, dabei aber praktisch umso bedeutsamer.

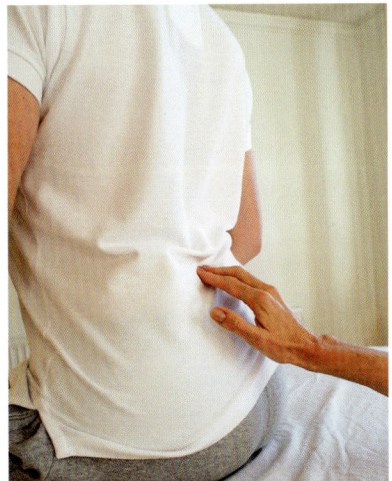
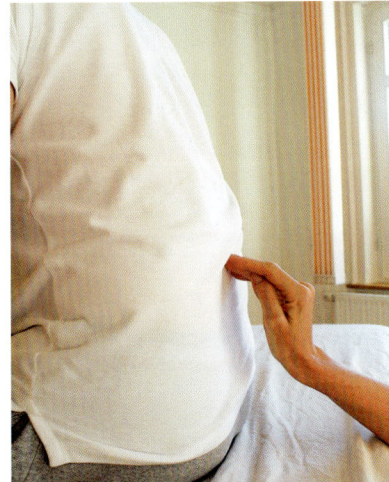

Abb. 265_Beckenrollen im Sitzen – 1   **Abb. 266**_Beckenrollen im Sitzen – 2

Rückenschmerzen vorbeugen

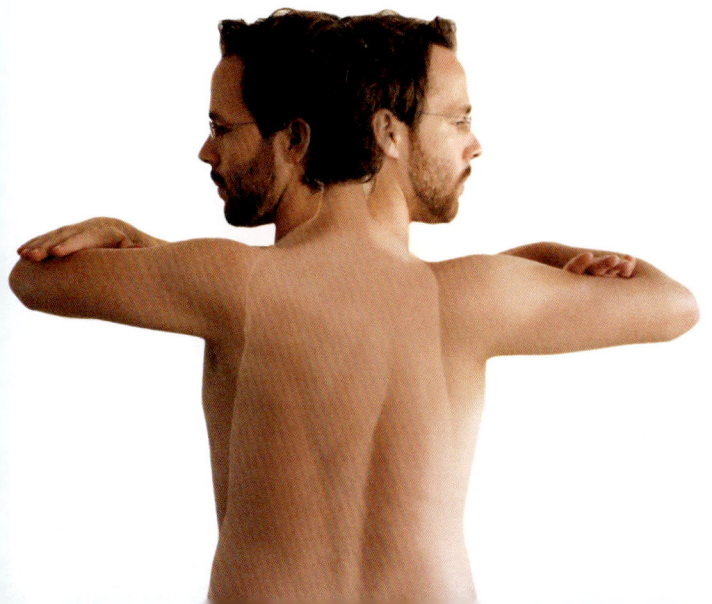

Rückenschmerz und Bewegung

1.1
Bewegungsverarmung und leitlinienkonforme Therapie

Die häufigste Ursache von Rückenschmerzen aller Art dürften die in der heutigen Arbeitswelt überwiegende Körper- bzw. Sitzhaltung sein. Dazu kommen eine allgemeine Bewegungsverarmung und die metabolischen Folgen chronischer Stressbelastungen.

Patienten gehen oft von einer körperlichen Überlastung als Ursache ihrer Rückenschmerzen aus. Körperliche Belastungen führen nur dann zu länger anhaltenden Rückenschmerzen, wenn sich ungeübte, untrainierte Menschen ohne entsprechende Aufwärmphase und ohne Rücksicht auf die eigenen Belastungsgrenzen zu großen Kraftanstrengungen aussetzen oder sich bei individuell nicht ausreichend vorgebahnten und unphysiologischen Bewegungsmustern verletzen.

Vonseiten der Ätiologie eine Unterscheidung in unspezifische und spezifische Rückenschmerzen vorzunehmen ist in den meisten Fällen zumindest fragwürdig. Die mithilfe einer Bildgebung objektivierbaren Befunde »spezifischer Ursachen« korrelieren nur in geringem Maße mit den jeweiligen Beschwerdebildern. Zum anderen führen funktionelle Belastungen zu lokalen trophischen Störungen, die ihrerseits langfristig in »objektiv« nachweisbare degenerative und entzündliche Veränderungen münden können.

Passend zur Anfangshypothese der Bewegungsverarmung als einer wesentlichen Ursache von Rückenschmerzen, ist die planvolle Motivierung zu körperlicher Bewegung bei fast allen Rückenschmerzformen die erste Therapieoption. Nach den deutschen und europäischen Leitlinien zur Behandlung von Patienten mit Rückenschmerzen steht die körperliche Aktivierung der Betroffenen therapeutisch im Vordergrund (Bundesärztekammer 2011). Bei drohender Chronifizierung sollte die Notwendigkeit einer multi- und interdisziplinären Behandlung so früh wie möglich abgeklärt werden.

Wir müssen allerdings unterscheiden zwischen akuten und länger anhaltenden Rückenschmerzen. In der unter Federführung der Bundesärztekammer, der KBV und weiterer Verbände erstellten deutschen Leitlinie heißt es zum akuten Rückenschmerz lapidar: »*körperliche Aktivität beibehalten – keine Verordnung von Bewegungstherapie (auch Krankengymnastik)*«. Es wurde nachgewiesen, dass eine spezifische Bewegungstherapie bei Menschen mit akutem Kreuzschmerz nicht wirksamer ist als die Beibehaltung der normalen Aktivitäten im Alltag. Eine der Studien der Metaanalyse kam sogar zu einem Negativergebnis für die Übungsbehandlung. Aus Sicht der NRT und Ortho-Bionomy® ist dieses Ergebnis naheliegend. Entsprechend unseren Behandlungsprinzipien werden Patienten spontan nur Bewegungen durchführen, die Ihnen kein Unbehagen zufügen. Übungsprogramme mit der klaren Zielsetzung hypothetisch korrekter Bewegungsabläufe sind individuell gesehen schlimmstenfalls unphysiologisch und kontraproduktiv (siehe Anhang »Behandlungsprinzipien«). Die Vielfalt der Alltagsbewegungen reicht aus zur Stimulation und Stärkung einer angemessenen Selbstorganisation.

Längerfristig gilt allerdings, dass die Patienten nicht länger unter massiven Schmerzen leiden sollten, um keine Vermeidungs- oder Ausweichmuster zu entwickeln. Dem kommt entgegen, dass die meisten Menschen einen Behandlungsbedarf sehen, wenn sie unter rezidivierenden oder chronischen Schmerzen und Funktionseinschränkungen leiden. Für diese Patienten ist eine therapeutische Unterstützung u.a. durch Bewegungsschulung und gezieltes Bewegungstraining leitlinienkonform.

Die Bedeutung der Bewegung für die Beschwerdefreiheit des Rückens zeigen sogar Studien, die darauf angelegt waren, die Überlegenheit einer anderen therapeutischen Vorgehensweise zu beweisen. Bronfort et al. (2008) zeigten an 272 Patienten mit subakuten und chronischen Nackenschmerzen die Gleichwertigkeit einer physiotherapeutisch angeleiteten Selbstbehandlung und einer manuellen Therapie. Beides wirkte besser als die reine Schmerzmedikation bei einer Kontrollgruppe. Bei genauer Betrachtung spricht die leichte numerische Unterlegenheit der angeleiteten Eigenbehandlung gegenüber der manuellen Therapie sogar für eine mögliche Überlegenheit der Bewegungstherapie. Im Versuch wurde eine einmalige zweistündige Einweisung in die Selbstbehandlung verglichen mit zwölf Therapiesitzungen manueller Therapie! Trotz dieses für die angeleitete Physiotherapie negativen Bias ergab sich kein signifikanter Unterschied in der Schmerzlinderung und Bewegungsverbesserung.

Bei chronischen Rückenschmerzen gilt die Bewegungstherapie einschließlich der Physiotherapie sowohl in der deutschen wie der europäischen Leitlinie als primäre Behandlungsoption. Die Bewegungstherapie ist nachweislich effektiver als passive Therapiemaßnahmen oder eine alleinige Medikamenteneinnahme.

Bisher hat sich keine spezielle Bewegungstherapie gegenüber anderen Techniken als überlegen erwiesen. In der Praxis sollten Sie eine Trainingsform auswählen, die Sie selbst gut beherrschen, die Ihren Patienten Freude macht und sie so zu regelmäßiger Bewegung motiviert.

1.2
Bewegung im Kontext von Struktur und Funktion

Jedes Segment der Wirbelsäule ist – natürlich in unterschiedlichem Maße – zugleich auf Stabilität wie auf vielseitige Beweglichkeit angelegt. Angemessene kontrollierte Beweglichkeit und die Übernahme von Last gehören nicht nur zu den Grundaufgaben jedes einzelnen Arthrons in den Wirbelsegmenten der Wirbelsäule, sondern gleichermaßen zu den Grundaufgaben des Achsenorgans Wirbelsäule als Ganzes, als Summe seiner Segmente. Für diese Fähigkeiten benötigt die Wirbelsäule ihrerseits eine vielfältige und in den Krafteinwirkungen angemessene Bewegungsstimulation. Vielfältige Bewegung bildet die Grundlage der Rückengesundheit.

Einseitige Bewegung und Bewegungsstereotypien dagegen beanspruchen stets dieselben Wirbelsegmente auf immer gleiche Weise. Durch die habituell verringerte fein- und grobmotorische Ansteuerung und damit verbundene Inaktivierung der ungenutzten Nachbarareale werden lokale Belastungen irgendwann zu Überlastungen. Als Folge kommt es im Sinne einer Schutzhaltung im Arthron zu blockierten Segmenten oder bei trotz Verriegelung anhaltender Überforderung zu einer Hypermobilität und damit letztlich Instabilität. Beides, ein blockiertes wie ein hypermobiles Segment, kann Beschwerden auslösen.

Die paravertebrale Muskulatur spielt eine wichtige Rolle in der Propriozeption. Bewegungsmangel und einseitige Bewegung führen zu einem propriozeptiven Ungleichgewicht der statomotorischen Selbstwahrnehmung. Selbst Einschränkungen noch unterhalb der bewussten Wahrnehmungsgrenze verringern das Gleichgewicht und schränken den Bewegungsfluss ein. Ältere Patienten klagen oft über diffusen propriozeptiven Schwindel. Kinder und Jugendliche kompensieren das Defizit häufig mit dem Stimulus motorischer Überaktivität. In allen Fällen bahnt der erhöhte Stresspegel eine nozizeptive Interpretation afferenter Reize und einen reflektorischen myofaszialen Hartspann. Beide Faktoren erhöhen die Verletzungsanfälligkeit, verursachen und verstärken die Rückenschmerzen.

Bei den bisher beschriebenen Techniken haben wir meist die Behandlung größerer Funktionseinheiten besprochen. Bei aller Wertschätzung der Wirbelsäule als Funktionsorgan, als Einheit dürfen wir natürlich den segmentalen Aufbau dieses Organs, dessen Teile in mehreren Abschnitten angeordnet sind, therapeutisch nicht aus den Augen verlieren.

Für jeden Abschnitt der Wirbelsäule lassen sich Techniken der Isotonie, der Isometrie und der Bewegungsmuster/Movement-Patterns anwenden. Ausgangspunkt der Behandlung ist der jeweilige Funktionsbefund, der mit den genannten Techniken unterstützt, betont oder überzeichnet wird. Damit stimulieren wir neurophysiologisch die Autoregulation unserer Patienten, fördern sowohl die Bewegungsfreiheit wie Belastbarkeit. Manuelle Techniken für einzelne Wirbelsegmente finden Sie in der Literatur zur Ortho-Bionomy®.

Alle Behandlungen erfolgen gelassen mit dem angemessenen Timing und in respektvoller Achtsamkeit ohne hohen Krafteinsatz.

Zum Abschluss dieses Kapitels stellen wir Ihnen weitere Bewegungstechniken vor, die eher globale, also weiträumige Regulationsmuster ansprechen.

1.3
Den Rücken stärken – eine Illusion?

Selbst wenn umgangssprachlich häufig von einer »Stärkung der Rückenmuskulatur« die Rede ist, erreicht man unter realistischen Bedingungen keinen relevanten Kraftaufbau der Erektorengruppe. Im Hochleistungssport, z.B. beim Rudern, kann man in der Rückenmuskulatur im engeren Sinn unter Extremtraining 15–20 % Kraftzugewinn erwarten (persönliche Mitteilung Dr. med. Reinhold Wagner, leitender Sportarzt der Sportschule Kienbaum, DDR-Leistungszentrum für Ruderer und Radrennfahrer, 1989). Der mögliche Krafteinsatz des Rückens ist immer limitiert durch das schwächste Glied der Funktionseinheit Achsenorgan. Eine Verbesserung der lokalen Koordination, die Stabilisierung durch Aktivierung umgebender myofaszialer Elemente wird deshalb mit einem Zuwachs der Belastbarkeit des Rückens als Ganzem einhergehen.

1.4
Krafteinsatz – viel oder wenig?

Untersuchungen zur Behandlung tief sitzender Rückenschmerzen ergaben, dass ein Training mit hohem Krafteinsatz bessere Ergebnisse zeitigt als ein schonendes Vorgehen mit geringem Krafteinsatz (Nouven et al. 1987). Aus diesem Ergebnis lässt sich nicht automatisch ableiten, dass ein Training mit hohem Krafteinsatz auf jeden Fall besser wäre. Es kann z.B. sein, dass belastbarere Patienten mit höherer Kraft trainieren als Patienten, die weniger belastbar sind. Damit wären Ursache und Wirkung verwechselt worden. Höherer Krafteinsatz beim Üben erfordert ein höheres Maß an Bewegungskoordination und Rumpfstabilisierung (siehe Kapitel B_7). Neben der schrägen und quer verlaufenden Bauchmuskulatur spielt für die Rumpfstabilisierung die Atmung eine große Rolle. Das Trainieren der Rumpfstabilisierung, insbesondere die Aktivierung des M. transversus abdominis, ist mittlerweile ein anerkanntes Element der Behandlung bei Rückenschmerzen.

1.5
Kraft und Wahrnehmung

Die Schulung der Körperwahrnehmung ist die Voraussetzung für eine gelungene Kraftentfaltung.

Arthur L. Pauls, Begründer der Ortho-Bionomy®, benannte Handicaps, die es uns schwer machen, beschwerdefrei zu sein und zu bleiben. Das erste und wichtigste Handicap besteht seiner Meinung darin, dass viele Patienten nicht in der Lage sind, ihre physischen und psychischen Grenzen angemessen wahrzunehmen bzw. diese Wahrnehmung verdrängen. Erziehung und andere soziale Konditionierungen fördern unsere Missachtung unserer Grenzen. Bewegungsbewusstheit – wie erlernt man diese Fähigkeit? Kraft alleine genügt nicht. Sie genügt vor allem dann nicht, wenn sie dazu genutzt wird, Körpermasse mit Schwung über Schwierigkeiten im Ablauf von Bewegungen hinwegzutragen. Kraft alleine schadet, wenn sie uns ungebremst bis an die Verletzungsgrenze einer Struktur führt. Das Erlernen einer angemessenen Körperbewusstheit bedarf einfacher und gut nachvollziehbarer Bewegungsanregungen. Unsere Patienten können Bewegungen mit ihrer Wahrnehmung nur folgen, wenn sie langsam genug ausgeführt werden. Außer auf der Wahrnehmung des Ablaufs über das ganze Bewegungsausmaß liegt der Fokus des Bewegungstrainings auf der endgradigen Beweglichkeit. Wann treten im Ablauf und am Ende der Bewegung die ersten nozizeptiven Wahrnehmungen auf? Wenn unsere Patienten den Übergang von Wohl zu Weh sensibel zu spüren und zu respektieren gelernt haben, ist der wichtigste Lernschritt getan. Jetzt kann der Krafteinsatz aus Trainingsgründen ohne Risiko für das Wohl-befinden sukzessive erhöht werden.

1.6
Bewegung – lokal und fortgeleitet

Im Laufe der letzten Jahrzehnte hat sich in der funktionellen Betrachtung der menschlichen Anatomie ein gewisser Wandel vollzogen. Unverändert spielt die Kenntnis der lokal definierten anatomischen Strukturen und ihrer Funktion eine große Rolle für das Finden von Erklärungsmodellen für die Biomechanik unseres Körpers. Daneben wendet sich der therapeu-tische Blick zunehmend dem myofaszialen Kontinuum zu. Lokale Beschwerden können sowohl durch eine Überlastung vor Ort wie über die Fortleitung von Dysfunktionen über weite Strecken hervorgerufen werden. Nehmen Sie den schmerzhaften Ansatz der Glutealmuskulatur am Beckenkamm. Als Ursache kann bei entsprechender Anamnese und Befund über die laterale Kette eine schwere Distorsion im oberen Sprung-gelenk festgestellt werden. In vielen, vielleicht sogar den meisten Fällen werden Symptome im Bereich des Bewegungsapparats aus mehreren Quellen gleichzeitig gespeist: Lokale Belastungen führen in Verbindung mit fortgeleitetem Disstress über eine oder mehrere myofasziale Ketten zum aktuellen Beschwerdebild.

Bewährt ist das sportphysiotherapeutische Vorgehen vor und nach Verlet-zungen, den ganzen Körper zu trainieren. Die Regenerationsfähigkeit wird durch die Behandlung der funktionellen Umgebung des Verlet-zungsareals im weitesten Sinne gefördert. Man kann dieses Konzept getrost auf jeden bewegungstherapeutischen Ansatz übertragen. Die Ein-zelglieder und der Gesamtzusammenhang einer Funktionskette sind in ausgewogenem Maße zu berücksichtigen.

1.7
Dehnen – ein komplexes Thema

Im Zusammenhang funktioneller Therapien wird das Thema Dehnen zunehmend differenziert diskutiert. Wir sehen auf der Basis unserer Pra-xiserfahrungen und aus theoretischen Gründen die üblichen Dehntechni-ken eher kritisch. Das Dehnen mit der Zielsetzung einer größeren Beweg-lichkeit bei sehr speziellen Indikationen bedarf einer intensiven Anlei-tung der Patienten. Der Grund für diese Zurückhaltung gegenüber konventionellen Dehntechniken ist einfach. Spontanes Dehnen ohne besondere Fokussierung und Vorbereitung führt nicht zu der von unseren Patienten aus mechanistischer Sicht erwarteten myofaszialen Entlastung, sondern physiologisch zu einer Spannungszunahme.

Werfen wir einen Blick auf unsere Haustiere. Wann dehnt sich ein Hund, wann macht eine Katze einen Dehnungsbuckel? Immer nach dem Schlafen oder nach einer Ruhepause, bevor die Tiere wieder aktiv werden. Wann räkeln wir uns? Am häufigsten nach dem Schlafen oder nach einer längeren Zeit in einseitiger Haltung. Räkeln ist die natürlichste Form des Dehnens und dient in allen genannten Beispielen der Spannungszunahme, der Aktivierung der Muskulatur. Die Stimulation der γ-Innervation durch Dehnen erhöht den Muskeltonus. Spontanes Dehnen entspannt die Muskulatur also nicht, sondern erhöht die Muskelspannung und die Schnellkraft. Dehnen vor sportlicher Aktivität ist für Sportarten mit hoher Inanspruchnahme der Schnellkraft wie Hoch- oder Weitsprung sinnvoll. Außerdem brauchen wir das Dehnen bei akrobatischen Anforderungen (Tanz, Turnen), da lang anhaltendes Dehnen die Nozizeption hemmt und damit eine Gelenkbewegung bis an die Grenzen der anatomischen Beweglichkeit erleichtert. Manche Bewegungsabläufe, etwa die Bewegungsabläufe beim Speerwerfen, können so mit erhöhter »Leistungsfähigkeit« durchgeführt werden. Die Verletzungsgefahr steigt drastisch, und die entsprechenden Techniken sollten nur von sehr gut trainierten und geschulten Personen eingesetzt werden. Die Akteure sind in diesen Fällen in der Regel koordinativ hoch trainiert.

Statistiken zeigen, dass im Breitensport durch Dehnen die Verletzungshäufigkeit nicht verringert wird. Das einzige wirksame Mittel für diesen Zweck ist ein langsames Aufwärmtraining für die Muskulatur.

Dehnen verspannter Muskulatur nach dem Sport erhöht die Verletzungsgefahr durch Dehnungsrisse in den ATP-verarmten Fasern. Hier ist körperliche Aktivität, diesmal mit abklingender Intensität, der bessere Weg.

Ein ruhiges und langsames Dehnen mit einer entsprechenden mentalen Fokussierung während des gesamten Bewegungsablaufs erleben wir in Übungen aus dem Yoga und bei anderen eher meditativen Bewegungstechniken. Die Langsamkeit der Bewegung in Verbindung mit dem mentalen Fokus aktiviert die Plastizität der Bindegewebe und erleichtert und trainiert die Beweglichkeit im Rahmen der physiologischen Grenzen.

Ausgehend von den natürlichen spontanen Dehnbewegungen bei Mensch und Tier, ergibt sich allerdings eine physiologisch schlüssige und bisher noch wenig genutzte Indikation für Dehntechniken – das gezielte

Dehnen vor dem Sport mindert nicht die Verletzungsgefahr. Das ist wissenschaftlich erwiesen.

Dehnen nach dem Sport stellt ein Verletzungsrisiko dar.

Dehnen von Muskeln und Muskelgruppen zur muskulären Aktivierung und Spannungserhöhung bei dysfunktionalen Bewegungsabläufen. Als Voraussetzung gilt hier wie immer: Das Dehnen wird vom Patienten als angenehm aktivierend empfunden und nur in angenehmem Ausmaß durchgeführt.

Dieses Dehnen kann mehrere positive Veränderungen für die Selbstregulation bewirken. Lokale Überbeanspruchung kann zur muskulären Hypotonie führen, die noch lange Zeit fortbesteht, selbst wenn die Belastung nicht mehr einwirkt oder schon längst kompensiert sein müsste. Es handelt sich dabei um einen Totstellreflex, der besonders dann persistiert, wenn das auslösende Ereignis einen traumatisierenden Charakter hatte. Ein bekanntes Beispiel der reflektorischen Hypotonie die Radiusköpfchenluxation bei kleinen Kindern. Obwohl Nerven und Muskeln nicht verletzt sind, kommt es reflektorisch zur einer »Lähmung« des Unterarms, die mit der Reposition sofort behoben ist.

Unangenehme Spannungszunahmen in der Muskulatur können als Kompensation hypotoner Anteile einer Muskelfunktionskette auftreten. Wenn wir die hypotonen Muskeln isoliert und gezielt dehnen, kann sich die Tonusregulierung der gesamten Muskelkette besser abgestimmt entfalten. Das Dehnen hypotoner Muskeln kann auch bei einem Tonusungleichgewicht antagonistisch arbeitender Muskeln als Behandlungsoption angeboten werden.

1.8
Motivation und Patientenführung

Eine dauerhafte Befreiung von Rückenschmerzen ist ohne die regelmäßige aktive Mitarbeit der Patienten kaum zu erwarten. Unser Patient muss verstehen, dass seine Beschwerden nicht allein durch einige wenige Behandlungen anhaltend geheilt werden können. Die Rückenschmerzen werden ausgelöst durch chronische Belastungen wie einseitige Körperhaltung und eine von Stress geprägte Lebensführung. Vorbeugende und begleitende Eigenaktivität ist hier gefragt. Zu Beginn der Behandlung erleben wir häufig eine schnelle Beschwerdelinderung. Sie erklärt sich durch die Aktivierung funktioneller Reserven. Danach bedarf es längerer Zeiträume für die strukturelle Anpassung an die erweiterten Bewegungsspielräume (van den Berg 2005). Biochemische und morphologische Umbauvorgänge von Sol-Gel-Zuständen bis zur Bildung von elastischen oder kollagenen Fasern benötigen Zeiträume von wenigen Tagen bis zu einem Jahr. Die vorher verkürzten Strukturen brauchen Zeit und Beübung, um die gewonnene funktionelle Verbesserung zu erhalten.

Neue Bewegungsmuster fördern langfristig die notwendigen strukturellen Veränderungen. Mit den Übungen wird eine dem Körper angepasste Bewegungskoordination abgespeichert, automatisiert und dann problemlos im Alltag genutzt.

Die Patientenführung stellt uns vor eine Herausforderung. Denn nur der gut informierte Patient ist bereit, langfristig aktiv mitzuarbeiten. Wir müssen unsere Patienten immer wieder neu motivieren, die notwendigen Eigenübungen durchzuführen. Außerdem sollten wir in regelmäßigen Abständen die Durchführung der Übungen kontrollieren, um uns zu vergewissern, dass die Selbstbehandlungen korrekt ausgeführt werden. Die Bedeutung und die Herausforderungen der Patientenmotivation werden mittlerweile breit diskutiert (Eisele 2012).

Verständlich informieren

Um eine gelungene Zusammenarbeit zu erreichen, gehen wir auf jeden Patient individuell ein. Die Informationen über die Problemstellung und die daraus folgenden notwendigen Schritte müssen altersangepasst sein. Ein Teenager wird andere Formulierungen benötigen als ein Erwachsener. Nach unseren Erklärungen lohnt es sich, den Patienten aktiv wiedergeben zu lassen, was er verstanden hat. Dadurch werden Missverständnisse vermieden, und es können noch notwendige ergänzende Erklärungen folgen. Gut ist es, vorbereitetes Informationsmaterial mitgeben zu können, in dem die Übungen schriftlich und in Bildern dargestellt sind.

Positive Botschaften

Der Patient muss das Gefühl mit nach Hause nehmen können, dass er aktiv zur Verbesserung seiner Beschwerden beitragen kann. Eine Patientin erzählte, dass sie in der Rehabilitationsklinik gesagt bekam: »*Wenn Sie zehn Stunden am PC sitzen, würden auch zwei Stunden Sport das nicht ausgleichen können*«. Diese Patientin ist logischerweise nicht sehr motiviert, überhaupt etwas für sich zu tun.

Wir geben unseren Patienten einfache Übungen mit, die sie stündlich am Arbeitsplatz wiederholen. Am besten programmieren die Patienten ihren Computer, sodass er sie an die Übungen erinnert.

Nicht am PC arbeitende Patienten können sich z.B. über Handy-Funktionen erinnern lassen.

Motivationen finden und wecken

Als Therapeuten haben wir die Aufgabe, mit jedem einzelnen Patienten Gründe herauszuarbeiten, die ihn motivieren, regelmäßig Eigenübungen durchzuführen. Beispiele für häufig nutzbare Motivatoren sind die Hoffnung auf eine bessere Figur, nach einer Verletzung der Wunsch, sich in der Öffentlichkeit wieder unauffälliger bewegen zu können, die unbeschwerte Teilhabe an Freizeitaktivitäten, größere körperliche Unabhängigkeit. Eine große Rolle spielt bei der Motivationsfindung das Zuhören. Wenn wir offen und aktiv zuhören, berichten die Patienten auch über begleitende soziale oder psychische Faktoren, die an der Entstehung ihrer Beschwerden maßgeblich beteiligt sind. Unser Therapieangebot kann von unseren Patienten als ein Teil ihrer Bewältigungsmechanismen genutzt werden. Die eigentlichen Stressfaktoren können wir natürlich nicht beseitigen. Schon die Zusammenhänge zwischen Anspannung, Verspannung und Schmerz besser zu verstehen nützt unseren Patienten. Wir stärken ihre Fähigkeiten, mit ihren Belastungen besser umzugehen. Sie fühlen sich dadurch weniger hilflos und ausgeliefert und lernen, besser für sich zu sorgen.

Aus der Praxis

Behandlungserfahrungen

Der genannte Zusammenhang zwischen emotionaler Belastung und körperlicher Verspannung zeigte sich deutlich bei Frau X, die mich wegen ihrer Rücken- und Nackenschmerzen aufsuchte.

Im letzen Jahr trat sie nach einer Reihe von anstrengenden Vorstellungsgesprächen eine neue Stelle an und fand zu Beginn einen Berg von Arbeit vor – hinterlassen von ihrem Vorgänger. Sie fühlte sich ohne jegliche Unterstützung bei der Einarbeitung durch die neuen Arbeitsanforderungen komplett überfordert.

Während der Zeit der Vorstellungsgespräche hatte eine Neuraltherapeutin die schlimmsten Verspannungen mit Injektionen behandelt. Bald half die Neuraltherapie nicht mehr. An der Situation der Patientin hatten die Injektionen ja nichts geändert.

Danach versuchte sie, sich mit Physiotherapie Entlastung zu holen. Sie selbst hatte das Gefühl, dass ihr Nordic Walking guttat. Ihr Physiotherapeut riet von diesem Training ab, weil er Sorge hatte, das Training würde ihre verspannte Muskulatur nur noch mehr reizen.

Schon während der ersten Behandlung erzählte sie mir all das in kurzer Zeit und zeigte dabei deutlich ihre emotionale Beteiligung. Im begleitenden Gespräch gab sie zu, dem Physiotherapeuten nichts von der Anspannung am Arbeitsplatz erzählt zu haben. Er hatte also keine Möglichkeit gehabt, auf diese Belastungen aktiv einzugehen.

Ich behandelte Frau X ca. 35 Minuten und leitete dabei eine einfache Übung zur Entlastung des Schultergürtels an. Diese Übung sollte sie immer wieder nach besonderen Stressmomenten direkt im Arbeitszimmer durchführen. Zusätzlich ermutigte ich sie, das Nordic Walking wieder aufzunehmen – mit einer zusätzlichen Variante: Während des Laufens sollte sie in Erinnerung an unangenehme Situationen laut schimpfen und die Stöcke bewusst in den Boden rammen. Diese Vorstellung bereitete ihr sichtlich Freude, und sie verließ die Behandlung deutlich entspannter und erleichtert im doppelten Sinn – körperlich und emotional. Beim nächsten Behandlungstermin zeigte sich die Wirkung meiner Vorgehensweise: Die Beschwerden hatten deutlich nachgelassen, und sie hatte beide Übungen – akut noch während der Arbeit und als Entlastung im Intervall – regelmäßig genutzt.

> **»Weniger ist mehr« gilt ganz besonders für die Vermittlung von Übungsangeboten.**

Wenige, einfache und effektive Übungen

Patienten sind häufig überfordert, wenn Sie mehr als zwei Übungen gezeigt bekommen. Wir dürfen nicht vergessen, dass es meist funktionell ungünstige Bewegungsabläufe und Krafteinwirkungen sind, die die Beschwerden ausgelöst haben. Unser Patient hat sich sicher nicht so bewegt, um sich selbst zu schaden. Er hat nur keine bessere Lösung für seine Eigenaktivität. Neue Abläufe sind für ihn erst einmal fremd und verwirrend. Das gilt verstärkt, wenn manche Bewegungen und Körperhaltungen vorher Schmerzen ausgelöst haben. Wir alle kennen diese Schwierigkeit beim Einüben neuer Bewegungsabläufe, gleich, ob es um Tanzschritte geht oder um das Erlernen des Autofahrens.

Es ist deshalb sinnvoll, lediglich eine einzige Übung pro Sitzung zu zeigen. Gleichzeitig sollte sie nicht zu komplex sein. Wir empfehlen, die Abläufe mehrfach unter aktiver Hilfestellung mit dem Patienten zu üben und ihn dann die Übung alleine wiederholen zu lassen. Je kompetenter unser Patient geworden ist, umso komplexer können die Herausforderungen werden, die wir ihm anbieten. Nach unserer Erfahrung empfiehlt es sich, nicht mehr als zwei Eigenübungen auf einmal zu zeigen. Selbst dann erleben wir immer wieder, dass unser Patient in der Zeit zwischen den Behandlungsterminen aus den Elementen der zwei gezeigten Bewegungsabläufe kreativ völlig andere Übungen gebaut hat, die ihm leider nicht ganz so guttun.

Wiederholungen

Wiederholung ist das A und O der Eigenbehandlung. Darum lassen wir uns an den Folgeterminen von den Patienten zeigen, wie sie die Übung zu Hause durchgeführt haben. Gegebenenfalls – in der Praxis ist das ziemlich oft – zeigen wir ihm die Übung noch einmal in aller Ruhe. Erst wenn der Patient die Übung richtig durchführt, können wir eine zweite Übung zeigen. Auch diese lassen wir den Patienten alleine wiederholen, sodass wir sicher sein können, dass er sie richtig macht.

Eigenübungen sind extrem wirkungsvoll. Ich erinnere mich an eine Patientin, der ich eine Übung für ihre Füße gezeigt hatte. Nach einer längeren Sommerpause kam sie erstmals wieder zur Behandlung. Ihre Füße sahen schrecklich aus. Sie hatte die Übung regelmäßig leider genau verkehrt herum durchgeführt!

Erfolgskontrolle und Erhaltungstherapie

Selbst wenn die Patienten schließlich beschwerdefrei sind, lohnt es sich im Sinne einer Erhaltungstherapie, Termine in zunehmend größeren Abständen zu vereinbaren. Die anfängliche Beschwerdefreiheit ist nicht gleichzusetzen mit Belastungsstabilität.

Muskelenergietechniken /
Bewegungstherapie

Alle Behandlungstechniken, bei denen eine aktive Mitarbeit des Patienten erforderlich ist, können zur Bewegungstherapie im weiteren Sinne gezählt werden. Hierzu zählen auch die vorgestellten Techniken der Isotonie, der Isometrie und der Movement Patterns. Bei der Isometrie und Isotonie liegt der Fokus auf der gezielten Aktivierung einzelner Muskelgruppen. Beide Techniken können als Muskelenergietechniken bezeichnet werden. Bei den Movement Patterns liegt der Fokus auf der achtsamen Wahrnehmung und Anbahnung von Bewegungsmustern. Daher zählt auch diese Technik zur Bewegungstherapie im engeren Sinne. Eine genaue Beschreibung der Methoden finden Sie im Anhang.

2.1
Übungen mit wenig oder minimalem Krafteinsatz

Übungen mit geringem bzw. minimalem Krafteinsatz dienen der neurophysiologischen Anbahnung einer verbesserten Selbstwahrnehmung und einer situationsangepassten Selbstregulation. Verbesserungen der Körperstatik und die Optimierung der Funktionsabläufe können zu Kraftzuwachs und mehr Ausdauer führen. Trainingseffekte im Sinne eines sportlichen Ausdauertrainings einschließlich der notwendigen Atmungs- und Kreislaufanpassung werden auf diese Weise nicht erreicht. Allerdings wird durch die Behandlung die körperliche Voraussetzung geschaffen für ein erfolgreiches Ausdauer- und Bewegungstraining.

2.2
Standübung

Die Art und Weise, wie wir stehen, nimmt großen Einfluss auf unsere Gesamtstatik und ist damit auch bedeutsam für die Belastung oder Entlastung unseres Rückens. Die Basis des Stehens ist der Kontakt unserer Füße mit dem Boden. Wie werden die Lasten im Fuß und im Verhältnis der Füße zueinander verteilt und dynamisch verarbeitet? Die folgende Standübung hilft uns eine ausgewogene Lastübertragung und Statik in unserer Basis, in den »Wurzeln« unserer Standsicherheit, zu entdecken und zu stärken.

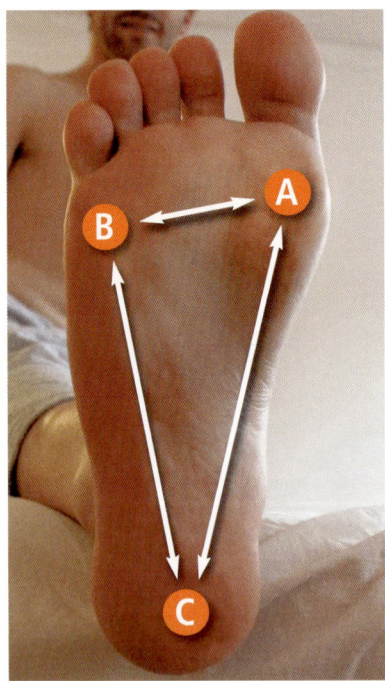

Abb. 267_Belastungspunkte des Fußes und die Standlinien. Bei durchgetretenem distalem Quergewölbe kann ein weiterer Belastungspunkt am Kopf der Metatarsale II und III auftreten

Der Übende soll sich den Fuß als »Drei-Fuß« wie einen dreibeinigen Hocker vorstellen mit den Belastungspunkten Ferse (C), Kleinzehenballen (B), Großzehenballen (A) (Abb. 267).

Für die Patienten empfehlen wir folgende frei zu formulierende Übungsanleitung:

»Spüren Sie bitte in aller Ruhe und achtsam in sich hinein, wie Sie stehen. Neigen Sie sich vielleicht etwas zu einer Seite oder ein wenig nach vorne oder hinten? Belasten Sie einen Fuß mehr als den anderen?

Lenken Sie Ihre Aufmerksamkeit nun auf die rechte Fußsohle, und stellen Sie sich dabei vor, dass es drei Bodenkontaktpunkte gibt wie bei einem dreibeinigen Hocker: den Großzehenballen, den wir mit A, den Kleinzehenballen, den wir mit B, und die Ferse, die wir mit C bezeichnen. Das Gewicht auf Ihren Füßen kann sich beliebig auf diese Basislastpunkte und auf die Verbindungslinien zwischen den drei Punkten verteilen.

Erspüren Sie nun die Andruckverhältnisse zwischen den Punkten des rechten ›Drei-Beins‹. Wo liegen Ihre spontanen Hauptlastpunkte im Fuß? Um das besser zu klären, können Sie das Gewicht zunächst ganz bewusst nacheinander auf die drei Punkte A, B und C verlagern.

In einem zweiten Schritt legen Sie Ihr Gewicht, Ihren Stand nacheinander auf die drei Punktkombinationen bzw. die Linien von A nach B, von A nach C und von B nach C und beobachten dabei die Unterschiede. Was zu belasten fällt Ihnen leicht, bei welcher Linie ist es schwer oder kommt es Ihnen merkwürdig vor (Abb. 268, Abb. 269, Abb. 270)?

Als Nächstes wiederholen Sie den gleichen Vorgang mit dem linken Fuß. Falls es Ihnen schwerfällt einen Punkt, eine Seite bzw. eine Linie eines Fußes zu belasten, spüren Sie bitte in sich hinein, ob dies am Fuß selbst liegt oder ob eine andere Stelle Ihres Körpers Sie an der gewünschten Gewichtsverlagerung hindert.

Sie haben nun herausgefunden, dass Sie mit einem Fuß z.B. am meisten auf der Ferse, auf der Verbindungslinie zwischen den Zehen oder auf der Außenkante Ihres Fußes stehen. Rechts und links können sich dabei unterscheiden. Legen Sie innerlich

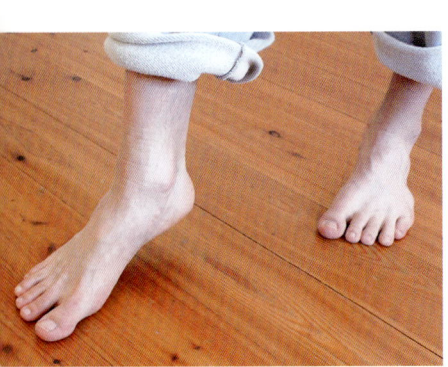

Abb. 268_Stand auf der Linie A–B: Großzehe–Kleinzehe

Abb. 269_Stand auf der Linie B–C: Kleinzehenballen–Ferse

eine Rangliste an – von der deutlichs-ten Kraftübertragung bis hin zur geringsten Kontaktaktivierung mit dem Fußboden.

Die Selbstbehandlung beginnt, indem Sie als Erstes einige Male mit Ihrem Kör-pergewicht weich auf die Stelle bzw. die Linie Ihres rechten Fußes federn, an der Sie die deutlichste Lastübertragung auf den Boden spüren. In absteigender Rei-

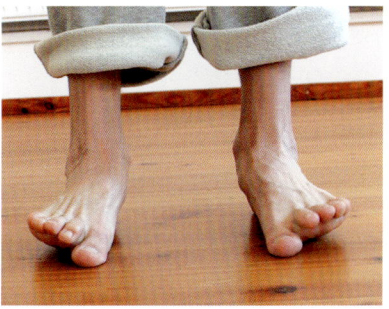

Abb. 270_Stand auf der Linie A–C: Großzehenballen–Ferse

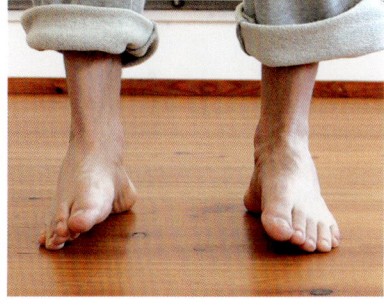

Abb. 271_Betonung der Außenlinien beidseits

henfolge wiederholen Sie dieses Federn auf allen anderen Kontaktpunkten und Verbin-dungslinien. Anschließend wiederholen Sie die Übung mit dem linken Fuß.

Machen Sie jetzt eine kurze Pause, und spüren Sie in sich hinein ob, sich der Kontakt der Füße mit dem Boden oder Ihr Standgefühl insgesamt verändert haben.

Falls Ihnen der erste Übungsschritt leichtgefallen ist, können Sie die Übung wie-derholen, indem Sie gleichzeitig auf beide Füße federnd Kraft übertragen und dabei wieder nacheinander das Federn von den bevorzugten Lastübertragungs-zonen bis hin zu den am wenigsten genutzten Arealen wiederholen. Danach kön-nen Sie noch einmal nachspüren, ob sich Ihr Stand verändert hat. Bitte führen Sie diese kurze Übung zweimal täglich aus.«

2.3
Lotübung

Im Anschluss an die Standübung, in die Sie analog die Knie und Hüften mit einbeziehen können, bietet sich eine weitere Übung für Patienten mit Schwierigkeiten in der Organisation ihres Gleichgewichts und ihrer Kör-perstatik an. Sie können die Übung etwa wie folgt anleiten:

»Stehen Sie möglichst entspannt – wobei Ihre Füße etwa in Schulterbreit vonein-ander entfernt sind.

Stellen Sie sich nun eine Schnur vor, die von der Mitte Ihres Scheitels durch Ihren Körper nach unten reicht bis knapp über dem Fußboden. Am unteren Ende der Schnur hängt ein Lotgewicht. Wo steht das Lot? Schwingt das Lot in der Mitte zwischen Ihren Füßen, oder ist das Gleichgewicht aus der Mitte zu einer Seite hin verlagert? Im Idealfall liegt das Zentrum Ihres Gleichgewichts genau auf Höhe der Innenknöchel in der Mitte zwischen beiden Füßen (Abb. 272).

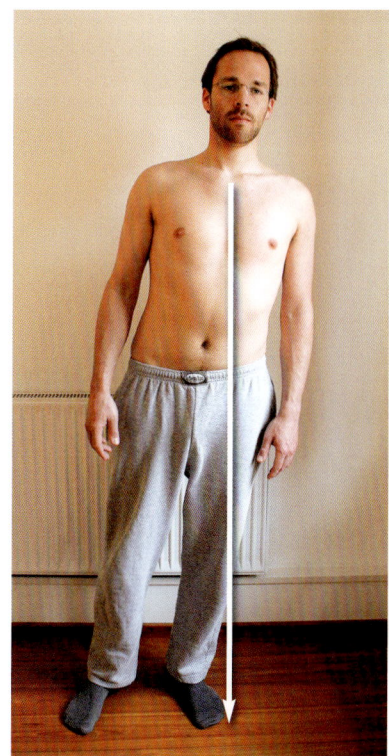

Abb. 272_Haltung aus dem Lot rechts–links (überzeichnet)

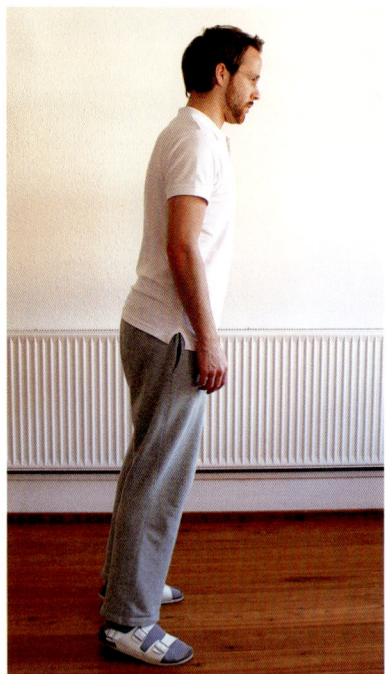

Abb. 273_Haltung aus dem Lot nach ventral

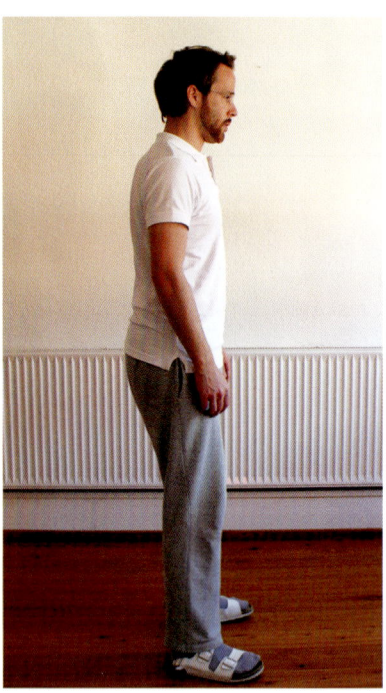

Abb. 274_Haltung aus dem Lot nach dorsal

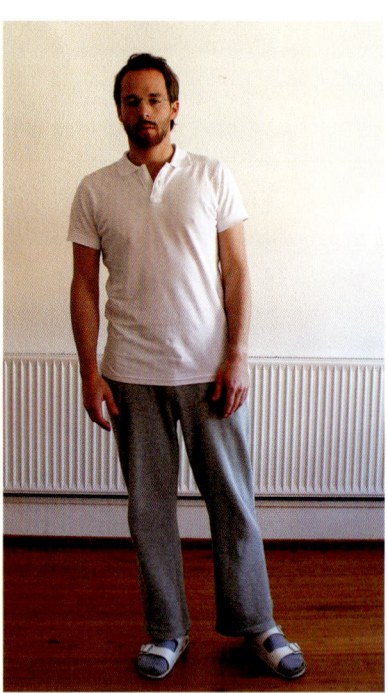

Abb. 275_Federndes Betonen der Gewichtsverlagerung nach rechts

Falls sich Ihr Gleichgewicht – was häufig vorkommt – nicht im Lot befindet oder Sie in Ihrem Körper irgendeine andere Auffälligkeit wahrnehmen, spüren Sie bitte in sich hinein, an welchen Stellen Sie Abweichungen und Besonderheiten entdecken. Rumpf, Nacken und Kopf sowie Becken, Hüften, Beine, Knie – alles kann eine Rolle spielen (Abb. 273, Abb. 274).

Wenn Sie die Abweichungen vom Lot und die Auslöser, die Sie wahrnehmen definiert haben, beginnen Sie spielerisch diese Haltungsbesonderheiten zu über-zeichnen. Federn Sie bitte weich in die übertriebene Haltung hinein, um Sie Ihrem Körper bewusst werden zu lassen (Abb. 275). Kehren Sie in die Aus-gangshaltung zurück, und federn Sie dann noch zwei- bis viermal weich in die etwas übertriebene Haltung. Nehmen Sie sich jetzt einen Moment Zeit, Ihr aktu-elles Gleichgewicht wahrzunehmen.

Nun können Sie achtsam erproben, wie sich die Bewegungsabläufe anfühlen, wenn Sie das Federn in die Gegenrichtung der ersten Haltungsposition versu-chen. Spüren Sie danach bitte noch einmal in Ihr Gleichgewicht hinein.

Falls es viele Komponenten gibt, die Ihr Gleichgewicht verändern, lohnt es sich, jede einzelne Komponente einzeln zu überzeichnen und zu erfahren.«

2.4
SSB-Übung / Behandlung der sternosympyhsalen Belastungshaltung

Die Bedeutung der sternosymphysalen Belastungshaltung für das Entstehen von Rücken- und Schulterbeschwerden kann gar nicht überschätzt werden. Nach unserer langjährigen praktischen Erfahrung bringt die Behandlung durch einen Therapeuten fast immer rasche Erleichterung. Ohne tägliche selbstregulative Impulse vonseiten des Patienten selbst kann allerdings keine anhaltende Beschwerdefreiheit erwartet werden. Die kurze Zeit der Behandlungssitzungen kann die lang anhaltenden Belastungen durch die tägliche Arbeitshaltung alleine nicht ausgleichen. Zu den wenig zeitaufwändigen Selbstbehandlungstechniken – die einige unserer Patienten tatsächlich regelmäßig auch im Büro umsetzen – gehört die SSB-Übung.

Anleitung zur SSB-Übung – der Selbstbehandlung bei einer sternosymphysalen Belastungshaltung:

»Bewegen Sie zunächst beide Schultern in alle Richtungen, und machen Sie sich bitte bewusst, wie sich die Spannung in Ihrem Schultergürtel und Rücken anfühlt.

Sie beginnen die Übung aufrecht stehend. Ziehen Sie jetzt als Erstes Ihre Schultern nach vorne zusammen. Ihre Arme sind dabei fußwärts gestreckt und so nach innen rotiert, dass die Handrücken aneinanderliegen. Ihren Kopf können Sie locker nach vorne sinken lassen (Abb. 276).

Mit der nächsten tiefen Ausatmung beugen Sie den Kopf mit einer Nickbewegung so weit, dass Sie eine leichte Spannung im Nacken oder der oberen Brustwirbelsäule spüren (Abb. 277). Sie machen also eine Art Katzenbuckel in der oberen Brustwirbelsäule, ohne sich zu bücken. Ziehen Sie dabei die Schultern vorne kräftig zusammen,

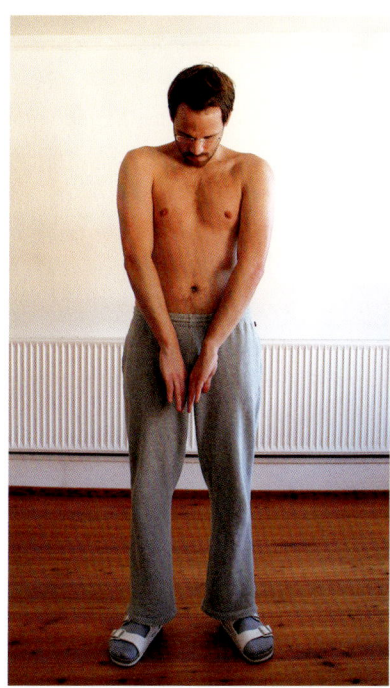

Abb. 276_SSB-Selbstbehandlung – Ausgangsstellung

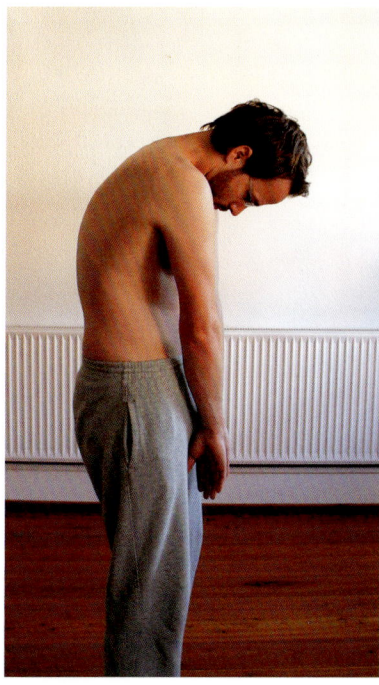

Abb. 277_SSB-Selbstbehandlung – gestreckte Arme nach innen rotieren (Katzenbuckel)

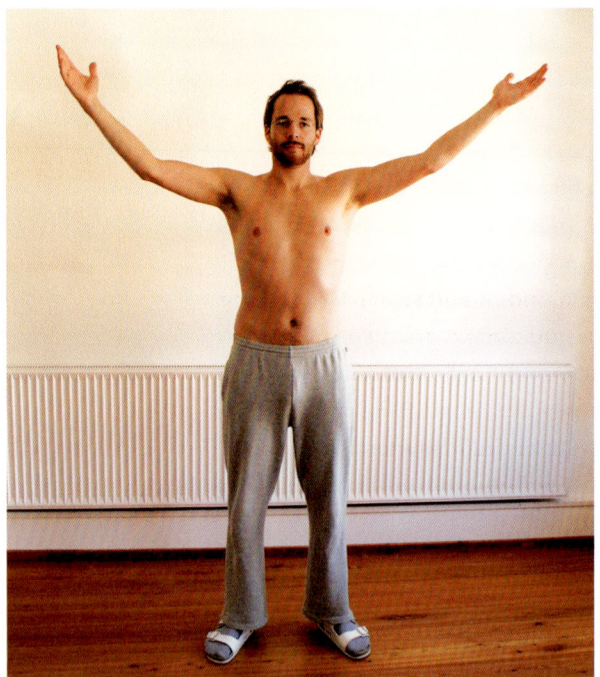

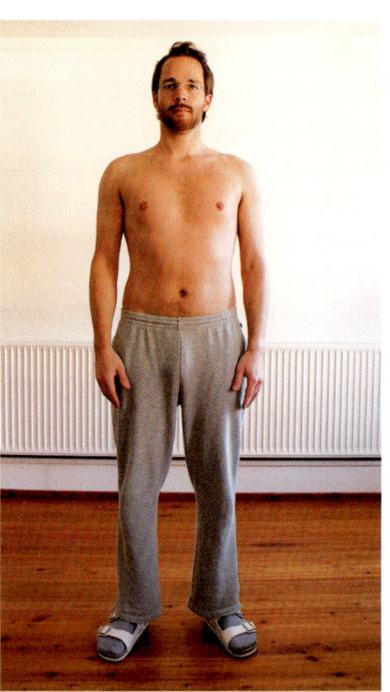

Abb. 278_SSB-Selbstbehandlung – Endstellung der Ein-atmungsphase

Abb. 279_SSB-Selbstbehandlung – Schlussentspannung

und pressen Sie die Handrücken fest gegeneinander. In dieser Stellung verweilen Sie kurz, ohne zu atmen.

Sobald Sie den deutlichen Impuls spüren, wieder einzuatmen, atmen Sie tief ein. Dabei richten Sie sich gleichzeitig bis in eine leichte Überstreckung auf und heben die Arme seitlich an. In der Endposition der Einatmungsphase sollte Ihr Kopf etwas im Nacken liegen. Achten Sie darauf, dass Ihre ausgebreiteten Arme über die 90°-Ebene angehoben sind (Abb. 278).

Aus der maximalen Enge/Involution gehen Sie so in die maximale Öffnung/ Entfaltung. Achten Sie auf den spontanen Öffnungsimpuls, und warten Sie nicht, bis Sie Luftnot bekommen.

Die Einatemposition halten Sie wieder so lange, bis Sie den spontanen Impuls verspüren auszuatmen. Mit dem Ausatmen lassen Sie aufrecht stehend die Arme und Schultern fallen und spüren in Ihren Körper hinein, wie sich Ihr Stand jetzt anfühlt (Abb. 279).

Den gesamten Ablauf wiederholen Sie bitte jeweils nach einer kurzen Atempause zwei- bis viermal. Die optimale Erleichterung werden Sie dann erleben, wenn sie diese Übung einige Male am Tag regelmäßig wiederholen.«

2.5
Übungen für den Schultergürtel

Die folgende bekannte Übung empfehlen wir Patienten, die viel am Computer arbeiten, zur stündlichen Anwendung. Der Aufwand ist gering, der Nutzen groß.

Der Patient spürt in seine Schultern hinein und nimmt seinen Ist-Zustand wahr. Er setzt sich bewusst aufrecht hin und zieht die Schultern langsam Richtung Ohren, dann ebenso langsam Richtung Hüften, dann nach vorne und hinten. Das angenehmere Bewegungsmuster wird dreimal langsam durchgeführt. Zum Abschluss erfolgt ein sanftes Schulterkreisen.

Die schnellste und effektivste Linderung erleben Sie bei Verspannungen in der Nacken-Schulter-Region über die isotonische Behandlung des M. serratus anterior mit einem Thera-Band. In Kapitel B_2.7 – ab Seite 50 – wird die Technik ausführlich beschrieben.

2.6
Isometrisch-isotonische Behandlung der Wirbelsäule als Achsenorgan

Von Ibrahim Dasoki haben wir die folgende Behandlung der Wirbelsäule als Achsenorgan übernommen. Sie unterstützt die Mobilität und Stabilität der Wirbelsäule und zugleich die koordinierte Beweglichkeit des Achsenorgans.

Der Patient liegt auf dem Bauch. Sein Kopf ist vom Behandler abgewandt.
Zur Orientierung schaukelt man seinen Patienten sanft von unten nach oben durch, um sich einen Eindruck von der Beweglichkeit der Wirbelsäule zu verschaffen. Anschließend palpieren Sie – kaudal beginnend – direkt neben der Dornfortsatzreihe in der Rinne zwischen den Dornfortsätzen und dem M. erector trunci die tiefe autochtone Muskulatur (Abb. 280). Diese Muskeln sind maßgeblich für Bewegungseinschränkungen der Wirbelsäule.

Die Behandlung beginnt mit den kaudalen Abschnitten der LWS. Kaudal bei L5 beginnend, werden durch das Anheben der Gegenhüfte und einen leichten Zug in Richtung der Palpationsorte die Schmerzpunkte neben der Dornfortsatzreihe etwas entlastet. Bitten Sie in dieser Positionierung

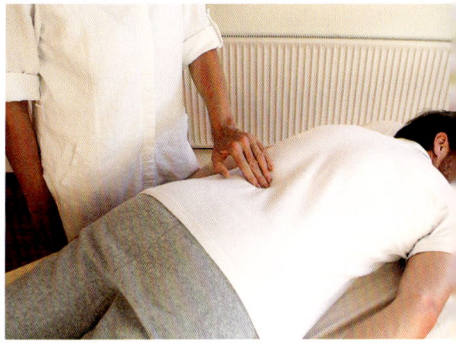

Abb. 280_Palpation der Schmerzpunkte neben der Dornfortsatzreihe

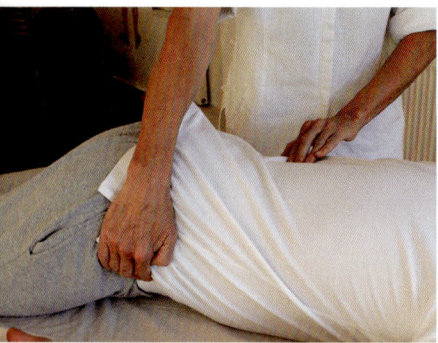

Abb. 281_Abheben der Gegenhüfte und isometrischer Impuls für die untere LWS

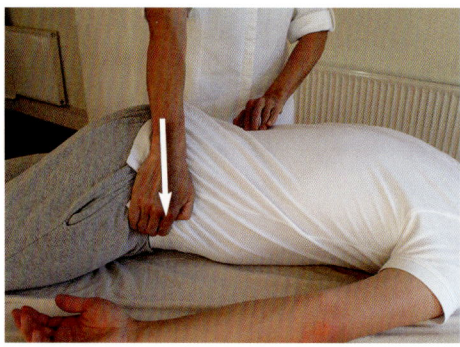

Abb. 282_Isotonisches Rückführen an der unteren LWS

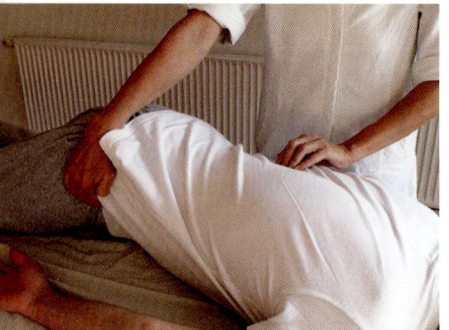

Abb. 283_Isomtrie obere LWS

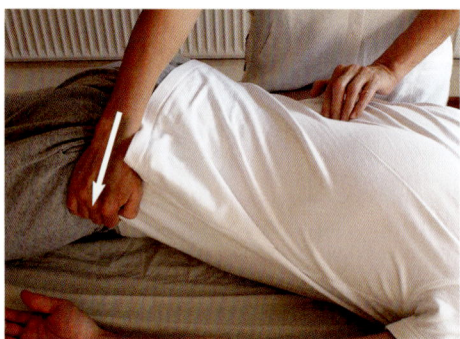

Abb. 284_Isotonie obere LWS

Ihren Patienten, seine Hüfte in Richtung Liege zu drücken. Sobald unter Ihrem Palpationsfinger eine Änderung spürbar wird, ist die therapeutisch effektive Kraftmenge vonseiten des Patienten erreicht (Abb. 281). Nach einem kurzen, aber deutlichen isometrischen Gegenhalt begleiten Sie den Bewegungsimpuls des Patienten mit einem abnehmenden isotonischen Widerstand zur Liege hin (Abb. 282). Sie bremsen also den Bewegungsimpuls Ihres Patienten etwas ab.

Nach einer kleinen Zäsur wiederholen wir den Vorgang im nächsthöheren, also kranial gelegenen Segment. Die Behandlung kann analog mit Griffanlage an der gegenüberliegenden Hüfte so weit nach kranial fortgesetzt werden, bis sich beim isometrischen Impuls kaum mehr oder nur noch unter hohem Krafteinsatz eine Veränderung unter dem Palpationsfinger feststellen lässt (Abb. 283, Abb. 284).

An dieser Stelle wechseln wir von der Hüfte zur gegenüberliegenden Schulter. Bei Anheben der Gegenschulter müssen Sie darauf achten, die Schulter nicht zu »krallig« anzuheben, sondern flächig zu fassen.

Es hat sich bewährt, initial den Unterarm so an die Schulter des Patienten anzulegen, dass die Hand über die Schulter hinausreicht. Wenn sie jetzt den am Körper anliegenden gestreckten Arm des Patienten zu sich herziehen wird das Weichteilgewebe der Schulter und der lateralen Rückenpartie vorgespannt und übernimmt einen Teil der Zugkräfte (Abb. 285). Die Hand fällt dann praktisch um die Schulter und kann sie leicht flächig umgreifen.

Mit diesem sicheren und angenehmen Halt heben wir die Gegenschulter in Richtung des Palpationspunktes so weit an, bis der Punkt etwas weicher wird (Abb. 286).

Danach folgen wieder die Schritte der isometrischen Anspannung mit kurzem Halten in der Position, die isotonische Begleitung zurück in die Ausgangslage (Abb. 287) und die kleine, aber klare zeitliche Zäsur, bis das nächste Segment kranial behandelt wird.

Nachdem eine Seite von der LWS bis zum zervikothorakalen Übergang behandelt wurde, wechseln wir auf die Gegenseite, um den gesamten Ablauf dort zu wiederholen.

Die gesamte Behandlung benötigt nur wenige Minuten Zeit. Sie ist für den Rücken sehr wohltuend und eignet sich als Einstieg in eine Behandlungssitzung wie zur Integration der einzelnen Segmente der Wirbelsäule als Einheit bzw. als Achsenorgan.

2.7
HWS

Für die Anleitung zur Selbstbehandlung der HWS-Region eignen sich die Techniken der Movement Patterns, der Isometrie und Isotonie, die wir in Kapitel B_8 vorgestellt haben.

2.8
BWS

Die Techniken der Movement Patterns, der Isotonie und der Isometrie für die BWS finden Sie ebenfalls in Kapitel B_8.

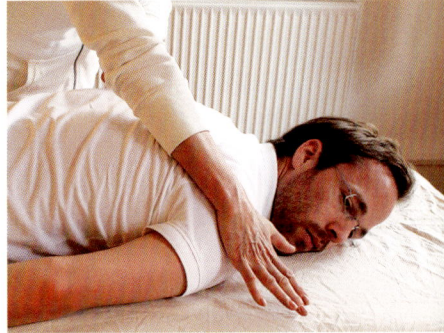

Abb. 285_ Vorspannen des Schulter-Rückengewebes

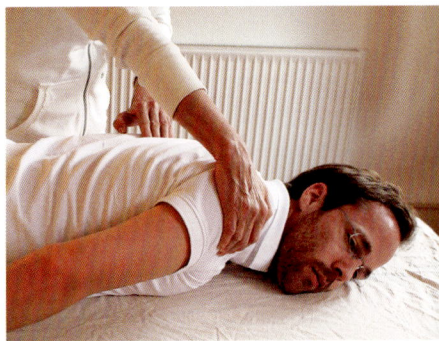

Abb. 286_ Anheben der Gegenschulter zum Palpationsort hin – Isometrie

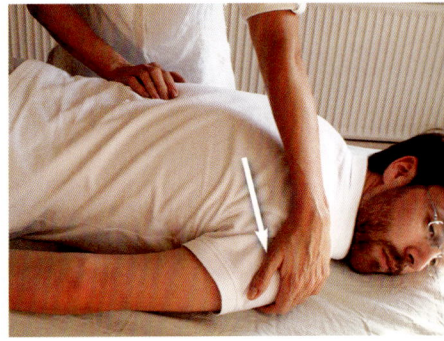

Abb. 287_ Isotonische Rückführung der Schulter in Richtung Liege

2.9
LWS

Für die Beweglichkeit der LWS spielt die Extension und Flexion die größte Rolle. Maßgeblich für die Sicherheit und Beschwerdefreiheit im Ablauf der Bewegungen der LWS sind neben der Wirbelsäule mit ihren Gelenken und dem Kapselapparat die dort direkt ansetzenden Muskeln, die Lumbalaponeurose und die Zuggurtung durch die Bauchmuskulatur. Bedenken Sie bitte, dass die Beweglichkeit der beiden kaudalen Lendenwirbel durch den straffen Bandapparat nur gering ausgeprägt ist. Anregungen für die Behandlung finden Sie in den Kapiteln B_5, B_7 und B_8.

Selbstbehandlung der neurolymphatischen Punkte der sakrospinalen Gruppe

Die sakrospinale Muskelgruppe erstreckt sich vom Nacken bis zur LWS. Da die kaudalen Ankerpunkte auf Höhe der mittleren und unteren LWS liegen, stellen wir Ihnen die Selbstbehandlung der Reflexzonen an dieser Stelle vor. Zur Selbstbehandlung der neurolymphatischen Reflexpunkte für die sakrospinale Gruppe legt sich Ihr Patient zuerst auf den Rücken, um mögliche schmerzhafte Zonen neben dem Nabel, neben der Schambeinfuge, am kranialen Rand der Schambeine und kaudal der Sternoclaviculargelenke zu ertasten. Nach Auffinden der Punkte kann er sich auf die Seite legen, eine leichte Embryohaltung einnehmen und unter allgemeiner Entlastung der ventralen »Bogensehne« die vorher druckdolenten Punkte sanft massieren. Nach einer kurzen, weichen Massage aller druckempfindlichen Reflexzonen, kann er sich wieder ausgestreckt auf den Rücken legen und nachspüren, ob er anders liegt.

»Beckenrollen«

Während der folgenden beiden Übungen geht es darum, das Becken kontrolliert nach vorne und nach hinten zu kippen und dabei die Flexion und Extension der LWS zu üben. Dadurch wird die Beweglichkeit in der LWS, im Übergang der LWS zum Kreuzbein und in den Hüftgelenken trainiert. Eine gewohnheitsmäßige Hohlkreuzhaltung oder eine andauernde Steilstellung der LWS ist so lange unproblematisch, wie eine Gegenbewegung noch mühelos möglich ist. Mit der faszialen Fixierung in der überwiegend eingenommenen Haltung verlieren wir unsere Anpassungsfähigkeit und werden zudem zunehmend verletzungsanfällig.

Flexion und Extension der LWS in Seitlage

- Das Üben in Seitlage ist wenig belastend, da unser Patient durch das Ausschalten des Körpergewichts mit sehr geringer Kraft üben kann.
- Der Übende hält die Oberschenkel leicht in der Hüfte angewinkelt.
- Die Taille kann im Bedarfsfall mit einem straffen Kissen oder einer Deckenrolle unterstützt werden, um ein seitliches Durchhängen der LWS zu verhindern.
- Der Patient geht achtsam in eine Hohlkreuzhaltung, kehrt zurück zur Ausgangslage und versucht anschließend einen lumbalen Katzenbuckel zu machen.
- Der Patient soll dann die für ihn freie, also angenehmere Richtung der Bewegung aus der Ausgangslage mehrfach weich und achtsam wiederholen und in der Endstellung jeweils zwei Atemzüge lang halten (Abb. 288, Abb. 289).
- Abschließend werden wie immer vorsichtig beide Richtungen im Wechsel noch einmal überprüft.

Flexion und Extension im Sitzen

Das Beckenrollen im Sitzen erfordert ein höheres Maß an kontrollierter Koordination als das Beckenrollen in Seitlage. Das Gewicht des Rumpfes, die Anforderung, aktiv die Haltung zu stabilisieren, und die Schwierigkeit, eine Bewegung, die überraschend plötzlich unangenehm wird, nicht sofort abbrechen zu können, kommen als Herausforderungen hinzu. Die Abläufe sind identisch mit den Abläufen der Übung im Liegen

- Der Übende kippt sein Becken mit der unteren LWS langsam und vorsichtig zuerst nach vorne und dann nach hinten. Sein Fokus liegt dabei nicht auf dem Becken, sondern auf der Lordosierung und Kyphosierung seiner LWS. Achten Sie bitte darauf, dass die Bewegung sich nur im Becken und in der LWS abspielt.

- Das Beckenkippen mit Extension der LWS sollte nicht mit einem Katzenbuckel und die Flexionsbewegung nicht mit einer Aufrichtung des Rumpfes in der BWS verbunden sein. Der Kontakt des Therapeuten an der LWS, wie in Kapitel B_8.4 beschrieben, wird ersetzt durch den eigenen Kontakt des Patienten auf der Höhe der einzelnen Wirbelsegmente.

- Der Patient wiederholt die Übung mit Betonung der freien Richtung dreimal. Abschließend sucht er eine entspannte Ruheposition. Mit Übung kann die Bewegung mit zunehmender Muskelkraft und zunehmenden Bewegungsausmaßen durchgeführt werden.

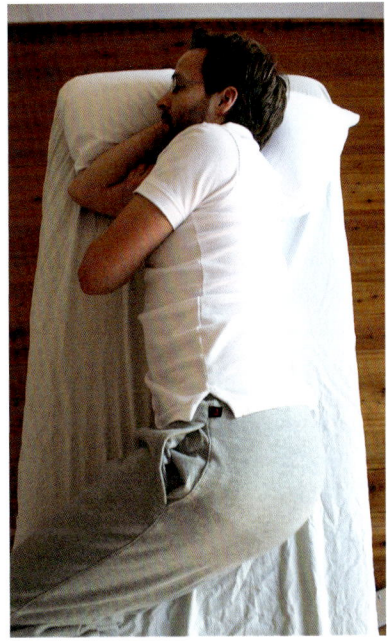

Abb. 288_Beckenrollen in Seitlage nach ventral – Ausgangsstellung

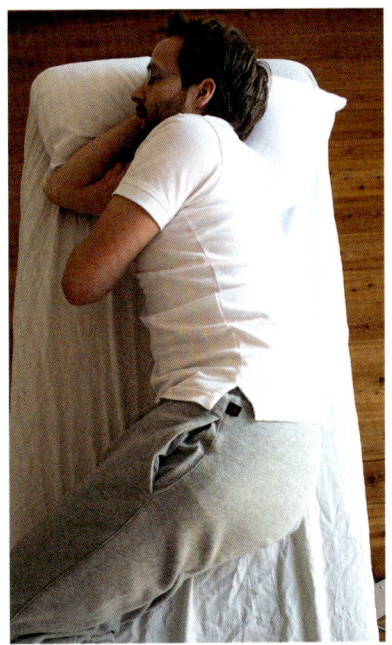

Abb. 289_Beckenrollen in Seitlage – Endstellung

Hinweis:

Wenn der Patient die Übung in die Lordose zu oft und mit zu viel Kraft anwendet, kann es zu einer Reizung der Dornfortsätze (»Kissing Spines«) kommen.

2.10
Krafttraining

Die Behandlung und Vorbeugung von Rückenschmerzen gehört zu den klaren medizinischen Indikationen eines Krafttrainings (Mayer und Siems 2011, Strathmann 2008). Die Steigerung der Kraft, der Ausdauer und eine beschwerdefreie Kraftentfaltung verbessern direkt unsere Lebensqualität, langfristig auch unsere Gesundheit. Gezieltes Krafttraining im hohen Lebensalter gehört zu den anerkannten Möglichkeiten der Sturz- und Osteoporoseprävention.

Beim Krafttraining – so wie es in Tausenden von Studios angeboten wird – geht es den Nutzern der Studios um die persönliche Fitness und zusätzlich um ein möglichst gutes Aussehen. Viele Männer legen Wert auf die Ausprägung einer markanten Muskulatur. Der Wunsch nach einem »Bodybuilding« im wörtlichen Sinne verleitet zu Trainingsabläufen, die bei einseitiger Durchführung zu Beschwerden im Rücken und im Schultergürtel führen können. Zu nennen ist z.B. das Überwiegen von Übungen für die nach ventral wirksame Thorax- und Armmuskulatur, um die Mm. pectorales und die Oberarmmuskulatur kräftig hervortreten zu lassen.

Unter Berücksichtigung der oben beschriebenen äthiologischen Faktoren für die Entstehung von Rückenbeschwerden nützt ein ausgewogenes Krafttraining unter fachkundiger Anleitung sicher dem Wohlbefinden und der Gesunderhaltung.

2.11
Pilates und andere Methoden

Neben dem Training in Fitnessstudios finden wir ein vielfältiges Angebot an Trainingsmethoden, bei denen auf ganz unterschiedlichen Wegen die körperliche Koordination und die Bewegungsbewusstheit trainiert werden. Zu diesen Angeboten gehören Yoga, Qi Gong, Tai Chi, Idogo-Gehen, asiatische Kampftechniken, Atemverfahren, Wassergymnastik, Pilates und vieles andere mehr. Alle diese Techniken können für die Prophylaxe bei Rückenbeschwerden positive Wirkungen – zeigen unter der Voraussetzung, dass die Übungsleiter die entsprechenden Kenntnisse besitzen und in der Lage sind, die Übungen den individuellen Erfordernissen der Kursteilnehmer anzupassen.

Eine empfehlenswerte Technik zur Prophylaxe und Behandlung funktioneller Rückenschmerzen ist das Pilates-Training. Pilates entwickelte dieses Training, das viele bekannte Elemente anderer Techniken enthält, aus dem Bedürfnis, eigene körperliche Beschwerden zu lindern und Überlastung vorzubeugen.

Gut angeleitetes Pilates-Training verbindet mehrere Vorzüge:

- Durch die Langsamkeit und Achtsamkeit der Bewegungsführung differenziert und trainiert es die körperliche Selbstwahrnehmung der Teilnehmer.
- Die Übungen beziehen den gesamten Körper mit ein.
- Das regelmäßige bilaterale Training verbessert die Körperkoordination.
- Die spezielle Atemführung fördert die Rumpfstabilisierung über die Bauchmuskulatur.
- Über die eingesetzten Hebel werden die körperliche Kraft gesteigert und die Stabilisierungskoordination trainiert.

Bewegungstherapie mit dem Crosstrainer

3.1
Patientenmotivierung

Mehr Bewegung und die Steigerung der persönlichen Fitness sind mittlerweile weit verbreitete Bedürfnisse in unserer bewegungsverarmten Welt. Das kommerzielle Angebot zur Befriedigung dieser Bedürfnisse hat sich zu einem eigenen Wirtschaftszweig entwickelt und verstärkt seinerseits das Fitnessbewusstsein.

Unabhängig von allen Modetrends stellen vielseitige Bewegung und körperliche Aktivierung die beste Vorbeugungsmaßnahme und die effektivste (un)spezifische Therapie bei Rücken- und Nackenbeschwerden dar. In welchem Kontext auch immer – wir sehen uns vor die Herausforderung gestellt, für unsere Patienten angemessene Bewegungsangebote zu entwickeln. Zwei Faktoren entscheiden über die Qualität unseres Angebots: Erstens muss die angeleitete Bewegung therapeutisch wie prophylaktisch effektiv sein. Zweitens sollte die Übung für den Patienten einen hohen Motivationsreiz besitzen, sodass die regelmäßige Durchführung wahrscheinlicher wird.

Mahnende Drohungen bezüglich negativer gesundheitlicher Folgen der Bewegungsarmut sind wenig wirksam. Mehr Erfolg verspricht eine Vorgehensweise, die bereits bestehende Bewegungsmotivationen aufgreift und für physiotherapeutische Zwecke nutzt.

Der Wunsch nach mehr Fitness, einer schlanken Figur, straffem Gewebe und einer allgemein gesteigerten Attraktivität motiviert viele Menschen, sich mehr zu bewegen. Von dieser Motivation profitieren z.B. Fitnesszentren, Veranstalter von Wanderreisen, Sportvereine und organisierte Lauftreffs. Wo und wie können wir vergleichsweise zwanglos und stimmig die Bewegungsaktivierung, die für einen beschwerdefreien Rücken so notwendig ist, in die Lebensführung unserer Patienten integrieren?

Zu den am weitesten verbreiteten Fitnessgeräten gehört der Crosstrainer. Das englische Wort »cross« für »kreuzen« oder »überkreuzen« kennzeichnet die spezifische Eigenschaft dieses Gerätes. Im Wechsel werden über Kreuz die rechte Standplatte und die linke Griffstange und umgekehrt die linke Standplatte und die rechte Griffstange durch die Übenden aktiv jeweils nach vorne und hinten verschoben. Das entspricht dem physiologischen Bewegungsablauf beim Gehen und Laufen. Da sich die Standplatten in der abgeflachten Kurve einer Ellipse bewegen, werden in dieser Bewegungskomponente physiologisch relativ normale Bewegungsabläufe wie beim Gehen oder Joggen nachvollzogen.

Stimmen Sie Ihr Übungsangebot auf den Wunsch Ihrer Patienten nach Fitness, Wohlbefinden und gutem Aussehen ab.

Der Vorteil eines Trainings mit dem Crosstrainer liegt in der Unabhängigkeit von Tageszeit und Wetterbedingungen. Gerade im Winter liegt die Freizeit berufstätiger Menschen in der dunklen Tageshälfte. Aktivitäten im Freien sind damit erschwert. Auf dem häuslichen Crosstrainer können sie immer dann trainieren, wenn sie Zeit und Lust haben.

Bei der üblichen Anwendung eines Crosstrainers liegt der Fokus der Nutzung meist auf dem Ausdauer- und dem Kreislauftraining. Displays geben Auskunft über die Kreislaufbelastung, den Energieverbrauch und die Daten zur persönlichen Fitness.

Die Bewegungsabläufe in Armen, Beinen und der Rumpfmuskulatur finden oft erst dann besondere Beachtung, wenn im Kontext des Trainings Beschwerden auftreten oder durch das Gerät Bewegungseinschränkungen bzw. eine deutliche Seitendifferenz in den Abläufen sichtbar werden. Das Training mit einem Crosstrainer umfasst eine Vielfalt komplexer Bewegungsabläufe, die den Rücken gerade durch ihre Vielfältigkeit entlasten, ihn beweglicher machen und ihn gleichzeitig stabilisieren (siehe Kapitel C_1.3). Die Bewegungsabläufe auf einem Ellipsen-Crosstrainer aktivieren die Schulter-, Arm-, Rücken-, Rumpf- und Beinmuskulatur. Dadurch kann man im Alltag verfestigte einseitige Haltungsmuster ausgleichen. Die Kraftentfaltung erfolgt mehr über große funktionelle Einheiten in der Diagonale von Armen und Beinen als isoliert in einzelnen Körperabschnitten. Lokale Muskelkontrakturen, die eine immer wiederkehrende Haltung im Arbeitsalltag unterstützen, können sich auflösen. Der Rücken wird als Funktionseinheit insgesamt entlastet. Diese Entlastung unterstützt interessanterweise direkt die sogenannte Rückenkräftigung.

Wir berichteten bereits über persönliche Mitteilungen von Ärzten, die in der ehemaligen DDR Spitzenathleten betreuten. Nach ihrer Auskunft können Rückenmuskeln unter normalen Trainingsbedingungen nicht in relevantem Maße objektiv auftrainiert werden. Der Kraftzuwachs und die höhere Belastbarkeit der rückenzentrierten Trainingsprogramme erklären sich vielmehr aus der segmental und suprasegmental verbesserten Koordination und dem damit optimierten Zusammenspiel von Muskelketten. Das Crosstrainer-Training wird den Rücken deshalb gleichzeitig entlasten und funktionell kräftigen.

Wenden wir uns nun der Praxis zu.

Die optimale Voraussetzung für ein erfolgreiches Training in unserem Sinne ist sicher ein Trainingsgerät mit guter Standstabilität und elliptisch laufenden Fußrastern.

Wir haben unsere Erfahrungen mit einem Ellipsentrainer gesammelt. Es gibt gut geeignete Geräte von unterschiedlichen Anbietern. Wir möchten darauf hinweisen, dass die baulichen Unterschiede der Geräte kleinere kreative Anpassungen der von uns vorgeschlagenen Trainingsabläufe notwendig machen können.

Eine Voraussetzung für die Übungsanleitung sollte selbstverständlich sein: Wir müssen uns mit den einzelnen Trainingsprogrammen praktisch vertraut gemacht haben, bevor wir das Training unserer Patienten aktiv anleiten.

3.2
Befunderhebung in der Ausgangssituation

Vor der Beratung und therapeutischen Anleitung steht wie immer die Analyse.

Zu Beginn beobachten wir unsere Patienten einige Minuten lang bei mittlerer Belastung und einer Trittfrequenz von ca. 40–50 Schritten pro Minute. Wir lassen den Gesamteindruck vom Bewegungsablauf auf uns wirken, beachten eventuelle einseitige Gewichts- und Kraftverlagerungen, die Symmetrie des Armeinsatzes und der Rumpfrotation.

Da wie immer unsere Patienten bekleidet sind, betreuen empfehlen wir in der Anleitungsphase der Crosstrainer-Übungen eine eng anliegende Oberbekleidung, die die Bewegungsabläufe wenig kaschiert.

Wie entfaltet sich die Rotation in der BWS? Ist die ganze BWS in die Rotationsbewegung gleichmäßig einbezogen? Sehen wir eine segmentale Hypermobilität oder Bewegungshemmungen? Zeigen sich Ausweichbewegungen?

Wenn Ihnen einzelne Komponenten auffallen, Sie diese aber im komplexen Ablauf der Bewegungen auf dem Trainingsgerät nicht klar analysieren können, empfehlen wir das Zwischenschalten einer eher statischen

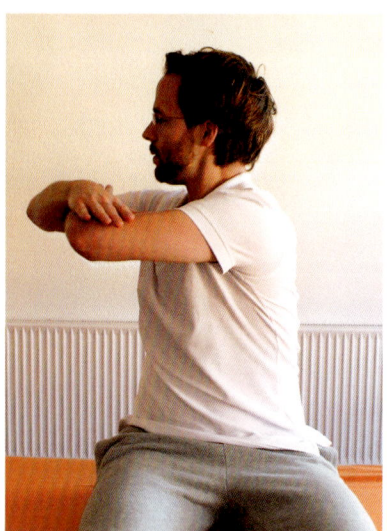

Abb. 290_Freie Rechtsrotation in der Achse

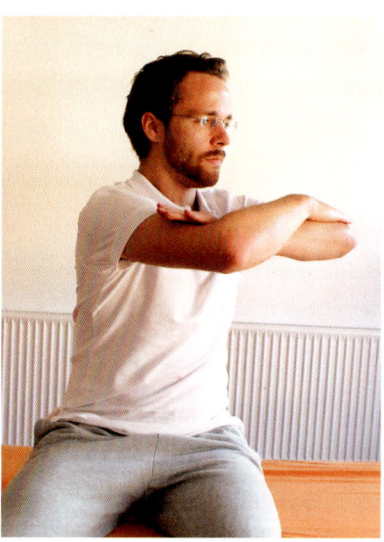

Abb. 291_Eingeschränkte Linksrotation mit Translation aus der Achse

Untersuchungssequenz im Stehen und Sitzen (Abb. 290, Abb. 291).

Am Beispiel unseres Modells können wir sehen, wie die Linksrotation im Sitzen – nicht auf dem Crosstrainer – im Vergleich zur Rechtsrotation eingeschränkt erscheint. Gleichzeitig fällt eine translatorische Abweichung aus der Mittelachse auf. Die Vorzugsrichtung des Patienten lässt sich leicht erfragen. Bei unklaren Befunden kann die Untersuchung bei weitgehend entkleidetem Oberkörper des Patienten wiederholt werden.

Welchen Eindruck haben wir von der Integration des Schultergürtels in die Gesamtbewegung, von der Symmetrie des Armeinsatzes oder von der Abstimmung von Arm- und Beinbewegungen? Wirken die Hüften frei beweglich? Finden sich Unterschiede in der Kniestreckung oder der Dorsalextension im OSG? Sind die Bewegungsübergänge insgesamt fließend?

Die Bewegungsabläufe befunden wir anschließend noch einmal im Seitenvergleich unter sehr langsamer Bewegung, einmal mit geringem und dann mit größerem Widerstand. Oft werden erst bei unterschiedlich intensivem Krafteinsatz bei geringer und hoher Belastung und bei langsamer Schrittfrequenz Bewegungsunterschiede und Einschränkungen in den Abläufen sichtbar.

Ein weiterer Aspekt ist für die Übungsanleitung wichtig. Während der langsamen Bewegungsabläufe fällt es leichter, die Armmuskulatur ganz bewusst kräftiger als die Beine für die Bewegung des Gerätes einzusetzen oder umgekehrt die Beine oder den Rumpf stärker als die Arme. Bei langsamer Schrittgeschwindigkeit zeigt sich häufig ein anderes Schritt-/Laufbild vonseiten des Rumpfes und der Beine als bei höheren Geschwindigkeiten. Unsicherheiten und Koordinationsprobleme werden bei langsamem Tempo oft deutlicher als bei höherer Geschwindigkeit. Die Trägheit der Masse hilft bei höherer Bewegungsgeschwindigkeit über Unsicherheiten im Bewegungsablauf hinweg.

In einem dritten Durchgang lassen wir unsere Patienten die Abläufe noch einmal in einem deutlich höheren Schritttempo wiederholen. Dabei werden sie in der Regel mehr die Kraft der Beine einsetzen. Im Seitenvergleich können wir wieder den Arm- und Beineinsatz rechts und links im Wechsel sowie den Rumpf im Bewegungsrhythmus betrachten. Wirken die Bewegungsabläufe bei höherem Schritttempo nach der Befundung und den Hinweisen für den Patienten im langsamen Ablauf jetzt harmonischer und flüssiger als zu Beginn? Wenn ja, wie lassen sich die Unterschiede gegenüber den langsamen Abläufen beschreiben? Tauchen nach einigen Minuten Training unter höherer Last und Geschwindigkeit neue oder alte Bewegungsasymmetrien auf, die auf eine reduzierte Ausdauerbelastbarkeit hinweisen könnten?

3.3
Vor den Übungen auf dem Crosstrainer

In den folgenden Praxissequenzen (Kapitel C_3.4 bis C_3.7) werden wir die spontanen Bewegungsabläufe auf dem Crosstrainer zu Übungszwecken spezifisch abändern und sie in einigen Einzelaspekten betonen und überzeichnen. Vor jeder Übungssequenz gilt es zuerst herauszufinden, welcher Bewegungsablauf unserem Patienten jeweils am angenehmsten ist. Mit diesem Bewegungsablauf beginnen wir.

Die Bewegungsabläufe bei den Einzelbehandlungen sind bei aller Ähnlichkeit nicht gleichzusetzen mit den Bewegungsfolgen des Trainings auf dem Crosstrainer. Die Standsicherheit ist auf dem Crosstrainer gegenüber dem Laufen auf festem Boden reduziert. Dadurch wird automatisch eine globale Spannungsbereitschaft induziert. Der externe Arbeitswiderstand variiert. Im Vergleich zur Einzelbehandlung ist das Bewegungstempo relativ hoch. Die Koordination und Körperwahrnehmung des Patienten sind und sollen auf andere Weise gefordert werden als in der Einzelbehandlung.

Bei der Befundung im Bewegungsablauf können sich absolut wie im Seitenvergleich deutliche Auffälligkeiten hinsichtlich der Beweglichkeit und des Krafteinsatzes ergeben. Es kommt vor, dass der Patient diese Unterschiede zunächst kaum oder gar nicht wahrnimmt. Für diesen Fall empfehlen wir, Ihrem Patienten noch einmal im Stehen, ohne den Crosstrainer, die Seitendifferenzen bewusst zu machen. Anschließend tun wir dies bei sehr niedriger Schrittfrequenz in langsamen Abläufen noch einmal auf dem Crosstrainer.

So können wir mit unserem Patienten in aller Ruhe mit und ohne die Koordinationsanforderung des Crosstrainers z.B. die bessere Wahrnehmung einer Rotationseinschränkung in der BWS erarbeiten. Die genaue Umsetzung der einzelnen Anleitungen ist in den anderen Kapiteln des Praxisteils beschrieben. Für die BWS wären es die Kapitel B_8.3. Wie immer leiten wir unseren Patienten an, die therapeutisch wirksame Rotationsbewegung in die für ihn freie Richtung zu betonen. Danach kann er gelassen die Gegenbewegung in ihren neuen Freiheitsgraden einüben.

Wenn es um die sternosymphysale Belastungshaltung und ihre Folgen geht, hat sich das initiale Üben der Isotonie mit dem Thera-Band (Kapitel B_2.7) bewährt. Der Patient lernt dabei die Bewegungsabläufe unter konzentrischer und exzentrischer Aktivierung kennen. Danach wird es ihm leichter fallen, die notwendigen Bewegungsmuster auf dem Crosstrainer umzusetzen und dort zu üben.

3.4
Propriozeptionstraining

Einschränkungen in der Abstimmung myofaszialer Funktionsketten sind an der Entstehung einer Vielzahl von Beschwerden des Bewegungsapparates beteiligt. Die mehrfach angesprochene allgemeine Bewegungsverarmung oder sehr einseitige Bewegung schränken langfristig unser Bewegungsspektrum ein. Beides ist meist begleitet von einer Reduktion der körperlichen Selbstwahrnehmung, der Propriozeption. Nicht nur Patienten mit neurologischen Erkrankungen leiden unter Defiziten wie Gangunsicherheit und propriozeptivem Schwindel. Viele Menschen, die subjektiv noch keine besondere Einschränkung wahrnehmen, da sie sich langsam an die Situation gewöhnt haben, weisen bei Kontrolle unterschiedlich stark ausgeprägte Veränderungen in der Symmetrie und Sicherheit des Gangbildes auf. In der Physiotherapie und Ergotherapie kennen wir viele Techniken zur Stimulation der Propriozeption.

Der Crosstrainer bietet für den betroffenen Personenkreis eine einfache und wirkungsvolle Trainingsmöglichkeit. Da die Bewegungsanforderung für manche Patienten unerwartet anspruchsvoll ist, schlagen wir ein stufenweises Vorgehen vor.

Im ersten Schritt soll unser Patient den Crosstrainer wie üblich nutzen, bis er muskulär gut aufgewärmt ist.

Danach bitten wir ihn, die Griffstangen loszulassen und sein Gleichgewicht nur mit den auf dem Quergriff liegenden Fingern zu sichern (Abb. 292).

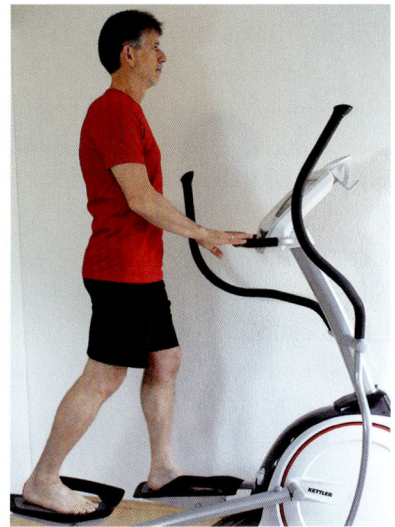

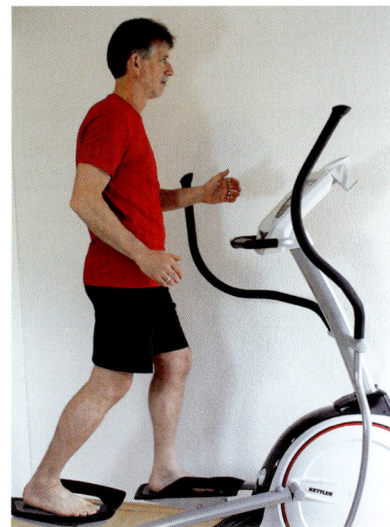

Abb. 292_Laufen mit Fingerkontakt am Griff

Abb. 293_Laufen freihändig

Wenn er sich beim Laufen auf den Trittflächen sicher fühlt, kann er als Letztes die Hände lösen und langsam in ein Gang- bzw. Laufmuster übergehen, das dem üblichen Walken nahekommt. Eine Steigerung der Schwierigkeit wäre das Imitieren der Abläufe beim Joggen, bei denen der Rumpf noch markanter in der Vertikalen auf und ab bewegt wird (Abb. 293).

Für die folgenden Übungen haben wir 30-Minuten-Programme entworfen. Selbstverständlich können die Einheiten auch verkürzt werden.

3.5
Rumpf-Bein-Training

Die Bedeutung der sternosymphysalen Belastung und der Th12-Kette für die Entstehung von Rückenschmerzen haben wir mehrfach angesprochen. Zur Th12-Kette gehören auch Rumpf- und Beinmuskeln. Beim üblichen Training auf dem Crosstrainer werden diese Muskeln automatisch mittrainiert. Allerdings können wir im Training einige spezifische Differenzierungen hinsichtlich der Rumpf- und Beinmuskulatur vornehmen, die noch gezielter der Prophylaxe von Rückenschmerzen dienen als das Standardkreislauf- und -fitnesstraining.

Bevor wir mit der Trainingseinheit beginnen, lohnt es sich, die unterschiedlichen Bewegungsabläufe wieder zunächst sehr langsam gegen einen deutlichen Gerätewiderstand bewusst erleben zu lassen. Wir beginnen mit dem üblichen Ablauf, bei dem wir dank dem »Zeitlupentempo« des Patienten die einzelnen Komponenten betrachten können.

Die spontane Körperhaltung unserer Patienten zeigt ein großes Spektrum an Beckenkippungen: vom Hohlkreuz über eine relative Neutralstellung und einen Flachrücken bis zur leichten Kyphosierungshaltung der LWS. Alle Varianten wirken sich auf die Becken- und Rückenstatik und den Krafteinsatz aller beteiligten Muskeln aus.

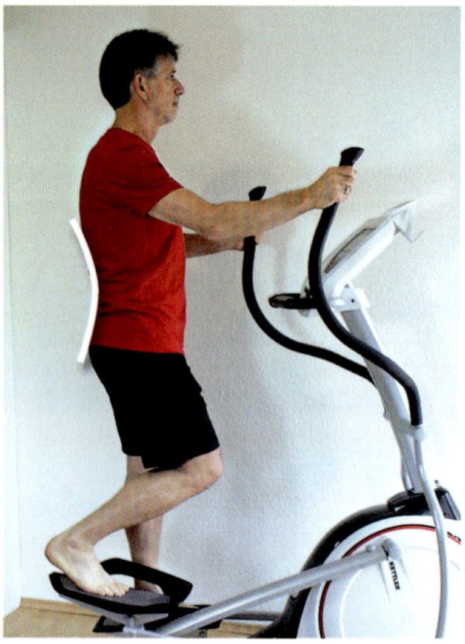

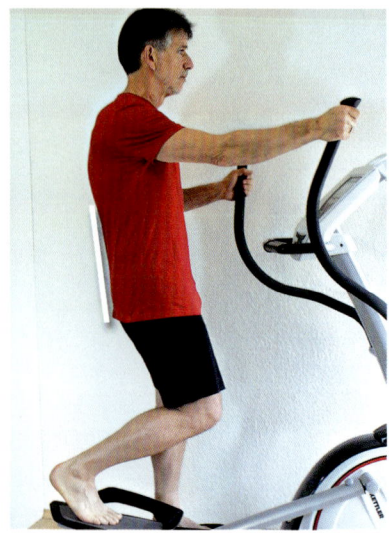

Abb. 294_Training mit lordosierter LWS

Den ersten Übungsabschnitt führen wir mit einer deutlichen Lordosierung der Lendenwirbelsäule und einer Beckenkippung nach vorne (ventral) durch (Abb. 294). Wie verändert sich dadurch der Bewegungsablauf aus der Sicht des Trainierenden und aus der Sicht des Beobachters? Wir fragen unseren Patienten, ob sich die Lordosierung im Bewegungsablauf gut oder vertraut anfühlt. Welche Muskelpartien werden besonders aktiviert? Werden für den Patienten die Bewegungsabläufe durch die Lordosierung leichter und müheloser oder schwieriger als in der Spontanposition?

Nach der Rückkehr in die Ausgangslage und einigen Schrittfolgen in unserer Spontanhaltung erproben wir die Gegenbewegung mit ihren funktionellen Folgen. Der Patient soll sich jetzt mit einer bewusst aufgerichteten, wenn möglich sogar leicht kyphosierten Lendenwirbelsäule bewegen. Das Becken erscheint dabei relativ nach hinten (dorsal) gekippt (Abb. 295). Welche Position zieht unser Patient vor – die Lordose oder die Kyphose der Lendenwirbelsäule? In welcher Beckenhaltung fällt ihm das Training am leichtesten?

Beide Haltungen können im Wechsel beübt werden, wobei wir immer mit der Vorzugshaltung beginnen.

Abb. 295_Training mit steilgestellter bzw. kyphosierter LWS

Im nächsten Trainingsabschnitt geht es darum, das Körpergewicht mit abgehobenen Fersen ganz auf die Zehenballen zu verlagern. Dabei steht der Patient so weit hinten auf den Fußplatten wie möglich. Der Körper ist insgesamt nach vorne verlagert. Um das Gleichgewicht zu halten, kann sich der Patient leicht gegen die Griffstangen stützen. Der Crosstrainer wird fast alleine dadurch bewegt, dass die Standflächen im Wechsel mit den Zehenballen nach hinten unten weggedrückt werden, sobald der Scheitelpunkt der Ellipse überschritten ist. Bei dem nach Hinten-unten-Drücken unter Vorderfußbelastung sollte das Knie endgradig gestreckt sein (Abb. 296). Das Training der Wadenmuskulatur und der Fußstreckung aktiviert die gesamte Th12-Kette.

In der vierten Sequenz steht der Patient beim Training beidseitig mit dem gesamten Fuß vorne auf den Standplatten und bewegt den Ellipsentrainer, indem er mit den Füßen die Standplatten im Wechsel nach vorne und unten schiebt (Abb. 297). Mit dieser Bewegungsfolge trainiert man insbesondere den M. rectus femoris. Anschließend bitten wir unseren Patienten nachzuspüren, ob er hierbei seine Rumpf- und Beckenstabilisierung anders koordiniert als im Zehenballenstand. Wieder können beide Abläufe im Wechsel geübt werden, wobei wir mit der Vorzugshaltung beginnen.

Trainingsplan Rumpf- und Beinmuskulatur über 30 Minuten

Aufwärmen	7 Minuten
Training lordosiert	2 Minuten
Training kyphosiert	2 Minuten
Training in Vorzugshaltung (Lordose/Kyphose) oder im Wechsel	2 Minuten
Standardtraining	2 Minuten
Training Vorfußbelastung	3 Minuten
Standardtraining	2 Minuten
Training Fußschieben	3 Minuten
Vorzugshaltung + Vorzugsbeintechnik	2 Minuten
Abkühlen	5 Minuten

3.6
Thoraxentfaltung

Für die Aufrichtung in der Brustwirbelsäule und die Entfaltung der Elastizität und Beweglichkeit des Thorax nutzen wir u.a. die vertiefte Atmung während des Trainings auf dem Ellipsentrainer. Mithilfe des Trainings der Brustkorbentfaltung und der seitendifferenzierten Atmung unterstützen wir die Beweglichkeit der Rippen, die aufrechte Körperhaltung, die Belastbarkeit und die Beweglichkeit der Brustwirbelsäule unserer Patienten. Die aktive Nutzung der Griffhebel in der folgenden Übungssequenz ist fast automatisch mit einer Aktivierung der Schulter-Thorax-Muskulatur und einer Rotationsmobilisation der BWS verbunden.

Die ersten 7 Minuten des Trainings werden zum Aufwärmen und zum Anleiten und Einüben flüssiger Bewegungsabläufe im Rechts-links-Wechsel genutzt.

Im ersten Schritt des spezifischen Brustkorb- und Atemtrainings soll während unveränderter Inanspruchnahme des Crosstrainers der Bauch mög-

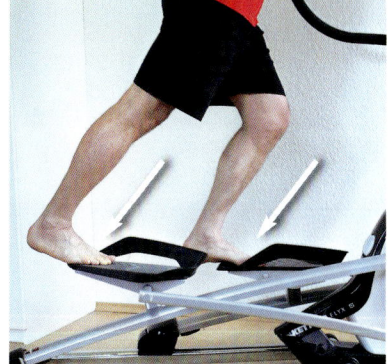

Abb. 296_Training mit Vorderfuß-belastung

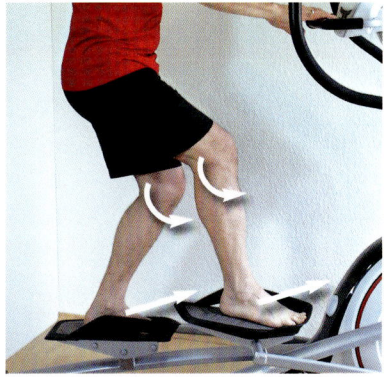

Abb. 297_Training mit betontem Vor-schieben der Füße

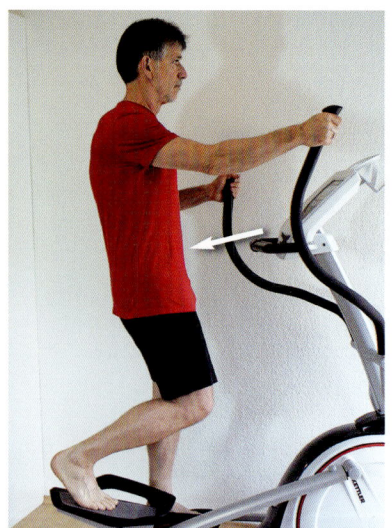

Abb. 298_Training mit eingezogenem Bauch

lichst fest eingezogen werden (Abb. 298). Dadurch ist die Bauchatmung weitgehend eingeschränkt. Für ein ausreichend großes Atemvolumen müssen die Trainierenden auf eine vertiefte Thoraxatmung zurückgreifen. Die rhythmisch wiederkehrende Aufrichtung des Oberkörpers unter der Volumenentfaltung des Thorax führt zu einer Aufrichtung des gesamten Körpers. Damit wirkt die Übung ausgleichend auf eine sternosymphysale Belastung.

Während der nächsten 2 bis 3 Minuten werden wir möglicherweise beobachten können, dass die Herzfrequenz der Patienten sich erhöht. Dabei kann bei den ersten Trainingseinheiten eine relative Atemnot auftreten, die die körperliche Belastbarkeit etwas einschränkt. Nach 3 Minuten Training mit Bauchpresse und vertiefter Thoraxatmung wird das Training 3 Minuten mit normaler Atmung fortgesetzt.

Im zweiten Schritt des Atemtrainings geht es um die Fähigkeit, bewusst seitendifferenziert einzuatmen. Die Brustmuskeln zählen zu den Atemhilfsmuskeln. Die Kontraktion der Mm. pectoralis minor und major unterstützt die Einatmung. Die folgende Übung sollte im Tempo der Schrittfolge auf den Atemrhythmus abgestimmt sein. Wir empfehlen, dass der Patient mit den Schrittfolgen beginnt, wobei er seine Achtsamkeit auf eine Brustkorbhälfte richtet, z.B. auf die rechte Seite.

Während der Patient den rechten Griffhebel im Rhythmus der Abläufe jeweils bei der Einatmung kräftig zu sich herzieht, soll er darauf achten, wie dieses Heranziehen den Brustkorb auf der rechten Seite beeinflusst (Abb. 299). Der Atemrhythmus und der Rhythmus der Schrittfolge werden oft zunächst nicht ganz übereinstimmen. In diesem Fall wartet der Patient ein bis drei Schrittfolgen ab, bis er im Einklang mit dem Atemrhythmus den nächsten betonten Zug am Griffhebel mit gleichzeitiger Brustkorbentfaltung durchführen kann.

Nach 2 Minuten lassen wir die Übung analog auf der linken Seite wiederholen. Danach erkundigen wir uns, welche Seitenaktivierung dem Patienten leichter gefallen bzw. welche Seite ihm angenehmer gewesen ist. Bei deutlichen Seitendifferenzen soll die leichte und die schwierige Seite im Wechsel im Verhältnis 2:1 beübt werden.

Im dritten Schritt erfolgt das Training der bewussten seitendifferenzierten Ausatmung. Hierfür nutzen wir den M. serratus anterior. Umgekehrt wie bei der Einatemübung schiebt man jetzt bei der Ausatemübung ganz bewusst den Griffhebel mit gestrecktem Arm nach vorne. Dabei wird der M. serratus anterior aktiviert. Mit dem Wegschieben wird eine betonte

Ausatmung auf der Seite erleichtert, auf der der Patient den Hebel wegdrückt (Abb. 300). Wieder gilt es die Bewegungsabläufe und den Atem aufeinander abzustimmen. So kann es sein, dass ein Patient nur jede zweite oder dritte Schrittfolge stimmig mit einer betonten Ausatmung begleiten kann.

Nach 2 Minuten lassen wir den Patienten die Übung analog auf der Gegenseite wiederholen und fragen ihn dann, in welcher Richtung sie sich angenehmer, interessanter oder effektiver angefühlt hat.

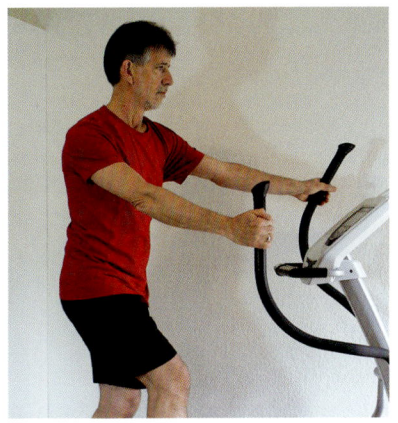

Abb. 299_Aktivierung der Thoraxmuskulatur rechts unter Einatmung

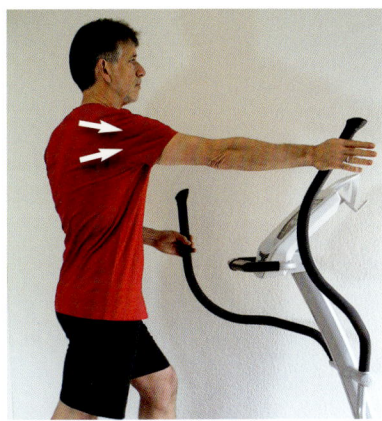

Abb. 300_Aktivierung des M. serratus anterior unter Ausatmung

Danach folgt eine Sequenz von 2 Minuten, in denen der Patient die angenehmste Bewegung in Ein- oder Ausatmung übt.

Nachdem wir das differenzierte Ein- und Ausatmen trainiert haben, lassen wir wieder 3 Minuten lang mit der Bauchpresse trainieren. Nach den ersten Trainingseinheiten können Patienten schon eine deutliche Verbesserung der Entfaltung ihres Brustkorbes im Vergleich zum Beginn der Trainingseinheit spüren.

Trainingsplan Thoraxmobilisierung über 30 Minuten

Aufwärmen	7 Minuten
Bauchpresse	3 Minuten
Standardtraining	2 Minuten
Einatemtraining rechts	2 Minuten
Einatemtraining links	2 Minuten
Ausatemtraining rechts	2 Minuten
Ausatemtraining links	2 Minuten
Bevorzugter Ablauf	2 Minuten
Bauchpresse	3 Minuten
Abkühlen	4 Minuten

3.7
Rumpfstabilisierung

Die Bauchpresse bei gehaltener Einatmung reduziert nach Kapandji (1992) die Belastung der Wirbelsäule beim Heben von Gewichten um bis zu 50 %. Die funktionell ausgewogene Aktivierung der quer verlaufenden und schrägen Bauchmuskeln ist integraler Bestandteil der Stabilisierung unseres Rückens. Neben anderen Autoren beschreibt Hodges (1999) die Bedeutung der Aktivität des M. transversus abdominis im Zusammenhang mit der Entstehung von Kreuzschmerzen (Lower Back Pain). Die regelmäßige Übung auf einem Crosstrainer trägt auch bei den üblichen Abläufen zur Verbesserung der Rumpfstabilisierung bei. Aber auch hier können wir mit relativ einfachen Mitteln das Training noch gezielter ausrichten. Bevor wir Patienten zum Training anleiten, müssen wir uns wie immer selbst einen Eindruck von der Übung verschafft haben.

Zur Wahrnehmung möglicher Seitendifferenzen beginnt der Patient mit einer langsamen Trainingsphase. Wir differenzieren dabei die Seitenunterschiede unter veränderten Ausgangsbedingungen. Wie bei den anderen Programmen nutzen wir für die Befundung vor allem langsame Bewegungen gegen hohen Widerstand.

Im ersten Übungsschritt hält der Patient nur den Griffhebel der rechten Seite. Wir achten darauf, ob der Stand des Patienten mit einhändigem Kontakt an der Griffstange stabil wirkt. Er soll uns mitteilen, wie sicher sich Rumpf und Wirbelsäule anfühlen, wenn er unter Einatmung mit Bauchpresse den Griff zu sich herzieht (Abb. 301). Bei diesem Heranziehen darf der Patient den Rumpf rotieren.

Danach lassen wir ihn vergleichen, wie es sich anfühlt, wenn er den gleichen Vorgang links wiederholt. Sind die Abläufe auf beiden Seiten gleich flüssig, gleich sicher, von gleicher Bewegungsamplitude?

Im zweiten Schritt wiederholt der Patient das einseitige Heranziehen des Griffhebels unter der Ausatmung erst rechts, dann links. Ändern sich der Bewegungsfluss,

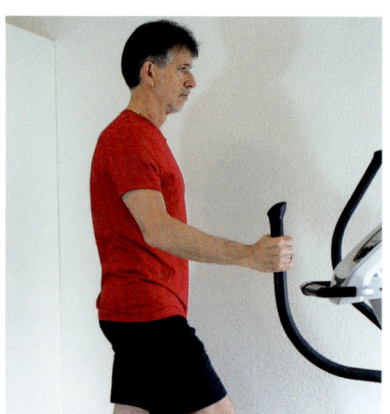

Abb. 301_Heranziehen des Griffhebels rechts unter Einatmung

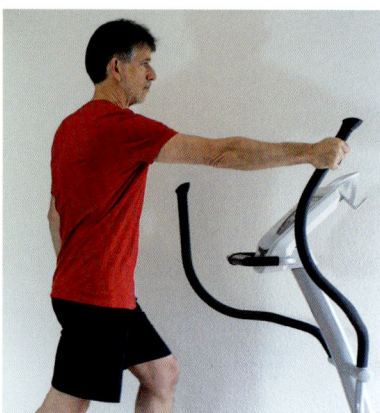

Abb. 302_Wegschieben des Griffhebels unter Ausatmung

die Standsicherheit, das Bewegungsausmaß oder die Vorzugsseite im Vergleich zum ersten Trainingsschritt? Eine Bevorzugung des Heranziehens rechts oder links und Unterschiede bei Ein- oder Ausatmung merken wir uns als besonderen Befund.

In Schritt drei lassen wir den Patienten prüfen, wie es sich anfühlt, wenn er nur mit der rechten Hand den Griffhebel mit der Ausatmung unter gehaltener Bauchpresse und Rumpfrotation kräftig nach vorne schiebt (Abb. 302). Welche Unterschiede zeigen sich, wenn er den Vorgang auf der linken Seite wiederholt? Deckt sich die Selbstwahrnehmung des Patienten mit dem visuellen Befund?

Zum Abschluss schiebt der Patient im vierten Prüfschritt mit der Einatmung unter Bauchpresse den Griffhebel einhändig rechts nach vorne und stellt fest, wie gut er den Stand sichern und die Rumpfrotation durchführen kann. Wieder werden rechts und links miteinander verglichen.

Wir arbeiten wie immer nach den ressourcenorientierten Behandlungsprinzipien. Darum soll der Patient in die für ihn angenehme und freie Richtung beginnen. Nach vier bis sechs Abläufen in die Vorzugsrichtung soll er vorsichtig zwei bis vier Abläufe in die weniger bevorzugte Richtung ausprobieren. Nach einer Zwischenphase unter der üblichen Inanspruchnahme aller vier Extremitäten soll der Patient wieder den Ablauf mit Betonung der Vorzugsrichtung durchführen und anschließend noch einmal die weniger angenehme Richtung erproben. Diese Bewegungsfolgen üben wir jeweils etwa 3 Minuten lang.

Nach einer neutralen Trainingsphase übt der Patient den zweitbesten, den drittbesten und den schwierigsten Bewegungsablauf, um schließlich das Programm mit der Bewegungsübung zu beenden, die ihm insgesamt am angenehmsten war. Wer keine Präferenz bei den einzelnen Abschnitten benennen kann, übt sie in der hier vorgeschlagenen Reihenfolge.

Das Trainingsprogramm muss je nach den Befunden verändert und variiert werden. Wir können z.B. bei Vorliegen einer sehr deutlichen Einschränkung den damit verbundenen Übungen durch mehrfache Wiederholungen mehr Raum geben.

Das Genießen der eigenen fließenden Bewegungen, der körperlichen Aktivität und die weiteren positiven Aspekte des Trainings sollen stets im Vordergrund stehen. Für die Patienten ist es motivierend zu spüren, wie gut sie sich durch regelmäßiges Training fühlen.

Trainingsplan Rumpfstabilisierung über 30 Minuten

Aufwärmen	7 Minuten
Heranziehen mit Einatmung	3 Minuten
Standardtraining	2 Minuten
Heranziehen mit Ausatmung	3 Minuten
Standardtraining	2 Minuten
Wegschieben mit Ausatmung	3 Minuten
Standardtraining	2 Minuten
Wegschieben mit Einatmung	3 Minuten
Abkühlen	5 Minuten

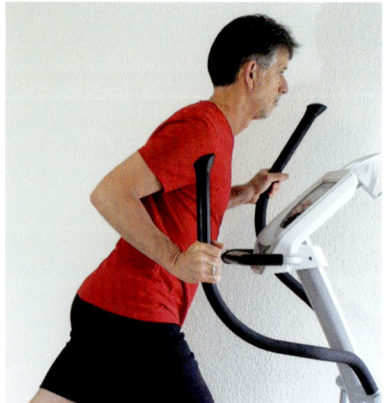

Abb. 303_Ausgangshaltung mit vorgebeugtem Oberkörper

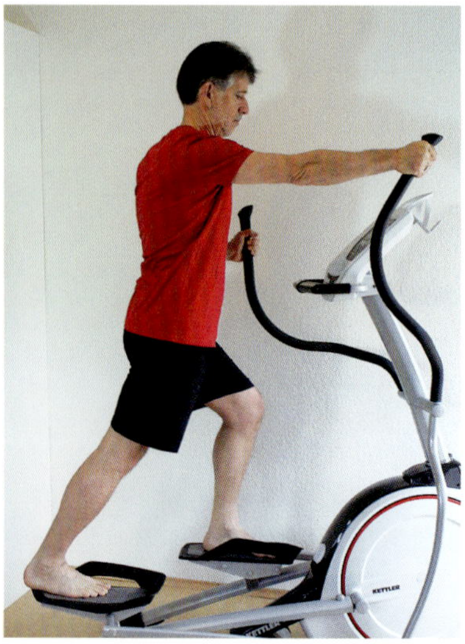

Abb. 304_Armarbeit mit aktivierten Mm. pectorales und M. serratus anterior (Linie = Gleichgewichtsachse)

3.8
Arbeit mit den Mm. pectorales und dem M. serratus anterior

Bei Patienten mit einer sternosymphysalen Belastung sollten wir vorrangig an die Behandlung der Mm. pectorales und des M. serratus anterior denken. Dadurch werden die entspannte Aufrichtung des Körpers und eine funktionsgerechte Stellung der Schultern erleichtert. Für eine ausgeglichene Muskelfunktion braucht man wechselweise die Kontraktion und den Spannungsaufbau sowie die Dekontraktion und das Längerwerden der Muskeln.

a) Training vorgebeugt mit angewinkelten Armen

Unser Patient steht möglichst weit hinten auf den Trittflächen des Crosstrainers. Sein Oberkörper ist leicht nach vorne gebeugt. Er umgreift die Griffstangen so weit unten, wie es ihm entspannt möglich ist, und lehnt sich dabei etwas nach vorne (Abb. 303). Die Ellbogen sind leicht angewinkelt. In dieser Haltung schiebt der Patient die Griffstangen im Seitenwechsel von sich weg und zieht sie dann wieder zu sich hin (Abb. 304). Um sich in dieser Haltung zu stabilisieren, wird der Patient während des gesamten Ablaufs die Mm. pectorales und den M. serratus anterior aktivieren. Seine Schultern hält der Patient dabei so gut wie möglich in der Ausgangsposition fixiert. Er bewegt sie also nicht im Bewegungsrhythmus nach ventral und dorsal.

b) Training aufgerichtet mit gestreckten Armen

Der zweite Übungsteil soll das Längerwerden, die Dekontraktion der Mm. pectorales unterstützen. Die Abläufe differenziert einzusetzen bedarf einiger Anleitung und Übung. Beginnen Sie unbedingt mit sehr langsamen Bewegungsabläufen.

Der Patient steht aufrecht auf dem Crosstrainer. Seine geöffneten Handflächen liegen an den Griffstangen an, die Arme sind ausgestreckt. Wir achten darauf, dass ein Faustschluss um die Stangen vermieden wird.

Aus den Schultern heraus soll der Patient jetzt im Schrittwechsel mit gestreckten Armen erst eine, dann die andere Griffstange nach vorne (Abb. 305) schieben. Die Rückbewegung der Griffstange erfolgt bei weiter gestreckten Armen passiv über die Mechanik des Gerätes.

Wir achten darauf, dass bei dieser Übung überwiegend der M. serratus anterior erst der einen Seite, dann der anderen Seite die Schubarbeit übernimmt. Die Übung kann durch die Beinarbeit unterstützt werden, indem der Patient mit den Beinen die Bewegung des Gerätes etwas bremst. Dadurch wird die Kraftanforderung an den M. serratus anterior deutlicher. Zu Beginn sollte der Patient sich nur auf den Bewegungsablauf auf einer Seite konzentrieren und die Übung dementsprechend nur mit einem Arm durchführen. Um den optimalen Krafteinsatz zu finden, legt der Therapeut oder der Patient selbst eine Hand auf die M. pectorales der aktiven Seite. Bei optimalem Krafteinsatz bleiben die Mm. pectorales sowohl bei der Bewegung der Schulter nach ventral wie nach dorsal weitgehend entspannt. So bahnen wir reziprok neurophysiologisch die Dekontraktion der Mm. pectorales über die antagonistische Aktivierung des M. serratus anterior.

c) Ziehen mit gestreckten Armen und Rumpfrotation

Das Anbahnen einer Dekontraktion des M. serratus anterior stellt noch höhere Anforderungen an die Körperwahrnehmung und Körperkoordination. Bei diesem Übungsteil soll unser Patient sehr aufrecht, fast ein wenig nach hinten gelehnt stehen. Mit den Handflächen, beziehungsweise der Palmarseite der Fingergrundglieder hängt er sich ohne Faustschluss an die Griffstangen. Die Arme sind im Ellbogen gestreckt, die Schultern sollten möglichst nicht hochgezogen sein. Nun stellen wir dem Patienten die Aufgabe, mithilfe der M. trapezii, der M. rhomboidei und der Thorax- bzw. Rumpfrotation im Wechsel erst die eine Schulter, danach die andere Schulter nach dorsal (Abb. 306) zu ziehen.

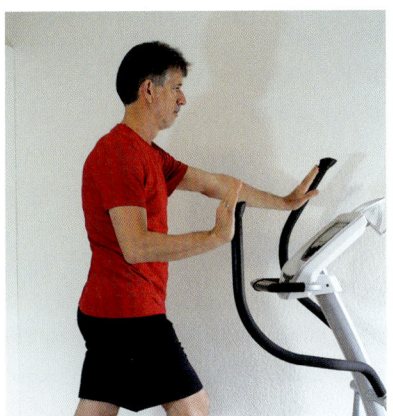

Abb. 305_Handanlage bei ausgestreckten Armen

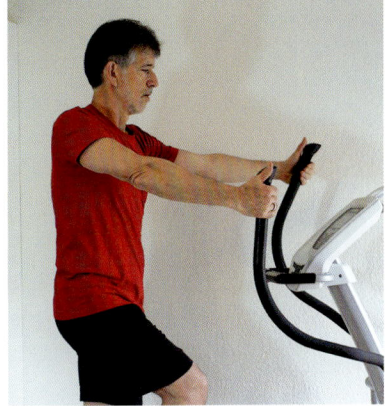

Abb. 306_Rechts heranziehen – links lang werden lassen

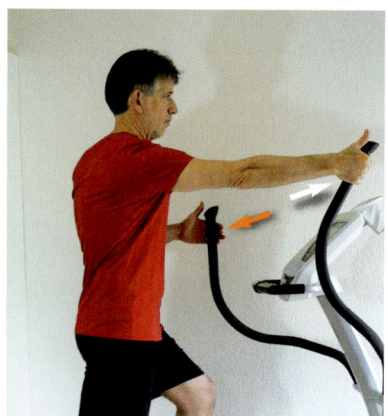

Abb. 307_ Links aktiv ziehen (oranger Pfeil) – rechts passiv lang werden lassen (weißer Pfeil)

Unter der Gegenbewegung der Griffstangen wird die jeweils nicht aktive Schulter nach ventral gezogen (Abb. 307). Im Wechsel von Ventral- und Dorsalgleiten des Schulterblattes kann man spannungsarm und vorwiegend passiv die Kontraktions- und Dekontraktionsbewegungen für den M. serratus anterior bahnen und üben.

Sollte dieser Ablauf für unseren Patienten schwer umzusetzen sein, können wir alternativ eine abgestufte Vorgehensweise wählen. Zunächst bitten wir den Patienten, den Crosstrainer überwiegend mit der Kraft der Beine zu bewegen. Dafür brauchen wir eine sehr langsame Schrittfrequenz mit genügend hohem Arbeitswiderstand. Nur so kann der Krafteinsatz an Armen und Beinen differenziert wahrgenommen werden.

Die Ausgangshaltung auf dem Crosstrainer ist unverändert. Der Fokus des Patienten liegt jetzt nicht mehr darauf, mithilfe seiner Rückenmuskulatur die Schulter nach dorsal zu ziehen. Er konzentriert sich anfangs darauf, den Crosstrainer nur mit den Beinen zu bewegen. Die ausgestreckten Arme mit den offen an die Griffstangen angelegten Händen begleiten die Bewegungen der Griffstangen passiv.

Wenn dieser Bewegungsablauf so sicher abgespeichert ist, dass er kaum mehr Aufmerksamkeit in Anspruch nimmt, beginnt die Einführung in den zweiten Teil der Übung.

Analog zur Thera-Band-Behandlung des M. serratus anterior geht es darum, dass die gestreckten Arme im Rechts-links-Wechsel durch die Griffstangen isotonisch nach ventral gezogen werden. Darum bitten wir unseren Patienten, jeweils an dem Griff, der nach vorne gezogen wird, die Vorwärtsbewegung mit der offenen Handfläche leicht abzubremsen. Diese isotonisch-exzentrische Entlastung des M. serratus anterior ist der wichtigste Beitrag des Trainingsprogramms zur Dekontraktion des M. serratus anterior. Den Fokus auf das federleichte Abbremsen der Griffstange gerichtet, kann der Patient dem Ventral-dorsal-Gleiten des Schulterblattes auf dem Thorax nachspüren. Dabei ist ein langsames Tempo maßgeblich für den Erfolg der Übung.

Mit genügend Übung und Koordinationstraining können wir das Übungsprogramm schließlich in der Eingangsversion durchführen lassen. Dabei soll der Patient im Seitenwechsel ganz bewusst und betont die nach dorsal gerichtete exzentrische und konzentrische Muskelarbeit üben.

Ob in der letzten Phase vor dem Abklingen das Training unter Rumpfrotation oder in Aufrichtung wiederholt wird, hängt davon ab, welcher Trainingsabschnitt vom Patienten als besonders produktiv erlebt wird.

Trainingsplan Brustmuskulatur über 30 Minuten

Aufwärmen	7 Minuten
Training vorgebeugt	3 Minuten
Standardtraining	2 Minuten
Training aufgerichtet	3 Minuten
Standardtraining	2 Minuten
Training Rumpfrotation	3 Minuten
Standardtraining	2 Minuten
Training aufgerichtet	3 Minuten
(Alternativ: Training Rumpfrotation)	3 Minuten)
Abkühlen	5 Minuten

Richtlinien und Techniken

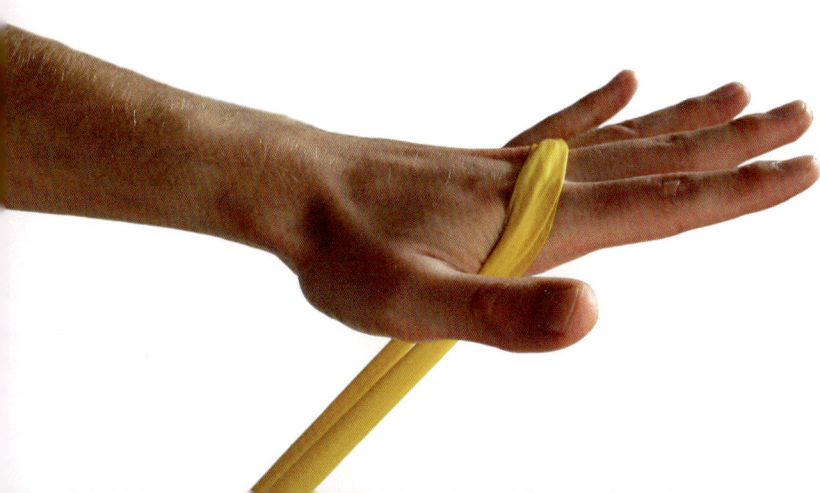

Die ressourcenorientierten Behandlungsprinzipien

1.1
Tue wenig (präzise Reizsetzung), lass viel geschehen (Reaktionszeit lassen)

Dieses Prinzip beinhaltet drei Elemente:

Einfachheit: Die Behandlung erfolgt in überschaubaren, für den Patienten nachvollziehbaren Schritten.

Timing: Dem Patienten wird genug Zeit gelassen, die Abläufe des therapeutischen Angebots in Ruhe zu realisieren, sie zu verarbeiten und zu beantworten.

Dosis: Die Informationsmenge ist abgestimmt auf den Patienten.

Hinter dem ersten Behandlungsprinzip steht die Herausforderung, in der Behandlung einfach und klar zu bleiben. Dem Patienten ist nicht mit einer Überfülle von Informationen gedient. Wenn wir davon ausgehen, dass die Voraussetzung für eine gelungene Therapie eine erfolgreiche Kommunikation ist, ist es sinnvoll, dem Patienten in einer Behandlungssitzung nur eine begrenzte Anzahl von Informationen anzubieten.

Fast jeder von uns war schon einmal beim Arzt oder kennt manuelle Behandlungen aus eigener Erfahrung. Der Arzt bzw. der Physiotherapeut erklärt sehr gründlich und genau die Diagnose, den Therapieplan etc. Wenn wir krank sind, geht es uns in der Regel auch mental nicht sehr gut, und wir werden uns höchstens die Hälfte der angebotenen Informationen und Erklärungen merken können.

Das Gleiche gilt für die Übungen, die wir unseren Patienten zeigen. In der Regel können sich Patienten eine Übung merken und korrekt wiedergeben. Zeigt man ihnen eine weitere Übung, kreieren Sie neue Übungen, die mit den gezeigten in der Regel nicht mehr viel zu tun haben.

Je komplizierter eine Technik oder eine Übung ist, desto höher ist die mit ihr verbundene Informationsmenge. Das bedeutet, dass die therapeutischen Informationen, die wir dem Patienten anbieten, klar und einfach gehalten sein sollten. Je präziser – vermeintlich einfacher – die Information oder die Reizsetzung ist, desto klarer ist sie. Der Patient versteht sie leichter und kann sie besser verarbeiten. Ein Weniger an Reizsetzung ist meist mit einem Mehr an therapeutischer Effektivität gleichzusetzen.

Je präziser die Information oder die Reizsetzung ist, desto klarer ist sie.

1.2
Kein Griff, keine Lagerung darf unangenehm, beunruhigend oder schmerzhaft sein

Schmerz, Angst und Missempfindungen lösen Stress aus.

Stress aktiviert eine sympathikotone Selbstregulation. Eine sympathikotone Stoffwechsellage führt leicht zu einer Beeinträchtigung der Heilungsprozesse. Ein Beispiel ist die efferente sympathikotone Reflexdystrophie des M. Sudeck.

Für die NRT gilt wie für die Trager-Arbeit, die Ortho-Bionomy® oder die Atemtherapie nach Glaser: Finde eine angenehme Lage bzw. Bewegung für deinen Patienten.

Entlastung und Entspannung bauen sympathischen Disstress ab. Die Anregung einer parasympathisch gefärbten Stoffwechsellage fördert die Erholung und Regeneration aller Gewebe.

Schmerz, Angst und Missempfindungen lösen Stress aus.

Wir nennen das zweite Behandlungsprinzip auch das Prinzessinnenprinzip. Vor Beginn der ersten Behandlung laden wir unsere Patienten ein, sich an das Märchen von der Prinzessin auf der Erbse zu erinnern. Kindern und Jugendlichen müssen wir die Geschichte manchmal erst erzählen. Sie sollen genauso sensibel, aber nicht so nörgelig sein wie die Prinzessin in Andersens Märchen. Wenn ein Patient trotz dieser Einladung keine qualitativen Rückmeldungen geben kann, schulen wir ihn anhand einzelner Techniken. Bei einer Schubentlastung am oberen Sprunggelenk fragen wir: »Ist das angenehm, neutral, langweilig oder unangenehm?« Wenn wieder keine Antwort gegeben werden kann, bitten wir unseren Patienten, zwischen zwei Positionierungen die bevorzugte zu wählen. Wenn auch das nicht möglich ist, soll er ohne großes Nachdenken einfach eine Richtung nennen, als ob er raten würde. Selbst wenn Patienten anfangs tatsächlich nur raten, schulen sie dabei die Trennschärfe ihrer Wahrnehmung, da sie unwillkürlich die tatsächlich angenehmere oder für sie freiere Positionierung wählen.

Wie gesagt: Es geht in der Behandlung zum einen darum, eine parasympathische Regulationslage zu schaffen, und zum anderen darum, den Raum zu geben, der es Patienten möglich macht, neue Lösungswege zu zu erproben. Jede therapeutische Maßnahme sollte für den Patienten angenehm sein. Korrekturen und Zwang ermuntern nicht dazu, eigene Lösungswege zu suchen. Das zweite Behandlungsprinzip klingt trügerisch einfach. In der Praxis stehen seiner Umsetzung häufig erhebliche Widerstände entgegen.

Konditioniert durch Erziehungsprinzipien wie »*Was uns nicht umbringt, macht uns nur stärker!*«, »*Der Indianer kennt keinen Schmerz!*«, »*Sei keine Heulsuse!*«, die Leistungsanforderungen im Beruf oder die Angst um den Arbeitsplatz, haben es sich sehr viele Menschen abgewöhnt, ihren Körper, ihr Befinden wirklich bewusst »wahr-zu-nehmen«. Ohne eine geschulte Selbstwahrnehmung werden sie auch in Zukunft nur schwer in der Lage sein, rechtzeitig zu spüren, wann ihre Belastungsgrenzen erreicht sind, wann und wie sie für sich selbst und für ihr Wohlbefinden sorgen können und dürfen.

Arthur L. Pauls (der Begründer der Ortho-Bionomy®, 1929–1997) sprach von mehreren Handicaps, die Menschen daran hindern, gesund zu bleiben (persönliche Mitteilung, Pauls 1993). Das erste und wichtigste ist seiner Meinung nach die mangelnde Fähigkeit, die eigenen Grenzen zu erkennen und zu respektieren.

1.3
Gehe mit dem Organismus, und betone das vorgefundene Muster

Das Betonen oder Überzeichnen eines Haltungs- und Bewegungsmusters macht dieses Muster bewusst. Wir stimulieren damit reflektorisch die Gegenregulation und die physiologisch präformierte individuelle Selbstorganisation.

Ein Symptom – eine Veränderung gegenüber dem als normal empfundenen üblichen körperlichen Zustand – stellt in den allermeisten Fällen vor allem das Bemühem um die Kompensation einer Belastung dar. Wir hinken sinnvollerweise nach einer Verstauchung im oberen oder unteren Sprunggelenk, um das Gelenk zu entlasten. Wir verriegeln, da es funktionell notwendig ist, einzelne Wirbelsegmente, um eine lokale Überlastung des Achsenorgans zu vermeiden. Das Hinken und das Verriegeln sind in diesen Fällen Kompensationen, die der Gesundheit nützen. Schmerz ist ein Warnsignal und initiiert Schutzmechanismen wie die Schonhaltung und den Muskelhartspann.

Belastend werden diese Mechanismen für den Patienten, wenn sie nicht mehr aufgelöst werden können. Wenn der Patient die Schonhaltung beibehält, führt dies zur Überlastung anderer Gelenke und schließlich zu Schmerzen im Gesamtsystem.
Durch Übertreiben und Betonen der jeweiligen Muster = Symptome werden für den Patienten diese eingefahrenen und ausgeblendeten Organisa-

Das Betonen oder Überzeichnen eines Haltungs- und Bewegungsmusters macht dieses Muster bewusst.

tionsmechanismen wieder erfahrbar. Sie können mit Überschreiten der Wahrnehmungsschwelle reflektorisch gegenreguliert werden, falls sie nicht mehr benötigt werden. Sie werden beibehalten werden, falls der Patient sie noch braucht.

Was bedeutet das für die Praxis? Wenn ein Patient krumm wie eine Banane auf der Liege liegt, werden wir ihn nicht auffordern, sich bitte gerade hinzulegen, und seine Haltung korrigieren. Vielmehr werden wir ihn noch betonter in seine Bananenhaltung legen. Diese jetzt auch für den Patienten selbst als krumm wahrnehmbare Haltung ist für ihn so »merkwürdig«, dass er unwillkürlich gegenreguliert und sich eine Haltung suchen wird, die in aller Regel mehr der Achsensymmetrie entspricht als seine Ausgangslage. Ein Patient, der seine Beine übereinanderschlägt, darf so liegen bleiben oder bekommt eine Knierolle angeboten. Wir können das Überkreuzmuster übertreiben und lassen ihn danach die ihm spontan angenehmste Haltung einnehmen.

Ein Patient mit persistierendem Hinkmuster wird eingeladen, sein Hinken in allen Bewegungsfacetten zu überzeichnen.

Der Patient wird durch diese Vorgehensweise nie belastet oder gar geschädigt, da er nur sein aktuelles Schonmuster betont und nicht zu einer für ihn unangenehm oder sogar unmöglich umzusetzenden theoretischen Normfunktion gezwungen wird.

»Bei der Arbeit mit direkten Techniken gegen eine Barriere betreten wir ein therapeutisches Nirwana, also völlig unbekanntes Gebiet«, sagte einmal Norbert Rang, ehemaliger Leiter der Gutmann-Akademie in Hamm. Wir können nicht wissen, was uns hinter der Barriere erwartet. »Direkte« Techniken am Bewegungsapparat sind sicher wirksam, beruhen aber immer auf einer unphysiologischen Reizsetzung im Regelgeschehen, da sie gegen die Selbstregulation gerichtet sind. In der Regel sind sie auch schmerzhaft. Ihre Wirksamkeit erklärt sich über eine stressinduzierte Gegenregulation.

Vergessen wir nie: Alle funktionellen Symptome sind Ausdruck des spontanen, natürlichen Versuchs des Körpers, ein Problem so gut wie möglich zu bewältigen.

1.4
Das Behandlungsergebnis wird nicht vordefiniert

Schon in der antiken Medizin galt die Erkenntnis: Medicus curat, natura sanat – der Arzt behandelt, die Natur heilt. Wir behandeln, aber heilen muss sich der Patient letztlich selbst. Unsere Behandlung stellt immer nur ein Angebot dar, das vom Patienten angenommen werden oder unbeantwortet bleiben kann.

Bei unserem Angebot kann es, wie schon erwähnt, nicht darum gehen, z.B. einen Muskelhartspann oder eine Blockierung wie auch immer zu »lösen«, da beide, die Verspannung wie die Blockierung, die beste, die angemessenste Form der Selbstorganisation darstellen könnten.

Eine positive Behandlungsreaktion bestätigt den Nutzen unseres Therapieangebots. Anderenfalls müssen wir unser therapeutisches Vorgehen überprüfen.

Wir behandeln – heilen muss sich der Patient letztlich selbst.

Für einen engagierten Therapeuten stellt dieses Therapieprinzip anfangs eine große Herausforderung dar. Natürlich wollen wir alle unseren Patienten helfen. Nur: Was ist das angemesse Hilfsangebot? Diese Frage ist nicht leicht zu beantworten. Professionell therapeutisch Handelnde neigen durch den Weg und die Inhalte ihrer Ausbildung von Berufs wegen dazu, Krankheiten »wegtherapieren« zu wollen. Der Patient kommt seinerseits ebenfalls mit der Erwartung, dass der Therapeut seine Beschwerden möglichst rasch »wegmachen« soll. Diese Erwartungen decken sich. Jetzt einen anderen Blickwinkel einzunehmen, einen neuen Standpunkt zu versuchen ist herausfordernd.

Wir sind es gewohnt, Symptome zu analysieren, sie pathologischen Vorgängen zuzuordnen und darauf aufbauend Strategien gegen die Symptome zu entwickeln. Eine »Blockierung« muss aufgelöst werden, das Fieber soll sinken usw. Dabei werden allzu oft Symptome mit der zu behandelnden Regulationsstörung gleichgesetzt. Vor allem in der klinischen Notfallmedizin stimmen das Symptom und die Behandlungsnotwendigkeit tatsächlich oft überein.

Bei einer Platzwunde oder einer Fraktur müssen wir fraglos für die Blutstillung sorgen bzw. die Fehlstellung des Bruchs korrigieren, ihn gerade richten und schienen. Sobald aber Komplikationen wie Wundheilungsstörungen oder lang anhaltende Beschwerden nach der Bruchheilung hinzukommen, verändert sich die Situation wesentlich. Eine streng mechanistisch-morphologische Sichtweise allein genügt jetzt nicht mehr, um das Geschehen zu verstehen. Weitere Faktoren wie die Stressverarbeitung oder funktionelle Ketten und Regelkreise, die nicht nur den Lokalbefund mit einschließen, gewinnen an Bedeutung.

Insbesondere bei funktionellen Erkrankungen sind Symptome in erster Linie Ausdruck der aktuellen Selbstregulation, weniger das primäre Zeichen einer pathologischen Entgleisung. Fieber stellt eine gesunde Abwehrreaktion des Körpers gegen pathologische Keime oder eindringende Fremdkörper (Splitter etc.) dar. Blockierungen, also ein verringertes Gelenkspiel, sind ganz normale Stabilisierungsmaßnahmen des Körpers zum Schutz belasteter Strukturen des Bewegungsapparates. Diese normale Regulation, die wir oft als »Symptom« definieren, kann entgleisen oder autonom fortbestehen wie eine Angewohnheit, die nicht mehr gebraucht wird. Jetzt überwiegt die Belastung den Nutzen. Seine gesundheitliche Bedeutung – für das Wohlbfinden notwendig, unnötiges Gewohnheitmuster, regulative gesundheitliche Belastung – ist dem Symptom selbst nur in den seltensten Fällen direkt anzusehen. Auch wenn etwas wehtut, kann das für unsere Gesunderhaltung nützlich sein.

Welchen Sinn macht also ein Arbeitskonzept, das dem Körper die Möglichkeiten der Selbstregulation, des Selbstschutzes nimmt – bei dem der Therapeut primär danach strebt, alle Symptome zu beseitigen, sie aufzulösen?

Wir unterstützen unsere Patienten mit ressourcenorientierten Techniken, wie wir sie u.a. von der Ortho-Bionomy® oder der Trager-Arbeit kennen, sich so zu entfalten, wie es ihren ursprünglich innewohnenden Anlagen entspricht. Der Patient braucht und erhält die Zeit und den Raum, sich regulativ zu entfalten, zu entwickeln. Das ressourcenorientierte Arbeiten unterstützt die Genese, die Entfaltung neuer Lösungsansätze. Es führt weg vom Problematisieren des momentanen Endzustandes, weg vom »pathologischen« Befund und hin zu einer salutogenetischen Orientierung.

Wir möchten natürlich unseren Patienten helfen und dazu beitragen, dass sie weniger Schmerzen haben, sonst würden wir nicht als Therapeuten arbeiten.

Das heißt im Gegenzug nicht, dass unser Wunsch zu helfen dazu führen darf, dass wir versuchen, Patienten zu ihrem Glück zu zwingen. Es darf nicht darum gehen, Patienten so zu manipulieren, dass sie das tun, was wir uns als Lösung für sie vorstellen. Der Patient hat das Recht, in seinem Tempo seine eigene Lösung zu entwickeln.

Der Patient soll in der Therapie durch unsere achtsame, nicht fordernde, zu seiner Unterstützung bereitstehende Präsenz einen sicheren körperlichen, emotionalen und energetischen Raum erhalten und erleben. So kann sein Vertrauen in sich selbst und seine eigenen, neu entdeckten Wege und Möglichkeiten wachsen. Wir unterstützen ihn dabei, wenn er seine einzigartigen, auf ihn als Individuum abgestimmten Entdeckungen macht. Idealerweise nimmt der Patient durch die ortho-bionomische Behandlung und unsere dabei vermittelte Präsenz seinen Istzustand besser wahr. Nun kann er überprüfen, welche Bewegungsmuster, welche Haltungen etc. er als sinnvoll erlebt und was er vielleicht ändern möchte. Liegt ein besserer Organisationszustand im Bereich seiner Möglichkeiten, so wird der Patient ganz natürlich bestrebt sein, diesen zu erreichen.

Wie weit der Patient auf unsere Angebote reagiert und wie weit er sie nutzen mag, ist in sein Ermessen gestellt. Er hat jederzeit das Recht, auch wenn es uns irritiert, unsere therapeutischen Angebote abzulehnen. Manchmal ist es nicht der rechte Zeitpunkt, manchmal fehlt die Kraft, oder die Angst ist zu groß.

Dann ist es sinnvoll, einfach weiter unterstützend und ressourcenorientiert zu arbeiten.

Die Grundlage einer ressourcenorientierten, unterstützenden Therapie ist nach A. T. Still, W. Sutherland, A. L. Pauls, M. Trager, W. M. Allen und vielen anderen die Absichtslosigkeit. Im Wort »Absichtslosigkeit« schwingen Begriffe wie »Vorurteilslosigkeit«, »Offenheit«, die »Bereitschaft Neuem zu begegnen« mit. Nicht zu vergessen ist das mögliche Wortspiel im Angelsächsischen. Das englische Wort für »Absicht« – »Intention« enthält »Tension«, »unter Spannung stehen«. Im umgekehrten »At Ease«-Sein schwingt Leichtigkeit und Gelassenheit mit. Auf der Basis des Grundanliegens, für den Patienten hilfreich zu sein, nehmen wir möglichst jede weitere Absicht zurück. Wir definieren als Voraussetzung unserer Arbeit nicht, was das zu Beseitigende, was das Kranke und was das Gesunde ist.

Die Arbeit gegen eine Barriere, sei sie direkt oder indirekt, stellt immer eine Aktivität gegen die Selbstregulation des Patienten dar. Wir wollen nicht primär die Symptome beseitigen, sondern therapeutisch sinnvoll mit ihnen

»... dass der Körper selbst alles zur Aufrechterhaltung der Gesundheit und zur Erholung von Krankheit in sich trage. Die Rolle des Arztes sei es, diese Fähigkeit zu unterstützen.«

A. T. Still nach Greenman (1998)

umgehen. Ein Symptom ist in der Regel die funktionell bestmögliche Lösung, die der Patient aktuell für sein Problem gefunden hat. Als Konsequenz folgt, dass auch in einer manuellen Therapie sogenannte direkte und eine vorgegebene Lösung anstrebende Techniken – gegen den Widerstand des Patienten – keinen Platz haben sollten.

Eine für die Patienten produktive, entspannte Absichtslosigkeit lebt von unserem Vertrauen in die Selbstheilungskräfte des Menschen. Absichtslos handeln bedeutet wach und aufmerksam bei seinem Gegenüber zu sein, sich in den Dienst der Gesundheit zu stellen, darauf zu verzichten, klüger sein zu wollen als die Natur.

1.5
Respektiere die Wahrnehmung und Reaktion deiner Patienten

Nur der Patient selbst kann uns mitteilen, ob ein Reiz, eine Bewegung oder Positionierung für ihn wirklich angenehm und entlastend ist.

Die ernst gemeinte Frage *»Ist das angenehm, irritierend, langweilig, unangenehm?«* schult rasch und effektiv die Selbstwahrnehmung des Patienten.

Der Patient hat immer recht mit seiner Wahrnehmung.

Aus den ersten vier Prinzipien ergibt sich ganz natürlich dieses fünfte. Eine korrekte und ausgefeilte Technik nützt wenig, wenn der Patient den therapeutichen Reiz nicht wahrzunehmen oder zu beantworten vermag. Schlimmer noch ist es, wenn die Behandlung ihm unangenehm ist und Abwehrreaktionen getriggert werden. Ähnlich fruchtlos ist die angebotene Technik, wenn sie für ihn nichtssagend und langweilig bleibt. Sätze wie *»Das muss so sein!«* oder *»Ich weiß schon, wie ich Ihr Knie behandeln muss!«* sollten ein absolutes Tabu sein in einer ressourcenorientierten Behandlung. Zunächst einmal gilt: Der Patient hat immer recht mit seiner Wahrnehmung.

Viele Menschen sind wenig darin geschult, ihre eigenen Wahrnehmungen zu würdigen. Darum fällt den Therapeuten in diesem Kontext eine deutliche Verantwortung zu. Es ist unsere Aufgabe, nicht nur die verbalen Rückmeldungen, sondern auch die körperlichen Rückmeldungen, die auf eine Belastung des Patienten hinweisen könnten, zu beachten und zu respektieren. Aussagekräftige körperliche Reaktionen sind die vegetativen Zeichen.

	Parasympathische Reaktionen	Sympathische Reaktionen
Auge	Pupille wird eng	Pupille wird weit
Herz	Herzfrequenz nimmt ab	Herzfrequenz steigt an
Blutgefäße	Körperoberfläche wird gut durchblutet	Körperoberfläche wird blass
Verdauungstrakt	Entspannung der Bauchorgane mit Zunahme von Bewegung, Darmgeräusch	Anspannung der Verdauungsorgane mit nachlassender Bewegung
Harnblase	Harndrang	Harnverhaltung
Haut	Generalisierter Schweißausbruch (dick)	Lokale Schweiße in der gereizten Region
Speichel	Wässrig, dünner	Zäh, klebrig
Tränendrüsen	Leichter Tränenfluss	keine

Alle in diesem Buch vorgestellten Techniken stärken die Selbstwahrnehmung unserer Patienten. Dabei sollten Sie eines bedenken: Da wir nie gegen Widerstände arbeiten, können sich unsere Patienten nicht gut gegen unser therapeutisches Angebot wehren. Unangenehme Reize, Zumutungen abzuwehren ist leichter, als gegenüber zugewandter Freundlichkeit Nein! zu sagen. Das Nachlassen körperlicher Anspannung bringt nicht nur Bewegung in den Körper, sondern auch in die psychischen Spannungsmuster. Beides ist untrennbar miteinander verbunden. Deswegen wird in der ressourcenorientierten Behandlung eher der Punkt erreicht werden, an dem der Patient sich auf der Ebene von Emotionen und Erinnerungen angesprochen fühlt, die er eigentlich lieber nicht wahrnehmen, mit denen er nicht konfrontiert werden möchte.

Als Therapeuten müssen wir respektieren und aushalten, dass unser Patient einen therapeutischen Prozess, der uns sinnvoll erscheint, nicht wünscht. Wir wissen nicht, ob der Patient an diesem Moment seines Lebens die Kraft oder auch nur das Verlangen hat, sich mit den sozialen oder den psychischen Dimensionen seiner Beschwerden auseinanderzusetzen. Diese Entscheidung bleibt uneingeschränkt dem Patienten überlassen.

1.6
Den Behandlern soll es bei der Arbeit körperlich und psychisch so gut gehen wie möglich

Eine Vorbemerkung: Wir erwarten nicht, dass Sie Ihrer Arbeit nur dann nachgehen, wenn Sie sich völlig wohlfühlen. Mit dieser Aussage möchten wir darauf hinweisen, dass Doppelbotschaften so weit wie möglich vermieden werden sollten. Ein krasses Beispiel wäre ein Patient, den Sie nicht leiden können, den Sie wortwörtlich nicht riechen können. Wie kann man dann diesen Menschen respektvoll und zugewandt behandeln?

Vergessen Sie nicht: Ihre Grenzen müssen nicht die Grenzen eines anderen Therapeuten sein. In unserem hypothetischen Beispiel kann man den Patienten an einen Kollegen verweisen.

Was bedeutet also dieses sechste Behandlungsprinzip? Dem Behandler darf, besser noch soll es mit der Behandlung so gut gehen wie möglich.

Wenn ein Therapeut sehr angestrengt und selbst völlig verspannt mit dem Patienten arbeitet, kann sein Patient sich nicht entspannen, sich nicht auf das therapeutische Angebot einlassen. Kursteilnehmer sind immer wieder verblüfft, wie unterschiedlich sich Techniken anfühlen, wenn der Partner, der sie anbietet, mal unbequem steht und mal auf das eigene Wohlbefinden achtet. Dies bezieht sich sowohl auf die körperliche wie auf die emotionale Ebene der Anspannung oder Verspannung. Je mehr Sie auf sich selber achten, umso klarer und angenehmer wird der angebotene therapeutische Reiz.

Aus Selbstschutz und Mitgefühl für den Therapeuten wird der Patient bei der vermuteten körperlichen Überlastung versuchen, den Therapeuten bei der Therapie zu entlasten. Viele helfen mit, wenn sie glauben, dass eine Technik sehr anstrengend ist. Der Patient ist dann mit seiner Aufmerksamkeit beim Therapeuten und von sich selbst abgelenkt. Dieser Reflex kommt unwillkürlich und ohne eine bewusste Wahrnehmung vonseiten des Patienten und des Behandlers bereits bei kaum merklichen Anstrengungen zum Tragen. Eine im Prinzip angemessene Technik kann dann vonseiten des Patienten als irritierend oder unangenehm empfunden werden.

Als Therapeut ist man stets auch ein Vorbild für seine Patienten. Immer wieder geht es darum, den Patienten Mut zu machen, die eigenen Grenzen zu respektieren. Wer die eigenen Grenzen rechtzeitig spürt und respektiert, überanstrengt sich weniger, verletzt sich nicht, wird seltener krank.

Es ist deshalb wichtig für uns Therapeuten, unsere eigenen physischen und psychischen Grenzen wahrzunehmen und zu respektieren, um in einer authentischen und sinnvollen therapeutischen Kommunikation arbeiten zu können.

Beide – Behandler und Patient – sollen sich im therapeutischen Setting möglichst wohlfühlen. Nicht nur die körperliche, auch die innerliche Anspannung überträgt sich von Mensch zu Mensch.

Eine Alltagssituation:

Ein schönes Beispiel ist die Situation, wenn Sie ein Kind ins Bett bringen wollen und zugleich einen dringenden Termin haben. Äußerlich ist die Situation wie jeden Abend. Sie lesen die Gute-Nacht-Geschichte, singen vielleicht ein Schlaflied, aber das Kind schläft einfach nicht ein. Die innere Anspannung der Erwachsenen – »Schlaf endlich ein, weil wir weg wollen« – überträgt sich auf das Kind, das unwillkürlich unruhig bleibt. Haben wir aber nichts vor und freuen uns auf das abendliche Ritual, wird das Kind nicht selten halb eingeschlafen sein, bevor das Lied oder die Geschichte zu Ende ist.

Als Therapeuten sind wir wie alle anderen ganz normale Menschen mit besseren und schlechteren Tagen. Manche Techniken sind unvermeidlich anstrengend und schwierig. Manche Körpergrößenverhältnisse sind einfach ungünstig. Die Regel, dass es dem Behandler in der Sitzung gut gehen muss, bedeutet in dieser Situation, bewusst mit den Belastungen umzugehen. Wir achten so gut wie möglich auf unsere Grenzen, überfordern uns nicht im Dienste des Patienten, gehen Anstrengungen bewusst an und limitieren sie zeitlich. Der Patient spürt sofort, dass die Anstrengung kontrolliert ist, dass er Vertrauen haben kann in unsere Kompetenz, auf uns selbst zu achten. Wenn wir uns erlauben, unsere eigenen Grenzen zu respektieren, macht dies dem Patienten Mut, in seinem Alltag das Gleiche zu versuchen.

> **Dem Behandler darf, besser noch soll es mit der Behandlung so gut gehen wie möglich – damit es dem Patienten gut geht.**

Definitionen und Begriffe

2.1
Transsensus und Befundinterpretation

Für eine gelungene therapeutische Intervention müssen wir alle neurophysiologischen Techniken immer wieder üben und den Transsensus verfeinern.

Definition: Unter Transsensus versteht man die Ausdehnung der eigenen Körperwahrnehmung auf einen Gegenstand oder eine andere Person, die damit im eigenen Körperschema präsent wird.

Auch wenn der Begriff vielleicht fremd klingt, so ist der Vorgang an sich alltäglich. Über einen Kochlöffel können wir genaue Informationen über den Zustand einer im Anbacken befindlichen Speise in einem Topf erhalten. Geübte Skifahrer spüren über ihre Skier, dass der Schnee vorne am Ski pappig oder locker, am hinteren Ende dagegen vereist ist. Wenn eine Besteckschublade klemmt, können wir gelegentlich spüren, an welcher Stelle sich etwas verkantet hat. Ohne dass wir uns darüber große Gedanken machen müssten, gehört der Transsensus zu unseren Grundfähigkeiten im Alltag.

Analog können wir spüren, wenn wir diese Wahrnehmung zulassen, wenn sich jemand, den wir am Arm halten, unter der Behandlung irgendwo versteift, und wir können dieses »Wo« meist recht genau benennen.

Im therapeutischen Kontext gilt es diese Fähigkeit zu verfeinern, um die subjektive Wirklichkeit des Patienten rasch wahrzunehmen und um zu realisieren, ob eine wirkliche Kommunikation – die Voraussetzung einer neurophysiologischen Behandlung – mit unserer Zielstruktur besteht.

Anatomische Kenntnisse sind immer hilfreich. Alle anatomischen Abbildungen stellen aber immer einen Sonderfall dar, wie wir am Beispiel der unterschiedlichen Gestalt des okzipitalen Gelenkanteils des Atlantookzipitalgelenks sehen können. Die unterschiedlichen Formen bedingen eine unterschiedliche Beweglichkeit. Jede Variante führt zu anderen Behandlungsnotwendigkeiten (Abb. 308).

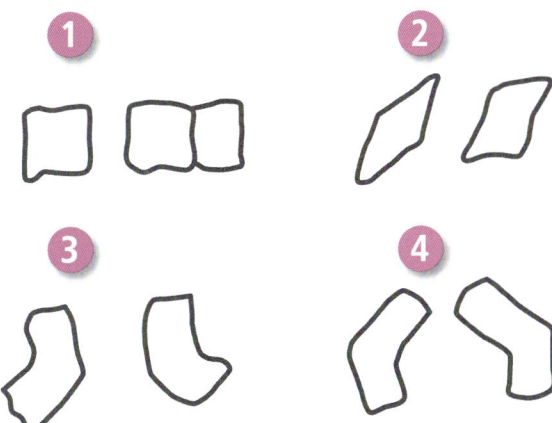

Abb. 308_Variationsbreite der Form der Kopfgelenke

Einen ersten Ausweg aus dieser Schwierigkeit bietet das Üben des Transsensus, der uns immerhin in die Lage versetzt, den Kontakt mit dem gemeinten Gewebe und die dort vorhandene Beweglichkeit besser zu spüren.

Transsensusübung mit Partner – »Patient« in Rückenlage, Arm / Bein leicht abduziert:

1. Stufenweiser Schub von der Hand aus über den gestreckten Arm bis zum Schultergelenk. Nacheinander soll ein fokussierter Kontakt mit allen Gelenken und abschließend mit dem Schulterblatt erreicht werden. Über jeden Schritt einschließlich Besonderheiten wie beispielsweise das Überspringen von Gelenken etc. tauschen sich die Partner aus.
2. Stufenweiser Schub vom Fuß zur Hüfte – wie oben.
3. Stufenweiser Schub vom Schädel über die HWS bis zur BWS. Wie überträgt sich der Schub? Seitengleich? Wie weit?

2.2
Neurolymphatische Reflexpunkte nach Chapman und Goodheart

Der amerikanische Osteopath Frank Chapman hatte um 1900 in seiner Praxis festgestellt, dass mit dem Verschwinden lokaler lymphatischer Verquellung an Belastungszonen des Bewegungsapparates nicht selten Beschwerden innerer Organe abklangen. Er begann dem lymphatischen System bei vielen Krankheitszuständen einen großen Wert beizumessen und suchte nach einer gezielten Therapie zur Förderung des Lymphflusses (der Stoffwechselversorgung). So entdeckte er die neurolymphatischen Reflexpunkte zur Behandlung der inneren Organe. Der amerikanische Chiropraktor George Goodheart jr. entdeckte und beschrieb die Wirkung der neurolymphatischen Reflexpunkte auf die Muskulatur.

Mit den neurolymphatischen Reflexpunkten können wir über anatomisch klar definierte reaktive Zonen vielerlei Beschwerden behandeln.

»Lymphatisch« bedeutet in diesem Zusammenhang, dass die aktiven Punkte einerseits selbst lymphatisch/ödematös verquollen sind, und andererseits einen Einfluss auf die lymphatische Situation der Zielorgane haben.

Der Wortbestandteil »neuro« weist auf die Beobachtung von Frank Chapman hin, dass die Wirkung der Behandlung oft so rasch eintritt, dass es sich bei den Reaktionen u.a. um neurologisch definierte Reizantworten handeln muss.

Der Begriff »Reflex« ist aus heutiger Sicht problematisch, da echte Reflexe nicht wie die Chapman-Punkte ermüden oder überstimuliert werden können.

Anwendungsmöglichkeiten:

1. Funktionelle Diagnostik innerer Organe über die Körperoberfläche
2. Vegetative Umstimmung
3. Allgemeine Entschlackung
4. Gezielte Therapie von Funktionsstörungen innerer Organe und hormoneller Regelkreise
5. Therapie muskulärer Störungen über den Reflexbogen

Tastbefund bei aktiven Chapman-Punkten:

- Ventral am Thorax: Vorwiegend neben dem Brustbein und unter der Klavikula zu findende kleine bindegewebige, knotenförmige Veränderungen und Verquellungen im Bereich der Oberflächenfaszie. Größe: von Hirsekorn bis kleine Bohne.
- Am Bein und im Beckenbereich öfter auch amorphe Verklumpungen, bzw. strangartige Verquellungen, sogenannte Stringy Masses.
- »Positive« Chapman-Punkte sind bei der Palpation sehr schmerzempfindlich, nicht verschieblich und liegen meist in der Oberflächenfaszie oder im Periost. Subkutane Gelosen sind meist größer und verschieblich.
- Die Punkte für die Nebennieren tief im Muskelbauch des M. rectus abdominis zeigen sich bei Infektionen und Stress als verspannte/kontrakte Zone.
- Dorsal: Die Punkte an der Körperrückseite liegen vorwiegend längs der Wirbelsäule zwischen den Querfortsätzen und den Dornfortsätzen, etwa auf dem inneren Ast des Blasenmeridians. Selten knötchenförmige, ganglionäre Kontraktionen, mehr ödematöse Verquellung, strangartig tief im Gewebe.

Behandlungstechnik

Die Fingerbeere des Mittelfingers bzw. Zeigefingers nimmt sicher, nicht bohrend Kontakt mit dem Punkt oder der Zone auf. Man kann die Spannung im Chapman-Punkt durch Annäherung der umgebenden Strukturen abbauen, z.B. die umgebende Muskulatur zum Punkt hinschieben, oder Rippen aufeinander zubewegen, dem Punkt ein Nest bauen. Folge: Kein Schmerz bei der Behandlung.

In der Schmerzfreiheit darf man einige Sekunden lang weich und schmerzfrei massieren. Finger nicht über den Punkt rutschen oder rubbeln lassen, sondern stetig sicheren Kontakt mit dem Punkt halten! Bei extrem empfindlichen Punkten wird der Punkt in der Entlastung nur kontaktiert.

Behandlungsdauer

Wir empfehlen in der Regel 10 bis 20 Sekunden Entlastungskontakt. Falls der Punkt schneller schmerzfrei wird, Massage langsam einstellen. Eine längere Behandlung pro Punkt unter Anwendung ortho-bionomischer Techniken bewirkt oft eine massive lymphatische Ausschwemmung, gelegentlich verbunden mit unangenehmer Stoffwechselreaktion (Rückvergiftung).

Hinweis

Bei der Untersuchung nur kurz auf dem Reflexpunkt bleiben, damit diffuse Reize mit ungezielter Stimulation der Chapman-Punkte von Bindegewebs- und Periostzonen vermieden werden.

Folgen einer Überstimulation sind eine ausbleibende oder eine überschießende Reizantwort mit heftigen Allgemeinreaktionen.

Bei der Nachkontrolle sollen die Empfindlichkeit der Punkte nachgelassen haben und/oder die ödematösen Verquellungen zurückgegangen sein.

Die Patienten werden aufgefordert, direkt nach jeder Behandlung viel Wasser zu trinken, um die Ausscheidung von Schlacken zu erleichtern! Wir bieten in der Praxis entsprechende Getränke an. Seither treten kaum mehr unangenehme Begleitreaktionen nach der Behandlung auf.

2.3
Isotonische / isometrische Techniken

Indikationen

Bewegungseinschränkungen im Bewegungsapparat, die durch Belastungen der Gelenke und Gelenkkapseln sowie von Muskeln/Sehnen/Faszien verursacht werden, können isotonisch oder isometrisch effektiv behandelt werden.

Der sanfte Kraftimpuls des Therapeuten richtet sich bei der Isometrie wie bei der Isotonie immer in die für den Patienten angenehme Richtung.

- Die **Isometrie** wird meist eingesetzt, um ein Gelenk zu behandeln. Der Gelenkpartner am anderen Ansatz des fixierten Muskels soll durch die Muskelkontraktion ein wenig in die freie Richtung bzw. in das vorherrschende Bewegungsmuster gezogen werden.
- Die **Isotonie** dient in der NRT und Ortho-Bionomy® der Herstellung des muskulären Gleichgewichts bzw. der Bahnung des neuromuskulären Gleichgewichts.

Begriffsdefinitionen

- **Isometrisch** ist eine Muskelanspannung gegen einen nicht nachgebenden Widerstand. Der Muskel spannt sich an, ohne sich zu verkürzen.
- **Isotonisch** ist eine Muskelanspannung gegen einen gleich bleibenden Widerstand. Die Kraft ändert sich während des Bewegungsablaufs nicht.
- **Isokinetisch** ist eine Bewegung mit gleichbleibender Geschwindigkeit gegen wechselnden Widerstand. Eine annähernd isokinetische Arbeit geht auf den wechselnden Widerstand ein. Das Abwechseln verschiedener Muskeln bei einem Bewegungsablauf führt zu wechselnder Kraft und Geschwindigkeit.
- **Bewegungsbahnung:** Jeder Bewegung geht eine nervale Bahnung voraus (Pyramidal-, Extrapyramidalmotorik, Muskel-Sehnen-Reflexe). Therapeutisch wird sie meist angebahnt, indem wir unseren Patienten passiv einige Male durch den gesamten Bewegungsablauf führen, bevor er selbst aktiv wird.
- **Konzentrische Muskelarbeit** ist die Anspannung eines Muskels, die mit einer Muskelverkürzung einhergeht. Beispiel: Verkürzung des Bizeps bei aktiver Beugung des Armes.
- **Exzentrische Muskelarbeit** ist die Muskelarbeit gegen eine Dehnung. Der Muskel wird dabei länger. Beispiel: Gezieltes Abstellen eines angehobenen Eimers. Wichtig: Ein Muskel hat bei exzentrischer Arbeit 10 bis 15 % mehr Kraft als bei konzentrischer Muskelarbeit!
- **Agonisten / Antagonisten:** Agonist ist der aktive Muskel, Antagonist ist sein Gegenspieler.

> **Die isotonisch-exzentrische Arbeit mit den Antagonisten mit gerade überschwellig wahrnehmbarer Kraft entspannt neurophysiologisch die Agonisten.**

Vorzüge der exzentrischen Arbeit über die Antagonisten

- Mit der Arbeit in die für den Patienten freie Richtung unter Aktivierung der Antagonisten bewegt die ressourcenorientierte Behandlung den Patienten weg von dem Ort oder der Richtung, die Schmerz und Unbehagen auslösen könnten.
- Weil der Behandler mit minimaler Kraft gegen den leichten Widerstand in die für den Patienten freie Richtung arbeitet, werden die Antagonisten angespannt und die Agonisten entspannt.
- Bei vorsichtig dosiertem Krafteinsatz wird die γ-Innervation deutlich gehemmt. Die isotonisch-exzentrischen Techniken bahnen wirksam die neuromuskuläre Spannungsminderung.

Grundregeln der isotonischen Behandlung

Beidseitige Bewegungsprüfung

Die Beweglichkeitsprüfung erfolgt im Seitenvergleich, um qualitative Unterschiede im Bewegungsfluss sowie Relativdifferenzen neben den absoluten Bewegungsausmaßen zu entdecken.

Der Bewegungsimpuls des Behandlers zielt immer in die freie Richtung!

Der Behandler arbeitet immer in die für den Patienten freie Richtung, wobei der Patient gleichzeitig den Bewegungsimpuls des Therapeuten sanft abbremst. Bei einer Abduktionshemmung mit freier Adduktion arbeiten wir als Therapeuten folglich in die Adduktion.

Ausgangslage der Behandlung ist stressfrei und unbelastet

Die Behandlung darf nicht unangenehm, schmerzhaft oder beängstigend sein. Es sollen keine Schutzreflexe getriggert werden, die der muskulären Entspannung entgegenstehen. Als Ausgangslage empfiehlt sich die Neutral- bzw. Indifferenzhaltung oder eine Position zwischen der Mitte und bis zwei Drittel des Wegs bis zum Endanschlag der eingeschränkten Richtung.

Isotonie mit vorsichtiger Kraftdosierung

Die angewandten Kräfte sollen gerade so groß sein, dass sie überschwellig sind und vom Patienten klar wahrgenommen werden können. Für eine neurophysiologische Bahnung muss der Reiz klar spürbar sein. Als Therapeuten achten wir aber immer auf den Unterschied zwischen Anspannung und Verspannung.

Bewegungsbahnung

Bei manchen Patienten fällt wegen der mangelnden Bahnung während der Durchführung einer Übung Kraftlosigkeit, ein Spannungszittern oder ein Zahnradphänomen im Bewegungsfluss auf. In diesem Fall werden wir den Patienten zunächst zwei- bis dreimal passiv durch die Bewegung führen. Bei den nächsten Wiederholungen soll der Patient die Bewegung durch den Therapeuten langsam abbremsen. So erreichen wir die notwendige Verbesserung von Bewegungsbahnung und Selbstwahrnehmung.

Bewegungsgeschwindigkeit

Die Geschwindigkeit der Bewegung soll so langsam sein, dass sowohl dem Therapeuten, als auch dem Patienten genügend Zeit, bleibt alle Qualitäten der Bewegung in ihrem gesamten Verlauf wahrzunehmen. Dafür genügen wenige Durchgänge.

Pause nach der Übung in der Ausgangslage

Die isotonische Behandlung dient der neurophysiologischen Bahnung von Bewegungsabläufen. Ein kurzes Verweilen in der subjektiven Komfortlage gibt dem Organismus Zeit, die durch die Übung erhaltene Information zu verarbeiten und darauf zu reagieren.

Befundkontrolle durch aktive Gegenbewegung, gegebenenfalls Wiederholung

Die Behandlungsabläufe werden immer drei- bis viermal durchgeführt. Danach folgt die vorsichtige Kontrolle des aktuellen Bewegungsausmaßes.

2.4
Haltungsarbeit und Bewegungsbahnung

Die Körperwahrnehmung, die Körperbewusstheit und die Körperkoordination werden gefördert. Die Behandlung erfolgt nach den Regeln der Ortho-Bionomy® unter besonderer Betonung der vorgefundenen Haltungs- und Bewegungsmuster.

Grundregeln
- Der Patient, die Patientin werden aufgefordert, sich Zeit zu lassen.
- Jeder Bewegung wird in allen Anteilen nachgespürt.
- Die Auswirkung der einzelnen Bewegung/Haltung auf den Gesamtorganismus bzw. die Statik wird registriert.
- Einschränkungen der Bewegung/Haltung durch ortsferne Strukturen (OSG-Einschränkung durch das Knie etc.) sind bedeutsam und gegebenenfalls Anlass, andernorts eine Vorbehandlung vorzunehmen.
- Nur wenige Übungen bzw. Haltungen pro Übung vermitteln. So anleiten und üben, dass der Patient, die Patientin wirklich sicher damit umgehen kann.

2.5
In eigener Sache: Ortho-Bionomy® – unsere Leidenschaft

Wir möchten zum Ende dieses Buches nun auf die Basis unseres therapeutischen Arbeitens: die Ortho-Bionomy® eingehen.

Mit der von Arthur L. Pauls entwickelten Ortho-Bionomy® haben wir persönlich das therapeutische Konzept gefunden, das nach unserem täg-

»I want to show you something about reality.«

lichen Erleben in seiner Philosophie die Wirklichkeit einzigartig wider-spiegelt und diese Erkenntnis stringent in der Therapie umsetzt, im wahrsten Sinne des Wortes »verwirklicht«. Den Begriff »Philosophie« benutzen wir dabei in einem eher angelsächsischen Sinn. Er beschreibt den Vorstellungs- und Werterahmen, in dem sich unser therapeutisches Handeln bewegt, von dem unser Handeln beeinflusst ist. Philosophie der Ortho-Bionomy® bedeutet zugleich, dass wir bereit sind, den Paradig-menrahmen unserer Weltsicht immer wieder neu herausfordern zu las-sen. Ein Lieblingssatz von Arthur Pauls lautete: *»I want to show you some-thing about reality.«* – Frei übersetzt: *»Ich möchte dir etwas von der Wirklich-keit erzählen.«*

Pauls entwickelte die Ortho-Bionomy® auf der Grundlage der Osteopa-thie und seiner Erfahrungen als Judolehrer. »Ortho-Bionomy« bedeutet: »den Regeln des Lebens folgen«. Diese Wortbedeutung ist uns in unserer Arbeit Herausforderung und Hilfe zugleich. Das Leben realisiert sich immer im Individuum – sei es Mensch, Tier oder Pflanze. Bei aller Bedeu-tung unseres prinzipiellen Bauplans, der Funktionsprinzipien, die uns als Menschen kenntlich machen –, unsere Anatomie, Physiologie, unsere soziale, emotionale und intellektuelle Ausprägung – in der Behandlungs-situation stehen wir uns immer als einzigartige Individuen gegenüber.

Jedes Quentchen Wissen um unsere Funktionsprinzipien ist nützlich – als Landkarte, die uns Orientierung, die uns einen Vergleichspunkt gibt. Wenn wir den Regeln des Lebens folgen, indem wir die Einzigartigkeit unseres Gegenübers würdigen, dann verlassen wir oft mehr denn weni-ger den Boden der evidenzbasierten Gewissheiten, dann folgen wir den Pfaden der individuellen Problemlösungen, die uns unser Patient zeigt. Die Ortho-Bionomy® arbeitet deshalb nicht gegen körperliche Verände-rungen des Patienten an, weil wir sie als Ausdruck der bestmöglichen Selbstorganisation verstehen. Unser Patient ist, wie er ist – nicht um sich zu schaden, sondern um eine möglichst gute Lösung für sich selbst zu fin-den.

Durch Überzeichnung der vorliegenden Symptome helfen wir ihm, sich seiner aktuellen Regulation bewusster zu werden. Dadurch kann der Patient spüren, ob sich diese Selbstorganisation als alltagstauglich erweist, und er kann entscheiden, ob eine Veränderung für ihn sinnvoll ist. Nach unserem Verständnis kann nur der Patient selbst für sich wirk-lich tragfähige und sinnvolle Lösungen finden. *»Medicus curat, natura sanat.«* Wir sind Helfer, nicht Heiler.

Es ist dieses Sich-Einlassen auf die Einzigartigkeit unseres Gegenübers, dieses Nicht-alles-über-einen-Kamm-Scheren der Ortho-Bionomy®, das unsere Arbeit jeden Tag so abwechslungsreich und spannend gestaltet. Manchmal gehen auch wir nicht unbedingt gerne in die Praxis. Vielleicht sind wir etwas müde, oder die Sonne verlockt zu anderen Aktivitäten. Kaum dass wir mit der Arbeit angefangen haben, verfliegt die Unlust. Das alte Feuer ist rasch wieder entflammt. Wenn wir abends rechtschaffen müde gemeinsam nach Hause gehen, staunen wir immer wieder aufs Neue: »*Mein Gott, was haben wir für eine schöne Arbeit. Welch ein Glück!*«

Dieses Glück liegt nicht zuletzt im immer wieder neuen Erleben der Vielfalt des Lebens. Mit den Patienten entdecken wir ungeahnte Ursachen, erleben wir originelle Lösungswege, staunen wir, wie viel Veränderung zum Guten immer wieder möglich ist. Es sind wunderbare kleine und große Begegnungen mit der Wirklichkeit. Dieses Wirklichkeitserleben hat ein Ausmaß, das die Dimension des von uns wenig geliebten, weil oft missverständlich genutzten Begriffs des »ganzheitlichen Ansatzes« weit übersteigt.

Natürlich behandeln wir als Therapeuten den Patienten. Unser Handeln ist der Anlass und der Auslöser möglicher Veränderungen – aber wirkliche Heilung kommt immer nur aus dem Inneren des Patienten. Darum ist es so wichtig, mit dem Patienten zu arbeiten und nicht an ihm.

**Wir sind Helfer –
nicht Heiler.**

Die Veränderung hin zu einer gelungenen Anpassung, zur Heilung braucht Kraft. Die Entfaltung schlafender Fähigkeiten bedarf eines sicheren Bodens, braucht Ressourcen. Sicher werden wir durch die achtsame, respektvolle ortho-bionomische Begleitung selbst eine wichtige Ressource für unsere Patienten. Ortho-bionomisch zu arbeiten bedeutet immer, die eigenen Ressourcen, die eigenen Kräfte des Patienten entdecken und entwickeln zu helfen. Wenn uns das gelingt, können wir erleben, wie unsere Patienten freier und froher, wirklich heiler werden. Sie beginnen sich zu emanzipieren.

Zugegeben, manchmal spüren auch wir ein klein wenig Bedauern, Patienten, die man über eine langen therapeutischen Prozess als Personen schätzen gelernt hat, in die »Freiheit« zu entlassen, ohne zu wissen, wie sie ihren Weg weiter gestalten. Die Freude über das Erleben dieser persönlichen Entfaltung überwiegt aber bei Weitem. Sie verschafft eine tiefe Arbeitszufriedenheit. Wir erleben ganz konkret, wie bedeutungsvoll und sinnhaft unsere therapeutische Begleitung ist und war.

Jede therapeutische Technik, die den Körper manuell oder durch Bewegung mit einbezieht, ist eine Kommunikationstechnik. Es geht immer um eine – manchmal auch wortlose – Kommunikation des Therapeuten mit seinem Patienten. Die Arbeit mit den Mitteln der Ortho-Bionomy® fordert uns täglich heraus, unsere Kommunikationsfähigkeit, unsere Empathie, unsere begriffliche Klarheit zu erweitern und zu entfalten. Ein gar nicht hoch genug zu schätzender Lohn dieser Arbeit ist der zunehmende Reichtum der eigenen Erlebensfähigkeit und des Verstehens unserer Patienten und damit der Menschen allgemein. Die Begegnung mit einer Vielzahl von Individuen und ihren unüberschaubar vielen Lösungsansätzen vertieft das Verstehen der zugrunde liegenden Gesamtzusammenhänge und Ordnungsprinzipien. Wir verstehen die Regeln des Lebens immer besser, durchdringen mehr und mehr die Wirklichkeit, die letztlich natürlich immer die Grenzen jedes individuellen Verstehens überschreitet. Ortho-Bionomy® wurde ein Wachstumsmotor für unsere eigene Entwicklung und die Entfaltung unserer Fähigkeiten auf vielen Ebenen.

Erfahrungsangebote, die in Übungen oder Behandlungen vermittelt werden, müssen für den Patienten etwas bedeuten und von ihm verstanden werden. Je mehr wir unsere Kommunikationsfähigkeiten schulen und geübt haben, umso besser sind wir in der Lage, eine dem Patienten bedeutsame, konkrete therapeutische Information anzubieten. Dann fällt es leichter, ressourcenorientiert klare und einfache Behandlungsangebote zu machen. Unverständliche Reize, die die individuellen Bedürfnisse unserer Patienten nicht berücksichtigen, werden ignoriert, als störend oder gar belastend empfunden. Was für die Zusammenarbeit mit Patienten gilt, behält seine Gültigkeit auch im Alltag. Die Regeln des Lebens gelten überall. Ortho-Bionomy® beginnt und endet nicht im therapeutischen Setting, sondern erfasst alle Lebenslagen.

Vielfalt und Freiheit – auch das könnte ein Motto der Ortho-Bionomy® sein. Vonseiten der Ausbildungsrichtlinien ist Ortho-Bionomy® ein komplexes System unterschiedlicher Techniken und Verfahren der Körpertherapie, denen die Berücksichtigung der Anwendungsprinzipien der Ortho-Bionomy® die gemeinsame Grundlage gibt. Ortho-Bionomy® beschränkt sich nicht auf sogenannte Kerntechniken.

Fühlen Sie sich eingeladen, Ihre vertrauten therapeutischen Mittel unter Berücksichtigung der Behandlungsprinzipien der Ortho-Bionomy® einzusetzen. Wir versprechen Ihnen die befriedigende Erfahrung, dass Sie mit Ihren Behandlungswerkzeugen noch bessere Ergebnisse erzielen werden.

In ihrer Einfachheit und Klarheit wirken diese Arbeitsrichtlinien – in Kapitel C_1 besprechen wir sie ausführlich – trügerisch einfach, stellen aber eine Herausforderung dar.

1. Der Behandler arbeitet immer in die für den Patienten freie Richtung. Er lässt sich vom Organismus leiten und verstärkt das vorgegebene Haltungs-/Bewegungsmuster.

2. Kein Griff, keine Lagerung darf Schmerzen oder Unbehagen auslösen.

3. Für den Patienten ist eine angenehme Lage und Bewegung zu suchen.

4. Die Wahrnehmungen und Reaktionen des Patienten werden respektiert.

5. Tue wenig – lass viel geschehen. Der Patient kann nur eine gewisse Menge an Informationen verstehen und verarbeiten.

6. Dem Therapeuten soll es bei der Arbeit körperlich und psychisch möglichst gut gehen. Anspannung und Stress des Therapeuten übertragen sich gerade bei körperlichem Kontakt auf den Patienten.

Der Respekt für den Therapeuten und seine Freiheit drückt sich besonders im sechsten Prinzip aus. Arbeiten Sie immer, wie es Ihnen gemäß ist. Die NRT-Techniken, die in diesem Buch beschrieben sind, werden Ihnen helfen, eigene Ideen zu entwickeln, wie Sie Ihr Therapierepertoire noch effektiver einsetzen können.

Wir wünschen Ihnen viel Freude bei Ihrer Arbeit mit Ihren Patienten und würden uns freuen, wenn Sie mit den in diesem Buch vorgestellten Techniken ähnliche Erfahrungen machen würden wie dieser Kursteilnehmer, der uns nach einigen Seminaren schrieb:

»Die Patientin teilte mir mit, dass ihr meine Behandlung ›früher‹ – also bevor ich mit der Ortho-Bionomy® gearbeitet hatte – zwar auch geholfen hat, die Verbesserung aber meist erst wesentlich später einsetzte. Das ist diese Direktheit, das Konkrete. Es kommt sofort an. Keine Umwege.«

Literatur und Quellen

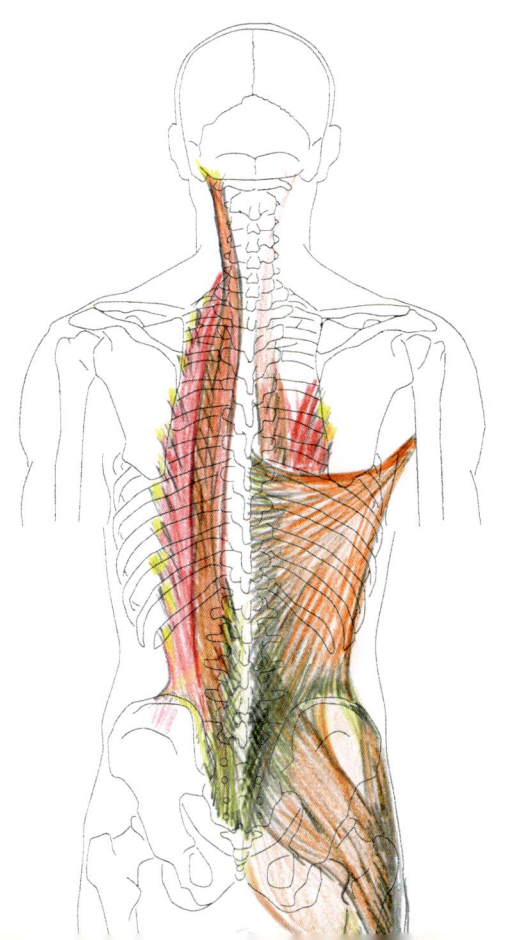

Literatur und Quellen

ANDRECHT S. (2008) Physiotherapie gegen Stress? pt_Zeitschrift für Physiotherapeuten, 60(10): 1–7

ANDRECHT S. (2010) Neurolymphatische Reflexzonen nach Chapman. Funktioneller Befund und Behandlung. pt_Zeitschrift für Physiotherapeuten, 62(6): 75–77

BERGSMANN O., BERGSMANN R., KELLNER M. (1984) Grundsystem und Regulationsstörung. Haug, Heidelberg

BHOWMICK S. et al. (2009) The sympathetic nervous system modulates CD4+FoxP3+ regulatory T cells via a TGF-(beta)-dependent mechanism. Journal of Leukocyte Biology, 86: 1275–1283

BRONFORT G., HAAS M., EVANS R., KAWCHUK G., DAGENAIS S. (2008) Evidence-informed management of chronic low back pain with spinal manipulation and mobilization. The Spine Journal, 8: 213–225

BRÜGGER A. (1984) Neurologische und morphologische Grundlagen der sogenannten rheumatischen Schmerzen – ein Beitrag zum Verständnis der Funktionskrankheiten. In: Bergmann H., Gerstenbrand R., Lewit K. (Hrsg.): Schmerzstudien. Bd. 6. Fischer, Stuttgart

BRÜGGER A. (1984a) Die Erkrankungen des Bewegungsapparates und seines Nervensystems – Interdisziplinäre Übersicht des Instrumentariums des menschlichen Körpers und seiner Funktionen. Fischer, Stuttgart

BRÜGGER A. (2000) Lehrbuch der funktionellen Störungen des Bewegungssystems. Fischer, Stuttgart

BUNDESÄRZTEKAMMER (2011) Nationale VersorgungsLeitlinie Kreuzschmerz. Kurzfassung, Version 1.2, August 2011, basierend auf der Fassung von Januar 2011, Träger: Kassenärztliche Bundesvereinigung, Arbeitsgemeinschaft der Wissenschaftlichen Medizinischen Fachgesellschaften

BUNDESÄRZTEKAMMER (2011a) PatientenLeitlinie zur Nationalen Ver-
    sorgungsLeitlinie Kreuzschmerz. 1. Auflage, Version 1.0 vom
    19.12.2011

CALLAGHAN J.P., DUNK N. (2002) Examination of the flexion relaxation
    phenomenon on erector spinae muscles during short duration
    slumped sitting. Clinical Biomechanics, 17(5): 353–360

DÜSING R., ROSSKOPF D., SIFFERT W. (1994) Der Na^+/H^+-Antiport.
    Deutsches Ärzteblatt, 91(30): A–2036

EISELE A. (2012) Machen Ihre Patienten ihre Eigenübungen? pt_Zeit-
    schrift für Physiotherapeuten, 64(11): 74–76

FRIEDL P. (2004) Dynamic imaging of cellular interactions with extracel-
    lular matrix. Histochemistry and Cell Biology, 122: 183–190

FUKUNAGA T., KAWAKAMI Y., KUBO K., KANEHISA H. (2002) Muscle
    and tendon interaction during human movements. Exercise and
    Sport Sciences Reviews, 30: 106–110

GLASER V. (1982) Sinnvolles Atmen. Humata, Bern

GRACOVETSKY S. (2007) Is the lumbodorsal fascia necessary? Vortrag
    Fascia Congress Boston 2007

GREENMAN P.E. (1998) Lehrbuch der osteopathischen Medizin. Haug,
    Stuttgart

GUIMBERTEAU J. (2010) www.youtube.com/watch?v=QD82pKNFnPE

HERZIG L. (2010) Rückengesundheit und Selbstvertrauen. pt_Zeitschrift
    für Physiotherapeuten, 62(1): 56–57

HODGES P.W. (1999) Is there a role for transversus abdominis in lumbo-
    pelvic stability? Review article. Manual Therapy, 4(2): 74–86

HOHEISEL U., TAGUCHI T., MENSE S. (2012) Nociception: The thoraco-
    lumbar fascia as a sensory organ. In: Fascia. The tensional network
    of the human body. Churchill Livingstone Elsevier, Edinburgh,
    S. 95–101

HOPFER F. (1984) Injektionstechniken in der Neuraltherapie. Der Rumpf. Selbstverlag, Wien

HOPFER F. (1988) Neuraltherapie bei Wirbelsäulenbeschwerden. Lehrfilm, Selbstverlag, Wien

JENSEN M.C. et al. (1994) Magnetic resonance imaging of the lumbar spine in people without back pain. New England Journal of Medicine, 331(2): 69–73

JONES L.H. (2001) Strain-Counterstrain. Urban & Fischer, München/Jena

KAPANDJI I.A. (1992) Funktionelle Anatomie der Gelenke. Bd. 2, Enke, Stuttgart

LANGEVIN H.M, FOX J.R., STEVENS-TUTTLE D. (2009) Quantification of thoracolumbar fascia shear plane motion during passive flexion in human subjects with chronic low back pain using ultrasound elastography. In: Fascia Research II. Elsevier, München, S. 250

LANGEVIN H.M, SHERMAN K.J. (2007) Pathophysiological model for chronic low back pain intergrating connective tissue and nervous system mechanisms. Medical Hypotheses, 68: 74–80

LEINONEN V. (2003). Lumbar paraspinal muscle funcion, perception of lumbar position and postural control in disc herniation-related back pain. Spine, 28: 842–848

MAYER CH., SIEMS W. (2011) 100 Krankheitsbilder in der Physiotherapie. Springer, Heidelberg

MCGILL S.M., KIPPERS V. (1994) Transfer of loads between lumbar tissues during the flexion-relaxation phenomenon. Spine, 19: 2190–2196

MENSE S., HOHEISEL U., REINERT A. (1996) The possible role of substance P in eliciting and modulating deep somatic pain. Progress in Brain Research, (110): 125–135

MOSELEY J.B., O'MALLEY K., PETERSEN N.J., MENKE T.J., BRODY B.A., KUYKENDALL D.H. et al. (2002) A controlled trial of arthroscopic surgery for osteoarthritis of the knee. New England Journal of Medicine, 347(2): 81–88

MYERS TH.W. (2010) Anatomy Trains. Myofasziale Meridiane. 2. Auflage, Elsevier, München

NATHAN B. (2001) Berührung und Gefühl in der manuellen Therapie. Huber, Bern/Göttingen

NOUVEN A., VAN AKKERVEEKEN P.F., VERSLOOT J.M. (1987) Patterns of muscular activity during movement in patients with chronic low-back pain. Spine, 12(8): 777–782

PANJABI M.M. (2006) A hypothesis of chronic back pain: ligament subfailure injuries lead to muscle control dysfunction. European Spine Journal, 15: 668–676

PAOLETTI S. (2001) Faszien. Urban & Fischer, München

PAULS A.L. (1993) The philosophy and history of Ortho-Bionomy®. Eigenverlag, S. 6–8

PISCHINGER A. (1985) Das System der Grundregulation. 5. Auflage, Haug, Heidelberg

PISCHINGER A., HEINE H. (2004) Das System der Grundregulation. 10. Auflage, Haug, Heidelberg

RAUCH E. (1998) Die Darmreinigung. Haug, Heidelberg

ROLF I., SCHWIND P. (1996) Rolfing – Strukturelle Integration, Hugendubel, München

SCHLEIP R. (1997) Notes from a fascial anatomy dissection. Reprint of a posting on the e-mail rolf-forum of 4.9.1997

SCHLEIP R. (2004) Die Bedeutung der Faszien in der manuellen Therapie. Hippokrates, München

SCHLEIP R., KLINGLER W. (2007) Fascia is able to contract in a smooth muscle-like manner and thereby influence musculoskeletal mechanics. In: Fascia Research. Basic Science and Implications for Conventional and Complementary Health Care. Elsevier, München

SCHLEIP R., KLINGLER W. (2010) Active fascial contractility: Fascia is able to contract and relax in a smooth muscle-like manner and thereby influence biomechanical behavior. Journal of Bodywork and Movement Therapies, 14(4): 318–325

SCHLEIP R., DUERSELEN L., VLEEMING A. et al. (2012) Strain hardening the fascia: Static stretching of dense fibrous connetive tissues cann induce a temporary stiffness increase accompanied by enhanced matrix hydration. Journal of Bodywork & Movement Therapies 16: 94–100

SCHMINCKE B. (1995) Atemtherapie nach Glaser. In: Weber K. (Hrsg.): Ordnungstherapie. Sonntag, Stuttgart

SCHÜNKE M., SCHULTE E., SCHUMACHER U. (2012) Prometheus – Kopf, Hals und Neuroanatomie: LernAtlas Anatomie. Thieme, Stuttgart

SPERANSKY A.D. (1950) Grundlagen der Theorie der Medizin. Saenger, Berlin

STANDLEY P. (2007) Modeled repetitive motion strain and indirect osteopathic manipulative techniques in regulation of human fibroblast proliferation and interleukin secretion. The Journal of the American Osteopathic Association, 107(12): 527–536

STRATHMANN N. (2008) Unspezifische chronische Rückenschmerzen. Ein aktueller Stand und eine Darstellung der Europäischen Leitlinien. pt_Zeitschrift für Physiotherapeuten, 60(5): 534–539

TRAVELL J.G., SIMONS D.G. (1998) Handbuch der Muskel-Triggerpunkte. Fischer, Lübeck/Stuttgart

UPLEDGER J.E., WANVEER T., HALLENSLEBEN C. (2005) Im Dialog mit der Zelle – Cell Talk: Zellbiologische Grundlagen der CranioSacralen Therapie. Haug, Stuttgart

VAN DEN BERG F. (Hrsg.) (2005) Komplementäre Verfahren verstehen und integrieren. Angewandte Physiologie. Bd. 5. Thieme, Stuttgart

VAN DEN BERG F., KARBOWNICZEK T. (2012) Wieviel Kraft brauchen wir? Das filigrane Spiel mit den Zellen. pt_Zeitschrift für Physiotherapeuten, 64(2): 39–44

VAN DER WAL J. (2009) The architecture of the connective tissue in the musculoskeletal system – an often overlooked functional parameter as to proprioception in the locomotor apparatus. International Journal of Therapeutic Massage and Bodywork, 2(4): 9–23

WALTHER D.S. (1988) Applied Kinesiology. Pueblo, Systems DC

WEBER K.G., BAYERLEIN R. (2008) Neurolymphatische Reflextherapie. 2. Auflage. Sonntag, Stuttgart

WEBER K.G., WIESE M. (2005) Weiche manuelle Techniken der Ortho-Bionomy®. 2. Auflage. Sonntag, Stuttgart

WIBBELS A. (1988) Trager-Arbeit. In: Buchmann J., Weber K.: Weiche Techniken in der Manuellen Medizin. 2. Auflage. Hippokrates, Stuttgart

WIESE M., WEBER K. (2006) Dynamische und energetische Techniken. Sonntag, Stuttgart

Weiterführende Literatur

ANDRECHT S. (2011) Myofasziale Behandlung. Zusammenhänge zwischen Stress und vegetativem Nervensystem. pt_Zeitschrift für Physiotherapeuten, 63(11): 66–71

BÖRM W., STEIGER H., PAPAVERO L., HERDMANN J., OHMANN C., SCHWERDTFEGER K. (2011) Leitlinie: Lumbaler Bandscheibenvorfall. Deutsche Gesellschaft für Neurochirurgie

BUCHBAUER J. (2008) Balance der Kräfte – medizinisches Fitnesstraining bei Rücken- und Gelenkbeschwerden. pt_Zeitschrift für Physiotherapeuten, 60(4): 426–434

BUCHMANN J., WEBER K.G. (1999) Weiche Techniken in der Manuellen Medizin. 2. Auflage. Hippokrates, Stuttgart

JUST I. (1996) Funktionskrankheiten des Bewegungsapparates nach Dr. Brügger. Kursbegleitendes Skript FSZ Dr. Brügger, Murnau

TEIMELA S. (1999). The effect of lumbar fatigue on the ability to sense a change in lumbar position. Spine, 24: 1322–1327

TRAGER M., HAMMOND C.G. (2000) Meditation und Bewegung. Heyne, München

WEBER K.G. (1998) Manuelle Diagnostik und Bewegungstherapie. Mit einem Beitrag von Th. Hess. Sonntag, Stuttgart

WEBER K.G. (2000) Das metabolische Syndrom. Stoffwechselaktivierung mit neurolymphatischen Reflexpunkten. CO'MED, 3: 18–21

WEBER K.G. (2001) Ortho-Bionomy® – Grundlagen der isometrischen Behandlung des Bewegungsapparates. CO'MED, 1

WEBER K.G. (2001) Lumbale Beschwerden – Das Th12-Syndrom und seine Behandlung mit weichen Techniken der Ortho-Bionomy®. pt_Zeitschrift für Physiotherapeuten, 53(5): 764–768

WEBER K.G. (2001) Weiche manuelle Techniken der Ortho-Bionomy® bei Rotationseinschränkungen der HWS. pt_Zeitschrift für Physiotherapeuten, 53(5): 770–775

WEBER K.G. (2001) Die Behandlung des Zwerchfells bei Erkrankungen der unteren Atemwege und funktionellen Oberbauchbeschwerden. pt_Zeitschrift für Physiotherapeuten, 53(10): 1778–1784

WEBER K.G. (2002) Non-verbale Kommunikation als Erfolgsparameter für Körpertherapien. pt_Zeitschrift für Physiotherapeuten 54(6): 947-952

WEBER K.G. (2003) Der segmental-reflektorische Komplex unter besonderer Berücksichtigung der neuro-lymphatischen Reflexpunkte. pt_Zeitschrift für Physiotherapeuten, 55(2): 236–241

WEBER K.G. (2004) Die Wirbelsäule als Funktionseinheit. Teil 1: Strukturelle Behandlung der Wirbelsäule als Funktionseinheit. pt_Zeitschrift für Physiotherapeuten, 56(3): 457–459

WEBER K.G. (2004) Die Wirbelsäule als Funktionseinheit. Teil 2: Die rhythmische Integration der Wirbelsäule. pt_Zeitschrift für Physiotherapeuten, 56(3): 460–464

WEBER K.G. (2004) Die Wirbelsäule als Funktionseinheit. Teil 3: Die Funktionseinheit Wirbelsäule – dynamische Integration. pt_Zeitschrift für Physiotherapeuten, 56(7): 1245–1249

WEBER K.G. (2004) Die Wirbelsäule als Funktionseinheit. Teil 4.: Neurolymphatische Reflexpunkte. pt_Zeitschrift für Physiotherapeuten, 56(12): 2340–2342

WEBER K.G. (2007) Ortho-Bionomy® – weiche manuelle Techniken für den Bewegungsapparat. Reflexe 12: 18–21

WEBER K.G. (2008) Weiche manuelle Techniken bei Symphysenbelastungen. pt_Zeitschrift für Physiotherapeuten, 60(9): 1022–1027

WEBER K.G. (2009) Weiche manuelle Technik zur Behandlung der HWS mit Ortho-Bionomy®. Physiotherapie med, 1: 19–24

WEBER K.G. (2010) Rückenschmerz. Die Th12-Region als »Epizentrum« der Lumbalgie. Physiotherapie med, 2: 19–23

WEBER K.G. (2010) Supinationstrauma. pt_Zeitschrift für Physiotherapeuten, 62(11): 56–60

WEBER K.G. (2011) Sinn einer Gelenkblockierung: Soll man wirklich immer »lösen«? pt_Zeitschrift für Physiotherapeuten, 63(9): 63–66

WEBER K.G. (2012) Palpation – objektive oder subjektiv-interaktive Diagnostik? pt_Zeitschrift für Physiotherapeuten, 64(4): 63–66

WEBER K.G., WIESE M. (2001) Lehrbuch der Ortho-Bionomy®. Sonntag, Stuttgart

WEBER K.G., WIESE M. (2003) Kraniosakrale Therapie – Ressourcenorientierte Behandlungskonzepte. Springer, Heidelberg

Sachwortverzeichnis / Glossar

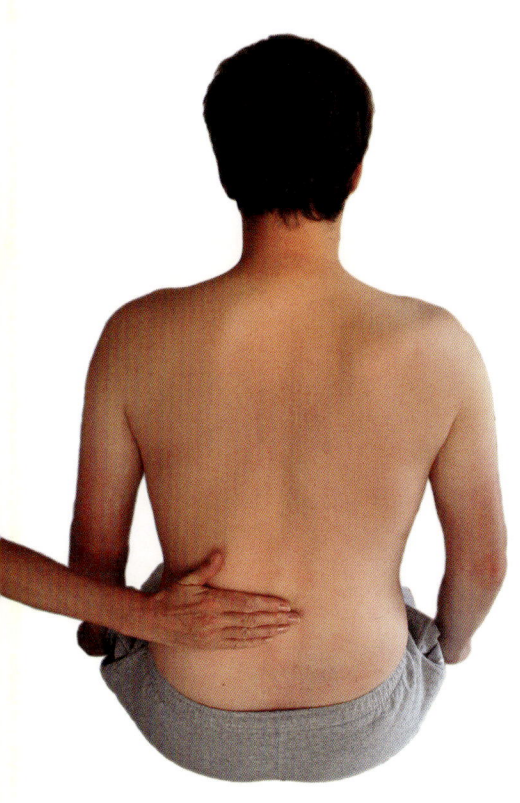

Glossar

abduzieren
    ein Bein oder einen Arm (auch einen Finger) abspreizen

adduzieren
    ein Bein oder einen Arm zum Körper hin führen

Atemführung
    Individuell unterschiedlich beginnen Menschen die Einatmung zuerst in den Bauchraum oder den oberen Brustraum oder die Flanken. Bei der Beobachtung der Atemführung verfolgen wir die Ausbreitung der Ein- und Ausatmung im Körper.

Clavicula
    Schlüsselbein

distal
    vom Körperzentrum weg, Richtung Zehen- bzw. Fingerspitzen

dorsal
    zum Rücken hin oder am Rücken

Extension
    Streckung

Flektion
    Beugung

Grundsystem, vegetatives
    eine den gesamten Körper zwischen den Organzellen durchziehende Funktionseinheit, die vor allem aus der Matrix (siehe dort), vegetativen Nervenendigungen, Blut- und Lymphkapillaren, Bindegewebszellen und verschiedenen weißen Blutkörperchen gebildet wird

Indifferenzstellung
Neutral- bzw. Ausgangsstellung eines Gelenks oder eines Wirbelsäulenabschnitts hinsichtlich Beugung, Streckung, Rotation

Interstitium, interstitieller Raum
siehe Grundsystem, vegetatives

Isometrie
Arbeit eines Muskels ohne Längenveränderung – z.B. beim Halten eines Gegenstands an einem Ort

Isotonie
Arbeit eines Muskels mit Verkürzung oder Längerwerden – z.B. beim Anheben oder Herablassen eines Gegenstands

kaudal
steißbeinwärts

kranial
kopfwärts

lateral
von der Körpermittellinie zur Seite/nach außen hin gerichtet

lumbal
in der Region der Lendenwirbelsäule, umgangssprachlich im »Kreuz«

Matrix
mikroskopisch feines Gerüst aus Bindegewebsfasern und Großmolekülen im Raum zwischen den Organzellen

medial
zur Körpermittellinie hin gerichtet

myofasziale Ketten
Hier werden Muskeln und Bindegewebe als untrennbar verbundener Funktionskomplex interpretiert, der wegen der kontinuierlichen Fortleitung von Bindegewebsfasern in die unterschiedlichsten Richtungen eine gleichmäßige Kraftentfaltung in immer neuen Anforderungen und Funktionszusammenhängen ermöglicht.

Okziput
Hinterhaupt

Pronation
Drehung der Hand/des Fußes so, als ob man ein Brot halten wollte

proximal
von den Armen und Beinen gesehen zum Körperzentrum hin, in Richtung der Schulter beziehungsweise der Hüfte

rotieren / Rotation
drehen/Drehung

Sternum
Brustbein

Supination
Drehung der Hand beziehungsweise des Fußes, als würde man eine Suppenschüssel halten wollen

Thorax
Brustkorb

Transsensus
Integration eines Gegenstandes oder eines anderen Lebewesens in das eigene Körper- und Bewegungsmuster; Beispiele sind das gelungene miteinander Tanzen oder das Reiten

ventral
bauchwärts

Wirbelsäule

Halswirbelsäule/HWS Cervikalwirbel	7 Wirbel C1–C7
Brustwirbelsäule/BWS Thorakalwirbel	12 Wirbel Th1–Th12
Lendenwirbelsäule/LWS Lumbalwirbel	5 Wirbel L1–L5
Kreuzbein	5 miteinander verbackene Sakralwirbel; einzeln tastbar sind die Dornfortsätze von S1–S3; in Richtung Steißbein finden sich je zwei Höcker